Emergências
em Obstetrícia
e Ginecologia

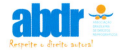

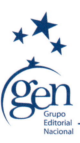

O GEN | Grupo Editorial Nacional – maior plataforma editorial brasileira no segmento científico, técnico e profissional – publica conteúdos nas áreas de ciências da saúde, exatas, humanas, jurídicas e sociais aplicadas, além de prover serviços direcionados à educação continuada e à preparação para concursos.

As editoras que integram o GEN, das mais respeitadas no mercado editorial, construíram catálogos inigualáveis, com obras decisivas para a formação acadêmica e o aperfeiçoamento de várias gerações de profissionais e estudantes, tendo se tornado sinônimo de qualidade e seriedade.

A missão do GEN e dos núcleos de conteúdo que o compõem é prover a melhor informação científica e distribuí-la de maneira flexível e conveniente, a preços justos, gerando benefícios e servindo a autores, docentes, livreiros, funcionários, colaboradores e acionistas.

Nosso comportamento ético incondicional e nossa responsabilidade social e ambiental são reforçados pela natureza educacional de nossa atividade e dão sustentabilidade ao crescimento contínuo e à rentabilidade do grupo.

Emergências em Obstetrícia e Ginecologia

Autor Organizador

Carlos Antonio Barbosa Montenegro

Professor Titular de Obstetrícia da Faculdade de Medicina da Universidade Federal do Rio de Janeiro (UFRJ). Membro Emérito da Academia Nacional de Medicina (ANM). Professor de Obstetrícia da Escola de Medicina da Fundação Técnico-Educacional Souza Marques. Professor de Medicina da Universidade Estácio de Sá. Diretor Científico do Hospital da Mulher Mariska Ribeiro.

Autores

Cristos Pritsivelis

Professor Substituto de Obstetrícia da Faculdade de Medicina da Universidade Federal do Rio de Janeiro (UFRJ). Médico da Maternidade-Escola da Universidade Federal do Rio de Janeiro (UFRJ). Mestre e Doutor pela Faculdade de Medicina da Universidade Federal do Rio de Janeiro (UFRJ).

Antonio Braga

Professor de Obstetrícia da Universidade Federal do Rio de Janeiro (UFRJ) e da Universidade Federal Fluminense (UFF). Pós-Doutor pela Harvard Medical School (Boston, USA). Pós-Doutor pelo Imperial College of London (Londres, UK). Mestre, Doutor e Pós-Doutor em Obstetrícia pela Universidade Estadual Paulista "Júlio de Mesquita Filho" (Unesp).

Laura Osthoff

Diretora-Geral do Hospital da Mulher Mariska Ribeiro. Professora do Curso de Pós-Graduação em Ginecologia da Santa Casa de Misericórdia do Rio de Janeiro – 28ª Enfermaria. Membro Titular do Colégio Brasileiro de Cirurgiões – Ginecologia. Mestre pela Faculdade de Medicina da Universidade Federal do Rio de Janeiro (UFRJ).

Jorge de Rezende Filho

Professor Titular de Obstetrícia da Faculdade de Medicina da Universidade Federal do Rio de Janeiro (UFRJ). Professor Livre-Docente da Faculdade de Medicina da Universidade de São Paulo (USP). Professor Titular da Escola de Medicina da Fundação Técnico-Educacional Souza Marques. Professor Titular da Escola Médica de Pós-Graduação da Pontifícia Universidade Católica do Rio de Janeiro (PUC-RJ).

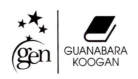

- Os autores deste livro e a EDITORA GUANABARA KOOGAN LTDA. empenharam seus melhores esforços para assegurar que as informações e os procedimentos apresentados no texto estejam em acordo com os padrões aceitos à época da publicação, *e todos os dados foram atualizados pelos autores até a data da entrega dos originais à editora*. Entretanto, tendo em conta a evolução das ciências da saúde, as mudanças regulamentares governamentais e o constante fluxo de novas informações sobre terapêutica medicamentosa e reações adversas a fármacos, recomendamos enfaticamente que os leitores consultem sempre outras fontes fidedignas, de modo a se certificarem de que as informações contidas neste livro estão corretas e de que não houve alterações nas dosagens recomendadas ou na legislação regulamentadora.

- Os autores e a editora se empenharam para citar adequadamente e dar o devido crédito a todos os detentores de direitos autorais de qualquer material utilizado neste livro, dispondo-se a possíveis acertos posteriores caso, inadvertida e involuntariamente, a identificação de algum deles tenha sido omitida.

- Direitos exclusivos para a língua portuguesa
  Copyright © 2016 by
  EDITORA GUANABARA KOOGAN LTDA.
  Uma editora integrante do GEN | Grupo Editorial Nacional
  Travessa do Ouvidor, 11
  Rio de Janeiro – RJ – CEP 20040-040
  Tels.: (21) 3543-0770/(11) 5080-0770 | Fax: (21) 3543-0896
  www.grupogen.com.br | editorial.saude@grupogen.com.br

- Reservados todos os direitos. É proibida a duplicação ou reprodução deste volume, no todo ou em parte, em quaisquer formas ou por quaisquer meios (eletrônico, mecânico, gravação, fotocópia, distribuição pela Internet ou outros), sem permissão, por escrito, da EDITORA GUANABARA KOOGAN LTDA.

- Capa: GEN | Editorial Saúde
  Editoração eletrônica: Edel

- Ficha catalográfica

E45
Emergências em obstetrícia e ginecologia/Carlos Antonio Barbosa Montenegro... [et al.]. – 1. ed. – [Reimpr.] – Rio de Janeiro: Guanabara Koogan, 2018.
  il.
  ISBN 978-85-277-2840-9

1. Ginecologia. 2. Medicina. I. Montenegro, Carlos Antonio Barbosa.

15-26349   CDD: 618.1
                                             CDU: 618.1

Apresentação

A gestante deve ter total acesso à assistência no que diz respeito a necessidades, riscos e escolhas a partir da 12ª semana de gravidez.

(Ensure Better Care For All, 2007)

Entende-se por *emergência* todo quadro de ameaça iminente à vida, sofrimento intenso ou risco de lesão permanente, em que seja necessário tratamento médico imediato – por exemplo, a parada cardiorrespiratória. *Urgência*, por sua vez, é toda situação que requer assistência rápida, no menor tempo possível, a fim de se evitarem complicações e dor – por exemplo, a cólica renal.

A obra *Emergências em Obstetrícia e Ginecologia*, embora também aborde assuntos pertinentes ao atendimento de urgência, tem como principal objeto de estudo diversas emergências com as quais o ginecologista-obstetra pode se deparar no atendimento diário; questões que exigem desse profissional resposta imediata ao tratar pacientes com várias complicações, entre elas, grave distocia de ombros, hemorragia catastrófica cirúrgica ou obstétrica, descolamento prematuro da placenta em cenário traumático, ruptura de aneurisma, embolia pulmonar massiva ou reação anafilática a injeção em consultório. Particularmente em relação à obstetrícia, existe ainda um agravante, pois, nesse caso, lidamos com dois pacientes: mãe e feto.

Embora muitas emergências sejam precedidas por períodos de instabilidade, a intervenção – se realizada no tempo apropriado – pode evitar desastres. Conforme ilustra a tabela a seguir, alguns eventos, referidos como *sinais de alarme* menos graves (classificados como *amarelos*) e mais graves (*vermelhos*), não são considerados propriamente emergência; mesmo assim, obrigam o profissional a tomar atitudes oportunas para que se evite um possível infortúnio. A segunda tabela considera outros *critérios precoces de alarme*, voltados exclusivamente para gestantes.

Emergências em Obstetrícia e Ginecologia

Sinais de alarme em obstetrícia e ginecologia

	Sinais vermelhos	Sinais amarelos
Temperatura (°C)	< 35 ou > 38	35 a 36
PA sistólica (mmHg)	< 90 ou > 160	150 a 160 ou 90 a 100
PA diastólica (mmHg)	> 100	90 a 100
Frequência cardíaca (bpm)	< 40 ou > 120	100 a 120 ou 40 a 50
Frequência respiratória (/min)	< 10 ou > 30	21 a 30
Saturação O_2 (SO_2%)	< 95	–
Índice de dor	–	2 a 3
Resposta neurológica	Não responsiva/responsiva à dor	Responsiva à voz

bpm = batimento por minuto; PA = pressão arterial. Índice de dor: 0 = sem dor; 1 = dor discreta ao movimento; 2 = dor intermitente no repouso/dor moderada ao movimento. (Adaptada do American College of Obstetricians and Gynecologists [ACOG], 2014.)

Critérios precoces de alarme exclusivos para gestantes

PA sistólica (mmHg)	< 90 ou > 160
PA diastólica (mmHg)	> 100
Frequência cardíaca (bpm)	< 40 ou > 120
Frequência respiratória (ipm)	< 10 ou > 30
Saturação de O_2 no ar ambiente, no nível do mar (SO_2%)	< 95
Oligúria (mL/h) por ≥ 2 h	< 35
Agitação, confusão ou não responsividade; pré-eclâmpsia com cefaleia esporádica ou respiração curta	

bpm = batimento por minuto; ipm = incursão por minuto; PA = pressão arterial.

Os autores

Prefácio

Há cerca de 30 anos, Rezende Pai convidou-me para escrevermos juntos um livro de emergências em obstetrícia. O tempo passou, e o sonho nunca se realizou.

Três décadas depois, o convite – quase uma intimação – partiu agora da Editora Guanabara Koogan. Dessa parceria, nasceu após alguns meses a obra *Emergências em Obstetrícia e Ginecologia*, cujos colaboradores, tanto obstetras quanto ginecologistas, são outros em relação ao projeto inicial, mas não de menor valia.

Escrito para o profissional que atua nos serviços de emergência e urgência, este livro, com conteúdo prático, dinâmico e atualizado, não tem a intenção de esgotar as discussões sobre o assunto, mas de ser um guia de sobrevivência para aqueles que, muitas vezes, precisam tomar decisões não necessariamente em equipe, e sim quando estão sozinhos, prestando atendimento de emergência.

Mais uma vez, agradeço à preciosa colaboração da equipe do Editorial Saúde do Grupo GEN na produção desta obra. Sou igualmente grato à Dra. Maria de Fátima Azevedo, a quem coube a padronização deste manual segundo a orientação da Editora.

Por fim, espero ser claro ao escrever estas palavras, pois, como dizia Rezende Pai: "a clareza é a cortesia que se faz ao leitor".

Carlos Antonio Barbosa Montenegro

A Humanização na Emergência

Essa mulher,
Alicerce social,
Base estrutural da família.
De suas sementes, todos os frutos
Na cesta da sociedade, todos nós.
No seu momento mais especial,
Dar à luz, brilho infinito,
Ser assistida, resultado de grande preparação.
Mais que um pré-natal, acolhimento e atenção.
Mesmo que apenas plateia, preparados seremos,
Na urgência, na emergência do inusitado,
Estaremos prontos, prontamente atuaremos.
Neste livro, não apenas palavras, ensinamentos.
Coadjuvantes, mas importantes.
Para essa mulher necessitada,
Toda atenção será pouca!
De uma *cellula mater*, maternidade municipal,
Hospital da Mulher Mariska Ribeiro,
Das ações, dos protocolos, da experiência,
Produz-se ciência, conhecimento.
A todo corpo técnico, um parabéns!
À Secretaria Municipal de Saúde do Rio, um hurra!
Daqui de Bangu, um Farol:
Atenção. Urgência. Proteção.

Marcos "Alkindar" Soares Pereira
Diretor-Presidente do
Centro de Estudos e Pesquisas 28

Sumário

Parte 1 Obstetrícia, 1

Seção 1 Doenças Próprias da Gravidez, 2

- **1** Abortamento, 3
- **2** Complicações na Cesariana, 14
- **3** Descolamento Prematuro da Placenta, 22
- **4** Desproporção Cefalopélvica, 27
- **5** Distocia de Cordão, 30
- **6** Distocia de Ombros, 34
- **7** Distocia no Parto Pélvico, 42
- **8** Doença Trofoblástica Gestacional, 49
- **9** Gravidez Ectópica, 61
- **10** Hemorragia Pós-parto, 68
- **11** Hiperêmese Gravídica, 77
- **12** Infecção e Mastite Puerperal, 82
- **13** Parto Pré-termo, 88
- **14** Placenta Prévia, 95
- **15** Psicose Pós-parto, 102
- **16** Ruptura Prematura das Membranas, 104
- **17** Ruptura Uterina | Laceração do Trajeto, 111
- **18** Secundamento Patológico, 117
- **19** Sofrimento Fetal Agudo, 123
- **20** Toxemia Gravídica | Pré-eclâmpsia, 127

Seção 2 Doenças Intercorrentes na Gravidez, 138

- **21** Acidente Vascular Cerebral, 139
- **22** Apendicite e Colecistite Aguda, 142
- **23** Asma Aguda, 147
- **24** Cardiomiopatia Periparto, 151
- **25** Cetoacidose Diabética e Cetose de Jejum, 154

Emergências em Obstetrícia e Ginecologia

- 26 Choque, 159
- 27 Coagulação Intravascular Disseminada, 164
- 28 Crise Tireotóxica, 168
- 29 Dengue, 171
- 30 Doença Tromboembólica Venosa, 177
- 31 Edema Agudo do Pulmão, 182
- 32 Embolia por Líquido Amniótico, 185
- 33 Estado de Mal Epiléptico, 188
- 34 Hipertensão Arterial Crônica, 191
- 35 Infarto Agudo do Miocárdio, 199
- 36 Influenza, 202
- 37 Pielonefrite Aguda | Nefrolitíase, 206
- 38 Reação Anafilática, 211
- 39 Reanimação Cardiopulmonar | Reanimação Neonatal, 213
- 40 Traumatismo na Gravidez, 224

Parte 2 Ginecologia, 231

- 41 Abdome Agudo Ginecológico, 233
- 42 Anticoncepção de Emergência, 238
- 43 Cervicites, 239
- 44 Colpites, 241
- 45 Emergências com o DIU, 246
- 46 Mastites Não Puerperais, 249
- 47 Mioma Parido, 252
- 48 Sangramento Uterino Anormal, 254
- 49 Violência Sexual, 258

Parte 3 Medicamentos, 261

Índice por Classes de Medicamentos, 337
Índice por Substâncias, 339
Índice Alfabético, 341

Como usar as características especiais deste livro

- Todas as situações de emergência apresentadas na obra são acompanhadas da correspondente **Classificação Internacional de Doenças (CID 10)**.

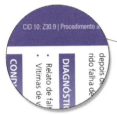

Anticoncepção de Emergência

DESCRIÇÃO

A *anticoncepção de emergência* (AE) é um método que pode ser usado pelas mulheres para evitar uma gravidez indesejada depois de uma relação sexual desprotegida, na qual pode ter ocorrido falha de um método anticoncepcional, ou em caso de estupro.

DIAGNÓSTICO

- Relato de falha da proteção anticoncepcional
- Vítimas de violência sexual.

CONDUTA

São utilizadas as chamadas *pílulas do dia seguinte*.

REGIME DO LEVONORGESTREL

Ingerir 2 comprimidos de 0,75 mg em dose única, até 72 h após o coito desprotegido. Eficácia: > 99% de proteção caso o coito tenha ocorrido dentro de 24 h. **É o esquema preferido.**

Pílula do dia seguinte
Levonorgestrel 0,75 mg

REGIME DE YUZPE

Ingerir 2 comprimidos de um anticoncepcional oral com 50 µg de etinilestradiol e 250 µg de levonorgestrel, nas primeiras 72 h após o coito desprotegido, repetidos 12 h após a primeira tomada (total de 4 comprimidos). Eficácia: alta, em torno de 98%, caso o coito tenha ocorrido nas 24 h anteriores. Há alguns efeitos colaterais, como náuseas e vômito, retenção hídrica e cefaleia.

No caso de falha, a incidência de defeitos congênitos não é diferente da população em geral.

Capítulo 6 Distocia de Ombros

Manobra de Gaskin

Consiste literalmente em colocar a paciente em posição de 4 (com 4 apoios), resultando frequentemente no desencravamento do ombro anterior. Certamente, essa manobra é mais apropriada em caso de paciente magra e móvel, sem o efeito de anestesia de condução.

MANOBRAS DE 3ª LINHA

São manobras heroicas, de exceção, propostas na última tentativa de evitar o óbito fetal. São consideradas de 3ª linha: a *clidotomia* (fratura deliberada da clavícula anterior), a *manobra de Zavanelli* (recolocação da cabeça fetal no útero, seguida de cesariana) e a *sinfisiotomia* (secção da cartilagem fibrosa da sínfise sob anestesia local).

A manobra de Zavanelli talvez seja mais apropriada para os casos raros de distocia de ombros bilateral, quando ambos os ombros estão impactados – anteriormente acima do púbis e posteriormente sob o promontório sacro (Figura 6.7).

ALERTA

Não usar força excessiva sobre a cabeça ou o pescoço nem exercer pressão no fundo do útero, porque essas manobras não deslocam o ombro impactado e podem lesionar a mãe e o feto.

- Informações críticas, que requerem atenção especial do profissional, são destacadas no item **Alerta**, presente em toda a obra.

Emergências em Obstetrícia e Ginecologia

12 Parte 1 Obstetrícia

Remoção da cerclagem

A cerclagem deve ser removida com 36 a 37 semanas de gravidez. Para mulheres com indicação de cesariana, com 39 ou mais semanas, a cerclagem será removida no momento do parto (*American College of Obstetricians and Gynecologists* (ACOG), 2014). Após a cerclagem transabdominal, a sutura só poderá ser removida por ocasião da cesariana; todavia, ela pode permanecer no local, visando a uma nova gravidez.

Na sala de emergência

Abortamento infectado
- Internação
- Dieta zero
- Obter 2 acessos venosos calibrosos (Jelco 16 ou 18)
- Promover reanimação volêmica com infusão de Ringer com lactato 1.000 mℓ IV em 10 min
- Analgesia (dipirona 1 g IV). Manter com 500 mg VO 6/6 h
- Anti-inflamatório (diclofenaco sódico 75 mg intramuscular – IM). Manter com 50 mg VO 12/12 h
- Iniciar antibioticoterapia:
  - Clindamicina 900 mg IV 8/8 h
  - Gentamicina 240 mg/dia IV, administrado diluído em 100 mℓ de soro fisiológico (NaCl a 0,9% – SF), durante 30 min
- Realizar esvaziamento uterino (cuidado com perfuração pelo amolecimento do útero devido à infecção), sob perfusão de 5.000 mℓ de SF (a cada 30 min de cirurgia), com ocitocina 10 UI em cada SF
- Manter internada até 48 h afebril, quando deverá ter alta com amoxacilina 500 mg VO por 7 a 10 dias. Avaliar necessidade de profilaxia antitetânica
- Se a febre se mantiver por 48 h após o esvaziamento uterino, adicionar ampicilina 1 a 2 g IV de 6/6 h ao esquema antibiótico duplo
- Se mesmo com o esquema antibiótico triplo a paciente mantiver-se febril após 48 h, deve ser solicitada ultrassonografia pélvica transvaginal, a fim de avaliar restos ovulares intrauterinos (neste

(continua)

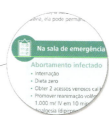

- Ao final de cada capítulo, a seção **Na sala de emergência** apresenta, de maneira didática, os principais protocolos a serem seguidos pelo profissional na emergência.

- O grande diferencial da seção medicamentos são os **ícones especiais** desenvolvidos para alertar o profisisonal quanto ao **uso de substâncias na gestação**:

  Pode ser usado na gravidez

  Indicado apenas quando o benefício supera os riscos

  Proibido na gravidez.

- A Parte 3, Medicamentos, apresenta uma lista atualizada, **organizada por classes**, com as principais substâncias prescritas em situações de emergência.

Parte 3 Medicamentos 283

ANTI-HIPERTENSIVOS I BETABLOQUEADORES

PINDOLOL

Anti-hipertensivo; antianginoso; profiláticos da cefaleia vascular (enxaqueca) [betabloqueador não seletivo beta-1].
Categoria B de risco na gravidez.

APRESENTAÇÃO
- Visken^{Novartis}: comp.: 5 e 10 mg/20 comp.

INDICAÇÃO. Tratamento de angina do peito crônica (angina de esforço); hipertensão arterial.

POSOLOGIA
- Hipertensão: 5 a 15 mg VO como dose única pela manhã, ou 10 mg/dia 2 ×/dia, ou 5 mg/dose 3 ×/dia, e aumentar até a dose máxima de 40 mg/dia
- Angina: 5 mg 3 ×/dia VO, se necessário, aumentar até 30 mg/dia.

INTERAÇÃO MEDICAMENTOSA
- Pindolol + aminofilina: ↓ efetividade do pindolol e ↑ os efeitos da aminofilina
- Pindolol + salbutamol: ↓ os efeitos benéficos dos dois agentes. Algumas vezes o pindolol provoca redução do diâmetro das vias respiratórias e deflagrar crise asmática
- Pindolol + disopiramida: ↑ efeitos da disopiramida.

PROPRANOLOL, CLORIDRATO DE

Anti-hipertensivo; antianginoso; antiarrítmico da classe II; profilático na cefaleia vascular (enxaqueca); [betabloqueador não seletivo; bloqueador beta-adrenérgico não seletivo; ansiolítico].
Categoria C de risco na gravidez.

APRESENTAÇÕES
- Inderal^{AstraZeneca}: comp.: 10, 40 e 80 mg/20-24 comp.
- Propranolol^{EMS, Sigma Pharma}: comp.: 10, 40 e 80 mg/30-100-120 comp.
- Rebaten LA^{EMS, Sigma Pharma}: cáps. liberação prolongada (LP): 80 e 160 mg/4-30cáps.
- Sanpronol^{Sanval}: comp.: 40 mg/500 comp.

INDICAÇÃO. Angina do peito; enxaqueca (prevenção); arritmia cardíaca; hipertensão arterial; cardiomiopatia hipertrófica (tratamento adjunto); infarto do miocárdio; tremor essencial; ansiedade (para taquicardia e tremores da ansiedade, em situações estressantes específicas).

- Todas as substâncias são acompanhadas de informações fundamentais para a tomada de decisão nas situações de emergência: **apresentação**, **indicação**, **posologia** e **interação medicamentosa**.

Emergências
em Obstetrícia
e Ginecologia

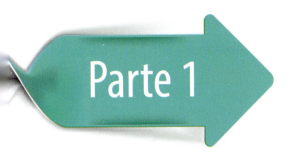

OBSTETRÍCIA

Seção 1

Doenças Próprias da Gravidez

Abortamento

DESCRIÇÃO

O *abortamento* é a expulsão de feto pesando < 500 g ou com < 20 semanas de gestação (OMS, 1976; FIGO, 1976). É a complicação mais frequente da gravidez.

FORMAS CLÍNICAS

- Ameaça de abortamento
- Abortamento inevitável
- Abortamento completo
- Abortamento incompleto
- Abortamento infectado [endo(mio)metrite, pelviperitonite, peritonite]
- Abortamento retido
- Abortamento habitual.

CAUSAS

A maioria dos abortos ocorre nas primeiras 12 semanas de gravidez, e 50 a 80% apresentam anormalidades cromossômicas.

- Anormalidades cromossômicas
- Infecções (sífilis, citomegalovírus, herpes-vírus humano, rubéola, *Toxoplasma*)
- Efeitos da fase lútea
- Endocrinopatias (hipotireoidismo, hipertireoidismo, hiperprolactinemia)
- Síndrome de Asherman (sinequias)
- Miomas
- Malformações uterinas (inclusive insuficiência cervical)
- Autoimunes (síndrome antifosfolipídio)
- Trombofilias
- Tabagismo
- Etilismo
- Traumatismo.

O *abortamento infectado* sucede, quase sempre, a interrupção provocada em más condições técnicas. Os agentes causais são os existentes na flora normal do sistema genital e dos intestinos: cocos anaeróbicos (peptococos, peptoestreptococos), *Escherichia coli*, *Bacteroides*, *Clostridium perfringens*.

A *insuficiência cervical* é uma das causas mais importantes (8%) do *abortamento habitual* (≥ 2 interrupções).

SINAIS E SINTOMAS

- *Hemorragia:* traduz anomalia decidual e/ou descolamento do ovo
- *Dor:* sinal de contração uterina.

A sintomatologia da endo(mio)metrite, que é limitada ao conteúdo da cavidade uterina, à decídua e, provavelmente, ao miométrio, é semelhante à do abortamento completo ou incompleto. É pequena a elevação térmica (pouco acima de 38°C) e bom o estado geral. A dor é discreta. Não há sinais de irritação peritoneal, e a palpação do abdome, como o toque vaginal, são tolerados. Hemorragia escassa é a regra. Na pelviperitonite e na peritonite há sinais de irritação peritoneal e choque séptico.

No abortamento habitual, a dilatação cervical ocorre sem dor, e o concepto é eliminado vivo e sem malformações.

EXAME FÍSICO

AMEAÇA DE ABORTAMENTO

Confirma, exceto nas primeiras semanas, o aumento do útero, cujo volume é proporcional à data da amenorreia. Geralmente, o toque nada esclarece, pois não existem modificações cervicais. O exame especular pode afastar causas ginecológicas da hemorragia.

ABORTAMENTO INEVITÁVEL

O volume do útero corresponde à data da amenorreia. O colo está permeável, notando-se na cavidade uterina as membranas herniadas pelo óstio externo.

ABORTAMENTO COMPLETO

É a expulsão completa dos produtos da concepção até 8 semanas de gestação.

ABORTAMENTO INCOMPLETO

O útero, amolecido, tem volume aumentado, mas o escoamento do líquido amniótico e, comumente, do feto, reduzem-lhe as dimensões, que não são as previstas para a idade gestacional. O colo está entreaberto.

ABORTAMENTO INFECTADO

São sinais gerais:

- Temperatura elevada
- Pulso rápido e filiforme
- Hipotensão arterial
- Abdome distendido
- Desidratação acentuada
- Oliguria e icterícia.

Tromboflebite pélvica e embolia pulmonar podem ser encontradas. São comuns abscessos no fundo de saco posterior, entre as alças e o epíplon, retroperitoneais, sub-hepáticos e subdiafragmáticos.

Quando o abortamento é provocado por substâncias injetadas no útero, desenha-se o quadro do *infarto uteroanexial* e os frequentes distúrbios da hemocoagulação. A hemorragia não é relevante, todavia, é expelido sangue mesclado a líquido pútrido, cujo odor é fecaloide, se houver anaeróbios. A temperatura está em torno de 39°C, e a paciente apresenta taquicardia, desidratação, paresia intestinal, anemia. A dor é constante e espontânea. A defesa abdominal está, em geral, limitada ao hipogástrio. Nos casos com peritonite, o exame pélvico é praticamente impossível, tal a dor induzida. Feito muito delicadamente, nota-se útero amolecido, mobilidade reduzida e paramétrios empastados. O colo, habitualmente, está entreaberto.

ABORTAMENTO RETIDO

Após a morte fetal, pode ou não haver sangramento vaginal. Nas retenções prolongadas do ovo morto (> 4 semanas), a complicação mais temida consiste em *distúrbios da hemocoagulação*. O útero mantém-se estacionário e pode até diminuir.

INSUFICIÊNCIA CERVICAL

É constatada dilatação do colo de 3 a 4 cm e herniação das membranas sem contrações/parto (Figura 1.1).

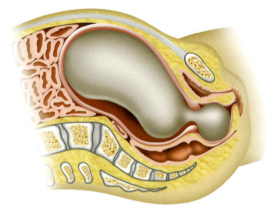

Figura 1.1 Insuficiência cervical aguda com dilatação do colo e herniação das membranas.

EXAMES COMPLEMENTARES

AMEAÇA DE ABORTAMENTO

Ultrassonografia

São considerados sinais diagnósticos de *gravidez inviável* o comprimento cabeça-nádega (CCN) $\geq$ 7 mm, a ausência de batimento cardiofetal (bcf), o diâmetro médio do saco gestacional (SG) $\geq$ 25 mm e embrião ausente. O *hematoma intrauterino* é outro sinal de abortamento. Hematomas intrauterinos muito grandes (> 50% do SG) e de aparecimento muito precoce na gestação estão associados a prognóstico adverso em quase 50% dos casos (Figura 1.2).

"Útero vazio" é indicação certa de abortamento completo. Ecos intrauterinos centrais e escassos ou moderados podem representar coágulos sanguíneos, decídua, glândulas endometriais e placenta. A espessura anteroposterior do endométrio é < 8 a 10 mm.

No abortamento incompleto, a ultrassonografia (US) revela massa focal ecogênica (restos ovulares), e a espessura anteroposterior do endométrio é > 8 a 10 mm.

No abortamento retido, a US não detecta bcf após o embrião ter atingido $\geq$ 7 mm. O diagnóstico definitivo de abortamento retido deve sempre ser confirmado por 2 US com 7 a 10 dias de intervalo (Figura 1.3).

Capítulo 1 Abortamento

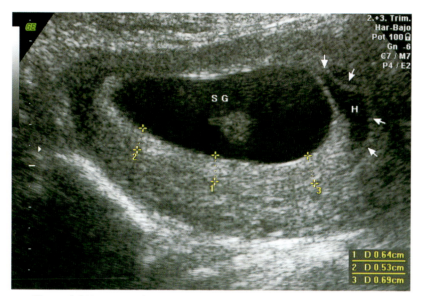

Figura 1.2 Hematoma intrauterino. SG = saco gestacional; H = hematoma.

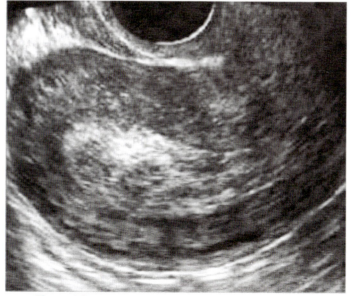

Figura 1.3 Restos ovulares após abortamento incompleto.

Parte 1 Obstetrícia

DIAGNÓSTICOS DIFERENCIAIS MAIS COMUNS

- Gravidez ectópica
- Doença trofoblástica gestacional.

CONDUTA

AMEAÇA DE ABORTAMENTO

- Solicitar repouso relativo; não tem fundamento a obrigatoriedade de se acamar
- Proibir o coito enquanto perdurar a ameaça
- Procurar tranquilizar a paciente, sem, contudo, exibir demasiado otimismo, já que metade acaba abortando. Se consumada a interrupção, mostrar não haver, em geral, tendência a repetir o abortamento
- Para as pacientes com cólicas, prescrever antiespasmódicos e analgésicos
- Progesterona por via vaginal não é recomendada para o abortamento esporádico.

ABORTAMENTO INEVITÁVEL

A conduta depende da idade gestacional:

- Até 12 semanas são procedimentos de escolha a *dilatação* seguida por *aspiração a vácuo* ou por *curetagem*. Antibiótico profilático: doxiclina, 200 mg VO, 1 h antes do procedimento cirúrgico [American College of Obstetricians and Gynecologists (ACOG), 2015] ou alternativamente cefalosporina de primeira geração (cefalotina ou cefazolina 2 g IV, 1 h antes do procedimento cirúrgico). As complicações do tratamento cirúrgico incluem o abortamento incompleto, a hemorragia, a laceração cervical, a infecção e a perfuração uterina
- De 12 semanas em diante, o ovo está muito desenvolvido, e a cavidade uterina está volumosa; por serem suas paredes finas e moles, o esvaziamento instrumental torna-se perigoso. A expulsão é acelerada pela administração de ocitocina em doses altas: perfusão por via intravenosa (IV) de solução de 10 unidades em 500 mℓ de soro glicosado ou misoprostol, por via vaginal, 400 μg a cada 4 h. Eliminado o ovo, se a expulsão não for completa, o remanescente deve ser extraído com pinça adequada. O material do abortamento deve ser enviado para estudo histopatológico.

ABORTAMENTO COMPLETO

Usualmente evolui satisfatoriamente e não exige esvaziamento cirúrgico.

ABORTAMENTO INCOMPLETO

A melhor opção é o esvaziamento cirúrgico, e, nesse particular, a *aspiração a vácuo*. O tratamento expectante não é o de preferência dos autores.

ABORTAMENTO INFECTADO

Nos casos graves, esvaziamento associado a:

- Anti-infecciosos de largo espectro:
  - Prescrever inicialmente: clindamicina, 800-900 mg IV de 8/8 h + gentamicina, 240 mg/dia em 100 mℓ de soro fisiológico (NaCl a 0,9% – SF) IV por 30 min. Se não resolver em cerca de 24 a 48 h, deve-se associar ampicilina, 1 a 2 g IV de 6/6 h
  - Após 48 a 72 h afebril: amoxicilina, 500 mg por via oral (VO) de 8/8 h, durante 7 a 10 dias
- Ocitócicos: ocitocina, derivados ergóticos
- Sangue: soro glicosado ou fisiológico, solução de Ringer com lactato, em função da anemia, da desidratação, das condições circulatórias e da depleção eletrolítica
- Choque séptico: ver o tratamento descrito no Capítulo 26, *Choque*.

Na peritonite, os abscessos serão drenados através do fundo de saco posterior ou por via alta, dependendo da localização. Na infecção causada por *Clostridium* está indicada, por vezes, a histerectomia total com anexectomia bilateral, se não for possível o esvaziamento.

ABORTAMENTO RETIDO

A despeito da conduta *expectante* e *clínica* (misoprostol) para o abortamento retido no 1º trimestre, a *intervenção cirúrgica* (aspiração a vácuo) ainda é a preferida.

Utilizamos habitualmente o misoprostol em comprimidos vaginais. Até 12 semanas de gravidez, o misoprostol é administrado na dose única de 800 µg, 400 µg de 12/12 h ou 200 µg de 6/6 h. Esse esquema pode ser mantido por 2 dias. Se ao final desses 2 dias não tiver ocorrido o abortamento, deve-se aguardar 72 h. Se ainda assim a gravidez não tiver sido interrompida, pode-se repetir o misoprostol no mesmo esquema por mais 2 dias.

ABORTAMENTO HABITUAL

Há duas técnicas de cerclagem vaginal – *Shirodkar* e *McDonald* – e uma de *cerclagem transabdominal*.

A técnica de Shirodkar está praticamente em desuso, e a de McDonald, mais simples, é o procedimento de escolha – sutura em bolsa ao nível da junção cervicovaginal com fio *Ethibond 5* (Figura 1.4).

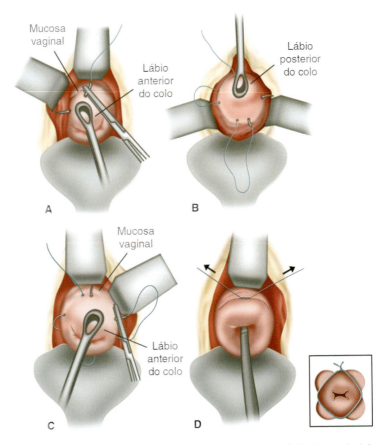

Figura 1.4 A técnica de McDonald para a cura cirúrgica da insuficiência cervical durante a gravidez. Sutura em bolsa, à altura da junção cervicovaginal com fio *Ethibond 5*.

A cerclagem transabdominal tem como principal indicação a falência da cerclagem vaginal, mas também quando a cirurgia extensa do colo tiver deixado pouco tecido cervical para a realização do procedimento por via vaginal:

- A cerclagem deve ser limitada a gestações no 2º trimestre (até 24 semanas), antes, portanto, da viabilidade fetal
- Nem antibióticos nem tocolíticos profiláticos melhoram a eficácia da cerclagem
- Certas condutas não cirúrgicas, incluindo a restrição da atividade física e o repouso no leito e pélvico, não são efetivas para o tratamento da insuficiência cervical e devem ser desencorajadas.

As indicações das cerclagens podem ser (Figura 1.5):

- Cerclagem história-indicada
- Cerclagem ultrassom-indicada (em 50% dos casos evita uma cerclagem história-indicada)
- Cerclagem de emergência
- Cerclagem transabdominal.

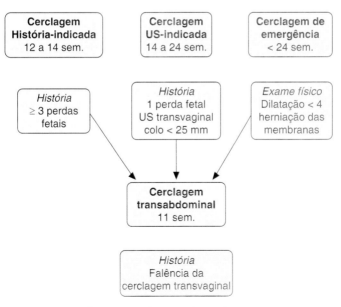

Figura 1.5 Indicações da cerclagem.

Remoção da cerclagem

A cerclagem deve ser removida com 36 a 37 semanas de gravidez. Para mulheres com indicação de cesariana, com 39 ou mais semanas, a cerclagem será removida no momento do parto [*American College of Obstetricians and Gynecologists* (*ACOG*), 2014]. Após a cerclagem transabdominal, a sutura só poderá ser removida por ocasião da cesariana; todavia, ela pode permanecer no local, visando a uma nova gravidez.

Na sala de emergência

Abortamento infectado

- Internação
- Dieta zero
- Obter 2 acessos venosos calibrosos (Jelco 16 ou 18)
- Promover reanimação volêmica com infusão de Ringer com lactato 1.000 mℓ IV em 10 min
- Analgesia (dipirona 1 g IV). Manter com 500 mg VO 6/6 h
- Anti-inflamatório (diclofenaco sódico 75 mg intramuscular – IM). Manter com 50 mg VO 12/12 h
- Iniciar antibioticoterapia:
  - Clindamicina 900 mg IV 8/8 h
  - Gentamicina 240 mg/dia IV, administrado diluído em 100 mℓ de soro fisiológico (NaCl a 0,9% – SF), durante 30 min
- Realizar esvaziamento uterino (cuidado com perfuração pelo amolecimento do útero devido à infecção), sob perfusão de 5.000 mℓ de SF (a cada 30 min de cirurgia), com ocitocina 10 UI em cada SF
- Manter internada até 48 h afebril, quando deverá ter alta com amoxacilina 500 mg VO por 7 a 10 dias. Avaliar necessidade de profilaxia antitetânica
- Se a febre se mantiver por 48 h após o esvaziamento uterino, adicionar ampicilina 1 a 2 g IV de 6/6 h ao esquema antibiótico duplo
- Se mesmo com o esquema antibiótico triplo a paciente mantiver-se febril após 48 h, deve ser solicitada ultrassonografia pélvica transvaginal, a fim de avaliar restos ovulares intrauterinos (neste

(*continua*)

Na sala de emergência (*continuação*)

caso está indicado novo esvaziamento uterino) ou abscesso pélvico (cujas coleções devem ser retiradas mediante laparotomia exploradora com exaustiva limpeza da cavidade peritoneal)
- Não se encontrando restos ovulares ou abscesso pélvico, deve-se suspeitar de tromboflebite pélvica séptica (diagnosticada com angiotomografia pélvica ou com prova terapêutica feita com enoxaparina 20 a 40 mg/dia SC)
- Se após 48 h da enoxaparina a paciente mantiver-se febril, deve ser reavaliada a existência de abscesso pélvico com tomografia computadorizada pélvica. Em sua ausência, deve-se considerar a possibilidade de foco infeccioso uterino e discutir com a paciente a alternativa de se realizar histerectomia total abdominal.

Complicações na Cesariana

DESCRIÇÃO

As *complicações na cesariana* podem ser divididas em: *peroperatórias* e *pós-operatórias*.

COMPLICAÇÕES PEROPERATÓRIAS

- Hemorragia
- Extração fetal difícil
- Aderências (vesicais, epiploicas, intestinais).

COMPLICAÇÕES PÓS-OPERATÓRIAS

- Infecção (endometrite, tromboflebite pélvica séptica, infecção da ferida cirúrgica)
- Tromboembolia venosa
- Embolia por líquido amniótico.

CAUSAS

- Anestesia
- Infecção
- Sangramento
- Danos aos órgãos próximos (p. ex., bexiga, alças intestinais).

SINAIS E SINTOMAS

- Hemorragia (> 1.000 mℓ após a cesariana)
- Lóquios fétidos (endometrite)
- Sinais de infecção (febre ≥ 38°C, aumento da frequência cardíaca e sinais de localização)
- Sinais de embolia pulmonar
- Sinais de tromboembolia venosa.

Capítulo 2 Complicações na Cesariana

EXAME FÍSICO

- Queda dos níveis da pressão arterial (PA)
- Febre (2 episódios com pelo menos 6 h de intervalo)
- Queda do estado geral
- Palidez cutaneomucosa
- Aumento da frequência cardíaca (> 100 bpm)
- Útero amolecido (endometrite)
- Sinais de infecção na incisão cirúrgica
- Íleo paralítico.

EXAMES COMPLEMENTARES

- Queda do hematócrito em 10%
- Leucocitose
- Hemocultura
- Cultura positiva de amostras da incisão cirúrgica
- Tomografia computadorizada (TC) para descartar tromboflebite pélvica séptica.

DIAGNÓSTICOS DIFERENCIAIS MAIS COMUNS

- Atonia uterina
- Infecção
- Placenta acreta
- Extensão da histerotomia
- Placenta prévia.

CONDUTA

COMPLICAÇÕES PEROPERATÓRIAS

Abrange o tratamento da *hemorragia*, da *extração fetal difícil* e das *aderências*.

Hemorragia

- *Hemorragia por lesão dos grandes pedículos vasculares.* A ser evitada pela incisão arciforme do útero de cavo superior
- *Hemorragia oriunda dos lábios da histerotomia.* Habitualmente detém-se ao efetuar a sutura do miométrio

- *Hemorragia originária de anomalia vascular regional.* Como, por exemplo, as veias retrovesicais
- *Placenta prévia-cesárea.* Quando a placenta está inserida na face ventral do segmento, a hemorragia é muito volumosa. A melhor conduta é evitar a incisão da placenta, ganhando acesso à borda mais próxima e manualmente descolando a placenta, com extração pélvica do feto (Figura 2.1)
- *Hemorragia por atonia uterina.* Geralmente responde aos ocitócicos (ocitocina, metilergonovina, misoprostol retal na dose de 800 µg) e à massagem do útero. Recentemente tem-se utilizado a *sutura de B-Lynch* no tratamento da atonia uterina (ver Capítulo 10, *Hemorragia Pós-parto*)
- *Ligadura da artéria uterina* e *histerectomia-cesárea.* Indicadas em casos extremos (Figura 2.2).

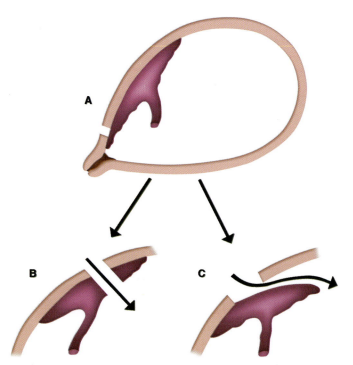

Figura 2.1 Placenta prévia-cesárea. Representação esquemática da histerotomia quando coincidente com a inserção placentária (**A**). A incisão do útero determina hemorragia de monta que se há de combater com rapidez e precisão técnica: seccionando a placenta, atravessando-a (**B**), ou descolando-a e indo em busca do feto, cuja extração demanda urgência extremada (**C**).

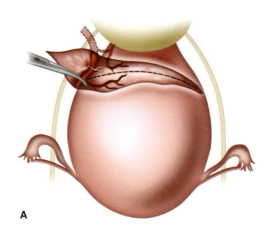

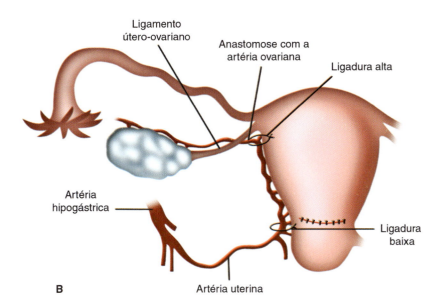

Figura 2.2 A. Ligadura do ramo ascendente da artéria uterina, incluindo porção substancial do miométrio. (Adaptada de O'Leary JL, O'Leary JA. Uterine artery ligation for control of postcesarean section hemorrhage. Gynec Obst. 1974; 43:849.) **B.** A ligadura dupla, aconselhada por Clark: é um dos pontos de sutura, *baixo*, colocado como indicado na figura, visando impedir o fluxo sanguíneo ascendente através da artéria uterina; o outro, mais *alto*, fica onde ela se anastomosa com a artéria ovariana. (Adaptada de Clark SL. Uterine hemorrhage. In: Phelan JP, Clark SL. Cesarean delivery. Chap. 18. New York: Elsevier, 1988.)

Extração fetal difícil

- A manobra *clássica* que consiste em voltar a face do feto para a incisão do útero, com o obstetra introduzindo o indicador na boca do feto para executar a rotação, aplicando então, como segundo tempo, o *fórceps*, que completará o desprendimento cefálico (Figuras 2.3 a 2.6)
- Utilização de *alavancas* (Figura 2.7).

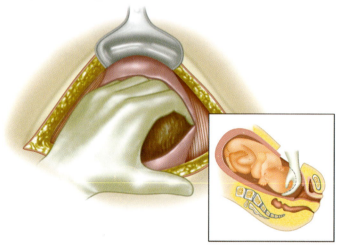

Figura 2.3 A mão do operador começa a voltear a face do feto para a incisão. O pormenor dá ideia do que se passa fora das vistas do observador.

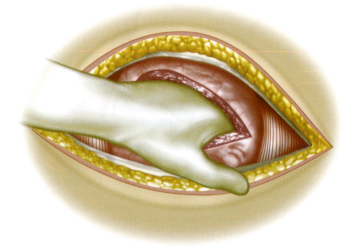

Figura 2.4 A extração do concepto pela manobra clássica. Nesse primeiro tempo, procura-se trazer a face do feto à incisão, introduzindo-lhe o índice na boca.

Capítulo 2 Complicações na Cesariana 19

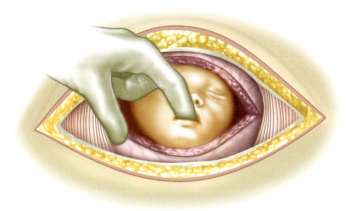

Figura 2.5 Ultimado o volteio da face, que se iniciou como representado na figura anterior, a extração cefálica far-se-á manualmente, forçando a flexão da cabeça ou com o fórceps (Figura 2.6).

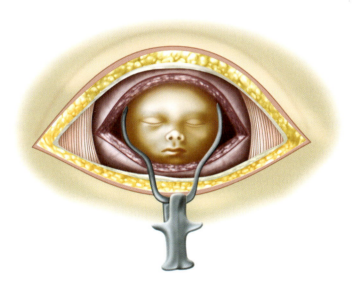

Figura 2.6 Aplicação do fórceps para o desprendimento cefálico; completa, como terceiro tempo, a manobra representada nas figuras anteriores.

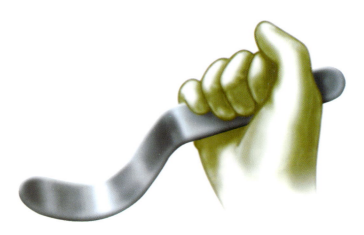

Figura 2.7 A alavanca de Torpin.

Aderências

Desfazimento delicado de aderências a bexiga, intestinos e epíplon.

TRATAMENTO DAS COMPLICAÇÕES PÓS-OPERATÓRIAS

Está representado pelo tratamento da *infecção* e da *doença tromboembólica venosa* (DTV).

Infecção

- *Endometrite* e *tromboflebite pélvica séptica.* A Figura 2.8 preconiza a conduta adotada nessas infecções. Após 48 a 72 h afebril: amoxicilina 500 mg por via oral (VO) de 8/8 h. Duração total do tratamento antibiótico: 7 a 10 dias
- *Infecção da ferida operatória.* Antibióticos [cefazolina, 500 mg VO de 6/6 h ou cefuroxima, 500 mg VO de 12/12 h], drenagem e ocasionalmente desbridamento cirúrgico dos tecidos necrosados
- *Antibioticoterapia profilática.* O esquema preferido é a cefazolina, 2 g por via intravenosa (IV) antes da abertura da pele.

ALERTA

É importante monitorar a diurese nas primeiras 24 h após a cesariana: < 30 mℓ/h é indicação de investigação.

Doença tromboembólica venosa (DTV)

Devido ao aumento do risco de DTV está indicada a *tromboprofilaxia* adequada, que deve ser determinada de acordo com o risco da paciente (Tabela 2.1).

Capítulo 2 Complicações na Cesariana

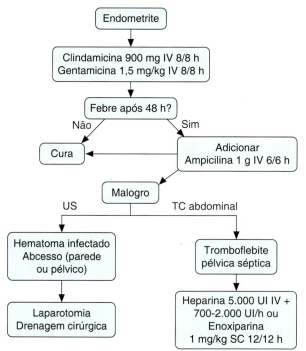

Figura 2.8 Morbidade infecciosa pós-cesárea e seu tratamento. US = ultrassonografia; TC = tomografia computadorizada; IV = via intravenosa; SC = via subcutânea.

Tabela 2.1 Risco de tromboembolismo em pacientes submetidas à cesariana.

Baixo risco: deambulação precoce
- Cesariana em gestação não complicada e sem fatores de risco

Risco moderado: heparina de baixo peso molecular ou meias compressivas
- Idade > 35 anos
- IMC > 30
- Paridade > 3
- Varizes de grande calibre
- Presença de infecção
- Pré-eclâmpsia
- Imobilidade > 4 dias da cirurgia
- Presença de doença maior
- Cesariana de emergência durante trabalho de parto

Alto risco: heparina de baixo peso molecular e meias compressivas
- Presença de mais de 2 fatores de risco moderados
- Histerectomia-cesárea
- História de trombose de veia profunda ou trombofilia conhecida

Descolamento Prematuro da Placenta

DESCRIÇÃO

O *descolamento prematuro da placenta normalmente inserida* (*DPP*) é a separação intempestiva da placenta implantada no corpo do útero, antes do nascimento do feto, em gestação de 20 ou mais semanas [*Organização Mundial da Saúde* (*OMS*), *Federação Internacional de Obstetrícia e Ginecologia* (*FIGO*)]. Não é, portanto, o descolamento pós-parto, como na dequitação normal, nem se confunde com a placenta prévia, cuja inserção se faz na região do segmento inferior.

A associação DPP e toxemia é, por nós, denominada *gestose hemorrágica*.

O DPP incide em 0,5 a 1% das gestações e é causa importante de sangramento vaginal na segunda metade da gravidez, especialmente entre 24 e 26 semanas. A taxa de mortalidade materna é de 1 a 3%, e a taxa de mortalidade perinatal, de 12% (um terço de todas as mortes perinatais).

SINAIS E SINTOMAS

O DPP pode ser classificado em 4 graus, de acordo com o seu quadro clínico.

Grau 0: assintomático. O diagnóstico é retrospectivo, pelo exame da placenta que mostra o hematoma retroplacentário.

Grau 1: leve. Há sangramento vaginal, mas a paciente não refere dor ou a dor é discreta. Mãe e feto estáveis.

Grau 2: intermediário. Caracterizado por sangramento vaginal, dor abdominal intensa e hipertonia uterina. O feto se encontra em sofrimento, mas está vivo.

Grau 3: grave. Associado ao óbito fetal. Esse tipo pode ser subdividido em **Grau 3A**, sem coagulopatia, e **Grau 3B**, com coagulopatia.

Capítulo 3 Descolamento Prematuro da Placenta

O diagnóstico do DPP é eminentemente clínico: sangramento e dor abdominal, por vezes relato de traumatismo ou ruptura prematura das membranas pré-termo (RPMP).

A sintomatologia, inconfundível, torna o diagnóstico quase sempre evidente. Há de ser afastada, porém, a *placenta prévia*.

EXAME FÍSICO

- A paciente prefere o decúbito lateral homônimo ao lado da implantação placentária (sinal de Hastings de Mello e Ivan Figueiredo) a fim de melhorar sua respiração. Além disso, há sinais de hipovolemia
- O exame do abdome revela hipertonia uterina
- O exame genital detecta, com frequência, a hemorragia e a bolsa das águas tensa.

EXAMES COMPLEMENTARES

O coágulo só é identificado na ultrassonografia (US) em 25% dos casos. A imagem depende da extensão e da localização do coágulo e da duração do evento.

A ressonância magnética (RM) parece ser muito superior à US, inclusive separando os casos *agudos* dos *crônicos* com bom prognóstico.

DIAGNÓSTICOS DIFERENCIAIS MAIS COMUNS

- Placenta prévia (Tabela 3.1)
- Ruptura de seio marginal
- Ruptura uterina
- Ruptura de vasa prévia
- Gestação ectópica abdominal
- Apendicite
- Pancreatite
- Úlcera perfurada
- Trombose mesentérica
- Torção ou ruptura de cisto de ovário.

Tabela 3.1 Diagnóstico diferencial entre a placenta prévia e o descolamento prematuro da placenta normalmente inserida (DPP).

Placenta prévia	Descolamento prematuro da placenta
1. Instalação insidiosa, gravidade progressiva	1. Começo tempestuoso. Instalação frequentemente súbita
2. Hemorragia indolor, exceto durante as contrações uterinas do trabalho de parto	2. Dor forte no local placentário, geralmente de consistência menor que a do resto do útero
3. Hemorragia externa, sangue vermelho-rutilante	3. Hemorragia inicialmente interna, depois exteriorizada; sangue escuro
4. Primeira hemorragia geralmente moderada	4. Primeira hemorragia geralmente grave
5. Hemorragia de repetição	5. Hemorragia única, na maioria das vezes
6. Hemorragia de surgimento inesperado, sem causa aparente	6. Hemorragia comumente vinculada a toxemia ou traumatismo
7. Sinais de anemia, decorrentes de perdas sanguíneas externas	7. Os sinais de anemia grave não mantêm relação com as perdas sanguíneas externas
8. A hemorragia cessa após a amniotomia e aumenta com as metrossístoles	8. A hemorragia continua após a amniotomia, detendo-se, não raro, durante as metrossístoles
9. Útero mole, tônus normal	9. Útero hipertônico, lenhoso, exceto e ocasionalmente no local placentário
10. Contorno uterino conservado durante o trabalho	10. Útero engrandecido, contorno modificado de acordo com o grau da hemorragia oculta, retroplacentária
11. Apresentação frequentemente não insinuada. Situações anômalas comuns	11. No quadro clínico, a altura da apresentação e as situações anômalas não têm significado
12. Batimentos cardiofetais presentes e cardiotocografia, em geral, normal	12. Batimentos cardiofetais presentes ou ausentes e cardiotocografia geralmente anormal
13. A ultrassonografia abona o diagnóstico	13. A ultrassonografia mostra coágulo retroplacentário (apenas em 25% dos casos)
14. Exame de urina normal	14. Exame de urina: proteinúria

CONDUTA

O tratamento depende da extensão do DPP, do comprometimento maternofetal e da idade da gravidez (Figura 3.1).

- Em casos de DPP com feto vivo e viável (≥ 23 semanas) está indicada a interrupção da gravidez, de preferência por cesariana
- Embora a *apoplexia uteroplacentária* (*útero de Couvelaire*), por si só, não seja indicação de histerectomia (subtotal), a atonia uterina intratável pode indicá-la. Vale a pena tentar antes a massagem uterina, o uso

Capítulo 3 Descolamento Prematuro da Placenta

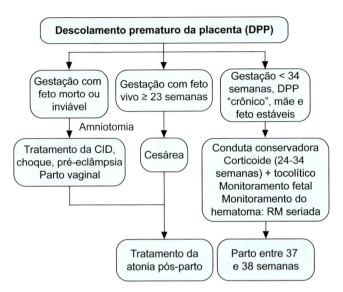

Figura 3.1 Tratamento do descolamento prematuro da placenta (DPP). RM = ressonância magnética; CID = coagulação intravascular disseminada.

de ocitócicos (ocitocina, misoprostol) e a chamada "prova da sutura", ou seja, a síntese do miométrio e aguardar o resultado
- Em casos de DPP grave com morte fetal ou feto inviável, o parto vaginal é o indicado. Habitualmente, após a amniotomia, o útero se contrai vigorosamente, e o parto progride rapidamente. Há risco iminente de coagulopatia e de choque hipovolêmico, que, ocorrendo, devem ser tratados
- Muitos casos de DPP estão associados à pré-eclâmpsia grave, que também deve ser medicada.

Após o parto, a paciente deve ser meticulosamente monitorada pela grande incidência da atonia pós-parto.

Em gestações pré-termo (< 34 semanas), quando o quadro do DPP não é grave ("crônico") e o estado materno e o fetal estão estáveis, pode-se recomendar a *conduta conservadora*. Entre a 24ª e a 34ª semana, prescreve-se

> **ALERTA**
>
> **Traumatismo na gravidez**
> Em até 40% dos casos de gestantes que sofreram trauma abdominal não penetrante grave ocorre DPP, e no caso de traumatismo leve, ocorre DPP em 3% das ocorrências. O *American College of Obstetricians and Gynecologists* (*ACOG*,1999) recomenda que toda gestante vítima de traumatismo tenha o seu feto monitorado no mínimo por 4 h (ver Capítulo 40, *Traumatismo na Gravidez*). O traçado anormal na CTG é indicação de DPP e de interrupção da gravidez.

corticoide para amadurecer o pulmão fetal, por vezes associado a tocolítico. Hospitalização prolongada e monitoramento materno e fetal (CTG) são necessários. A RM seriada avaliaria a evolução do hematoma. A alta da paciente poderá ser cogitada se o feto apresentar boas condições de vitalidade.

Na sala de emergência

Descolamento prematuro de placenta

- Internação
- Dieta zero
- Indicar oxigênio (8 a 10 ℓ/min) sob máscara facial
- Obter 2 acessos venosos calibrosos (Jelco 16 ou 18)
- Promover reanimação volêmica com infusão de Ringer com lactato 1.000 mℓ IV em 10 min
- Colocar sonda vesical de demora, tipo Foley, número 16, 18 ou 20
- Coletar sangue para realizar hemograma completo com plaquetometria, função renal (ureia, creatinina, ácido úrico) e coagulograma completo
- Avaliar necessidade de hemotransfusão e tratamento de coagulação intravascular disseminada
- Interrupção da gravidez pela via mais rápida (em geral, com feto vivo, estará bem indicada a cesariana)
- Cuidadosa avaliação da hemostasia pós-parto, notadamente da contratilidade uterina.

Desproporção Cefalopélvica

DESCRIÇÃO

A *desproporção cefalopélvica* implica falta de proporcionalidade entre a cabeça fetal e a pelve materna.

CAUSAS

- Macrossomia fetal
- Pelve pequena e estreita
- Posições anômalas do feto
- Fraturas prévias da pelve
- Doenças ósseas metabólicas.

SINAIS E SINTOMAS

Suspeita-se de desproporção cefalopélvica se:

- Na primípara, a cabeça não se insinua antes ou até a proximidade do parto
- O progresso do parto é lento e arrastado, a despeito de contratilidade uterina eficiente.

EXAME FÍSICO

O toque vaginal revela moldagem acentuada da cabeça fetal e bossa serossanguínea.

EXAMES COMPLEMENTARES

PARTOGRAMA

É importante para monitorar o progresso do parto, permitindo identificar suas anormalidades e realizar as intervenções adequadas. A *parada secundária da dilatação* (Figura 4.1) e a *parada secundária da descida* (Figura 4.2) fazem suspeitar de desproporção cefalopélvica.

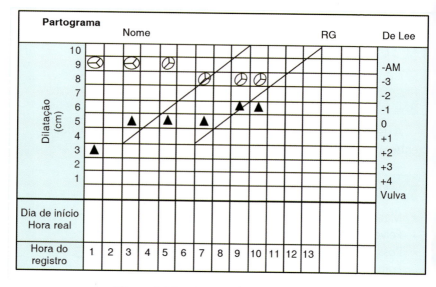

Figura 4.1 Parada secundária da dilatação.

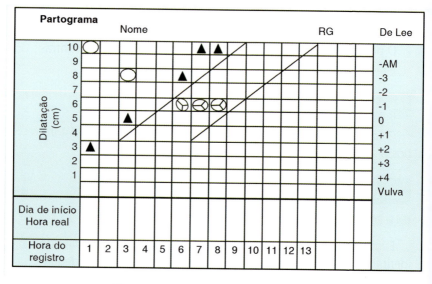

Figura 4.2 Parada secundária da descida.

Capítulo 4 Desproporção Cefalopélvica

DIAGNÓSTICOS DIFERENCIAIS MAIS COMUNS

Outras causas de distocia.

CONDUTA

A cesariana é o procedimento de escolha.

ALERTA

O diagnóstico de desproporção cefalopélvica só pode ser adequadamente realizado após a prova de trabalho de parto. Como dizia o obstetra escosês Alexander Hugh Freenald Barbour (1934): "o melhor pelvímetro é a cabeça fetal". O fórceps é péssimo instrumento na desproporção cefalopélvica.

Na sala de emergência

Desproporção cefalopélvica

- Ao admitir paciente em trabalho de parto, analisar a pelve dura e mole da parturiente, assim como a estimativa de peso fetal e o fundo de útero materno
- Iniciar o acompanhamento da fase ativa do trabalho de parto com registros horários no partograma
- Em casos de parada secundária da dilatação e da descida, estando os batimentos cardiofetais tranquilizadores, pode-se avaliar a indicação de: banhos de imersão, deambulação, exercícios (de agachamentos, na bola, na barra), analgesia peridural, ocitocina e amniotomia
- A formação de bossa serossanguínea ou a ocorrência de padrão não tranquilizador nos batimentos cardiofetais confirma o diagnóstico de desproporção cefalopélvica e indica a cesariana para a resolução da gravidez.

Distocia de Cordão

DESCRIÇÃO

É considerado *prolapso* quando o cordão está localizado antes da apresentação após a ruptura das membranas; sendo íntegro o saco amniótico, fala-se em *procidência* (Figura 5.1).

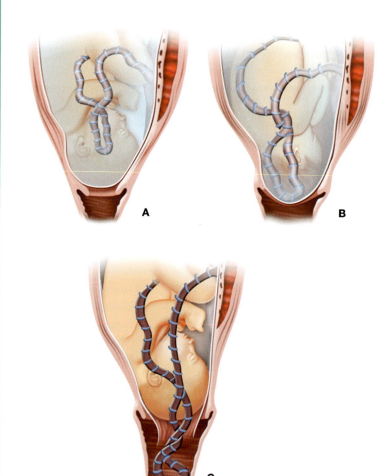

Figura 5.1 A. Laterocidência do cordão umbilical (bolsa íntegra). **B.** Procidência do cordão umbilical (bolsa íntegra). **C.** Prolapso do cordão umbilical (bolsa rota). (Adaptada de Greenhill, J. P. Obstetrics, 13th ed., Philadelphia, Saunders, 1966.)

CAPÍTULO 5 Distocia de Cordão

CAUSAS

- Placenta baixa
- Gestação gemelar
- Apresentações pélvicas e, sobretudo, as córmicas
- Cordão umbilical longo
- Multiparidade
- Vícios pélvicos
- Polidrâmnio
- Amniorrexe prematura.

SINAIS E SINTOMAS

O prolapso de cordão umbilical se evidencia quando as membranas se rompem e o cordão precede o feto no canal de parto.

EXAME FÍSICO

No diagnóstico do prolapso palpa-se o cordão na vagina e, às vezes, ele ultrapassa a vulva, sendo reconhecido até pela paciente. Durante o exame vaginal é importante não aumentar o prolapso, tracionando o cordão na ânsia de facilitar o diagnóstico.

EXAMES COMPLEMENTARES

O diagnóstico precoce é fundamental para evitar a morte do feto. A determinação anteparto pela ultrassonografia da procidência indica a cesariana, que previne o prolapso.

CONDUTA

Na terapêutica do acidente, os cuidados variam conforme o estado do feto: vivo ou morto.

- Comprovado o óbito fetal, a complicação perde a sua importância. Deve-se, então, aguardar o parto espontâneo
- Tratando-se de feto vivo, a intervenção é de maior urgência

- Como norma, o prolapso (e a procidência) é indicação de cesariana imediata
- Enquanto são finalizados os preparativos para a cesariana, a paciente é mantida na posição genupeitoral ou em decúbito dorsal, ficando o obstetra ao seu lado, com os dedos na vagina, recalcando o polo da apresentação para evitar a piora das condições do feto. Assim a parturiente permanece até o último minuto, quando é colocada na mesa de operação e, no ato contínuo, anestesiada e operada.

Se a imediata terminação do parto pela cesariana for impossível em determinadas condições, a única manobra aceitável, e menos nociva, é a reposição manual do cordão: com a paciente na posição genupeitoral ou em decúbito dorsal, faz-se ascender a apresentação e tenta-se levar o cordão, com delicado manuseio, a um nível a ela superior (Figura 5.2).

> **ALERTA**
>
> O prognóstico é sempre reservado; depende da cronologia do acidente, da compressão havida, do comprimento do cordão prolabado, das complicações concomitantes, da possibilidade de intervir sem demora.

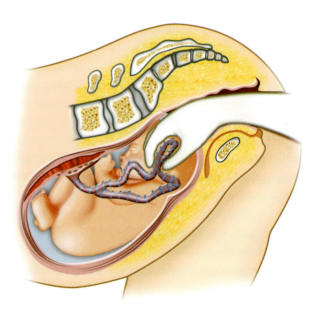

Figura 5.2 Reposição manual do cordão prolabado, estando a paciente em posição genupeitoral.

Na sala de emergência

Prolapso de cordão umbilical
- Orientar a paciente a assumir a posição genupeitoral (de "prece maometana") a fim de elevar a apresentação fetal e evitar a compressão do cordão umbilical
- Ofertar à paciente oxigênio (8 a 10 ℓ/min) sob máscara
- Promover tocólise aguda com administração de terbutalina 0,25 mg SC
- Suspender a infusão de ocitocina
- Realizar cesariana o mais rapidamente possível. Nos preparativos para essa cirurgia, estando a paciente em decúbito dorsal, deve um médico assistente manter a apresentação fetal alta, mediante toque vaginal, até que se retire o feto via abdominal.

Distocia de Ombros

DESCRIÇÃO

A *distocia de ombros* se configura quando a extração dos ombros não é realizada após a tração de rotina no parto em apresentação cefálica, sendo necessárias manobras adicionais (Figura 6.1).

CAUSAS E FATORES DE RISCO

- Macrossomia fetal (> 4.000 g)
- Distocia de ombro prévia
- Obesidade materna
- Diabetes melito
- Indução do parto
- Parada secundária
- Parto vaginal assistido (com fórceps)
- Segundo estágio do parto prolongado
- Estimulação com ocitocina.

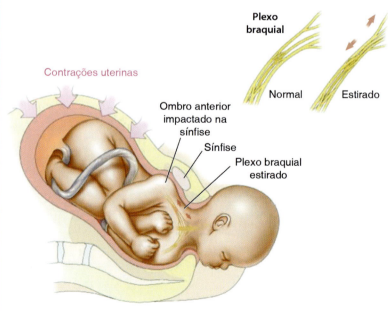

Figura 6.1 Estiramento do plexo braquial por distocia de ombro.

Capítulo 6 Distocia de Ombros

SINAIS E SINTOMAS

Interrupção do parto.

EXAME FÍSICO

A distocia de ombros é óbvia quando a cabeça fetal se exterioriza e se retrai, o que é comumente referido como "sinal da tartaruga".

DIAGNÓSTICOS DIFERENCIAIS MAIS COMUNS

- Mioma uterino obstruindo o trajeto
- Desproporção cefalopélvica.

CONDUTA

Conforme já mencionado, a distocia de ombros é emergência obstétrica e são necessárias manobras imediatas para solucioná-la. As técnicas obstétricas podem ser divididas em: *1ª linha*, *2ª linha* e *3ª linha*.
São consideradas medidas preliminares:

- Chamado para ajuda: requisição de obstetra mais experiente, auxiliares, anestesista e neonatologista
- Episiotomia: a episiotomia por si só não soluciona a distocia de ombros, que é problema ósseo; no entanto, ela pode ser necessária para manobras internas discutidas adiante
- Posição: colocar as nádegas da paciente na borda da mesa.

MANOBRAS DE 1ª LINHA

Manobra de McRoberts

Flexão e abdução das coxas em direção ao abdome materno. Essa posição retifica o ângulo lombossacro e roda a sínfise púbica em direção cefálica, fazendo com que o ombro posterior caia na concavidade do sacro. A manobra de McRoberts é a intervenção isolada mais efetiva, com taxa de êxito de 90%, e deve ser a primeira a ser aplicada (Figura 6.2).

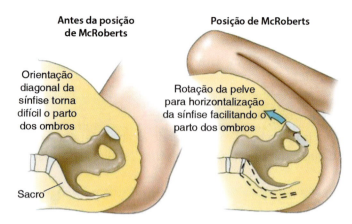

Figura 6.2 Posição de McRoberts.

Pressão suprapúbica

Deve ser utilizada simultaneamente com a manobra de McRoberts. A pressão suprapúbica reduz o diâmetro biacromial e o roda para um dos diâmetros oblíquos da pelve; assim, o ombro é capaz de deslizar por baixo da sínfise com a ajuda da tração de rotina. A pressão suprapúbica externa é aplicada para baixo e para o lado, de modo a empurrar o ombro anterior em direção ao tórax fetal (Figura 6.3).

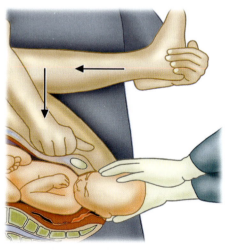

Figura 6.3 Manobra de McRoberts. Hiperflexão e abdução das coxas sobre o abdome materno (*seta horizontal*) e pressão suprapúbica simultânea (*seta vertical*). (Adaptada de Baxley EG, Gobbo RW. Shoulder dystocia. Am Fam Physician. 2004; 69:1707.)

MANOBRAS DE 2ª LINHA

São as *manobras de rotação internas* (*Rubin II* e *Woods*) e a *extração do braço posterior*; além disso, também está incluída a *manobra de Gaskin*.

Manobras de rotação interna

São manobras que tentam manipular o feto e rodar o ombro anterior para um plano oblíquo da bacia, a fim de desvencilhá-lo da sínfise materna. Compreendem a *manobra de Rubin II*, que consiste em inserir os dedos atrás do ombro anterior, tentando rodá-lo em direção ao tórax fetal, e a *manobra de saca-rolha de Woods*, na qual o obstetra coloca a mão atrás do ombro posterior do feto, tentando rodá-lo a 180° (Figuras 6.4 e 6.5).

Extração do braço posterior

A mão do operador é introduzida na vagina. O cotovelo fetal é flexionado e o antebraço é liberado em movimento de varredura sobre a parede anterior do tórax fetal. A mão é segurada, e o braço é estendido ao longo da face fetal, liberando-o da vagina. Isso encurta o diâmetro biacromial e possibilita que o feto caia na concavidade sacra, liberando o ombro anterior impactado (Figura 6.6).

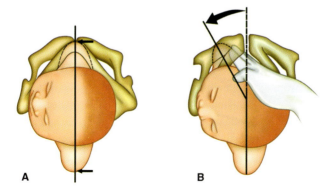

Figura 6.4 Manobra de Rubin II. **A.** O diâmetro biacromial é mostrado como a distância entre as *duas setas pequenas*. **B.** O ombro anterior é empurrado em direção ao tórax fetal, reduzindo o diâmetro biacromial e liberando o ombro anterior encravado. (Adaptada de Cunningham FG *et al.* Williams Obstetrics. 22nd ed. New York: McGraw-Hill, 2005.)

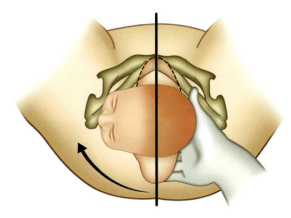

Figura 6.5 Manobra de Woods. A mão é colocada atrás do ombro posterior do feto, que é então rodado progressivamente a 180°, de maneira similar ao movimento de um saca-rolha, de modo a desencravar o ombro anterior. (*id.*, *ibid.*)

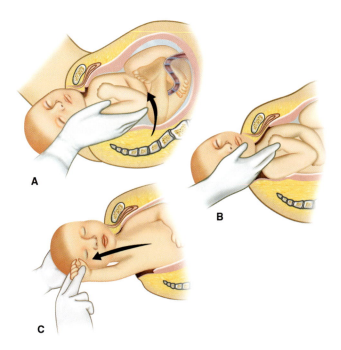

Figura 6.6 Remoção do ombro posterior. **A.** A mão do operador é introduzida na vagina e segura o braço posterior, mantendo o cotovelo flexionado, trazendo o braço fletido em movimento de varredura sobre o tórax. **B.** A mão fetal é apreendida, e o braço é estendido ao longo da face. **C.** O braço posterior é extraído da vagina. (*id.*, *ibid.*)

Manobra de Gaskin

Consiste literalmente em colocar a paciente em posição de 4 (com 4 apoios), resultando frequentemente no desencravamento do ombro anterior. Certamente, essa manobra é mais apropriada em caso de paciente magra e móvel, sem o efeito de anestesia de condução.

MANOBRAS DE 3ª LINHA

São manobras heroicas, de exceção, propostas na última tentativa de evitar o óbito fetal. São consideradas de 3ª linha: a *clidotomia* (fratura deliberada da clavícula anterior), a *manobra de Zavanelli* (recolocação da cabeça fetal no útero, seguida de cesariana) e a *sinfisiotomia* (secção da cartilagem fibrosa da sínfise sob anestesia local).

A manobra de Zavanelli talvez seja mais apropriada para os casos raros de distocia de ombros bilateral, quando ambos os ombros estão impactados – anteriormente acima do púbis e posteriormente sob o promontório sacro (Figura 6.7).

> **ALERTA**
> Não usar força excessiva sobre a cabeça ou o pescoço nem exercer pressão no fundo do útero, porque essas manobras não deslocam o ombro impactado e podem lesionar a mãe e o feto.

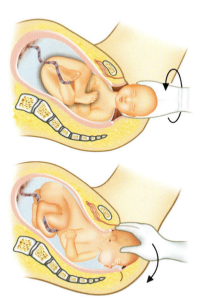

Figura 6.7 Manobra de Zavanelli. Sob tocólise, é o polo cefálico rodado para OP ou OS, flexionado e impulsionado para refazer o caminho pela fieira pélvica. A cesariana é o próximo passo. (Adaptada de O'Grady JP, Gimovsky ML. Operative Obstetrics. Baltimore: Williams & Wilkins, 1995.)

Parte 1 Obstetrícia

A Figura 6.8 é o algoritmo que sintetiza a sequência de manobras utilizadas para o tratamento das distocias de ombros.

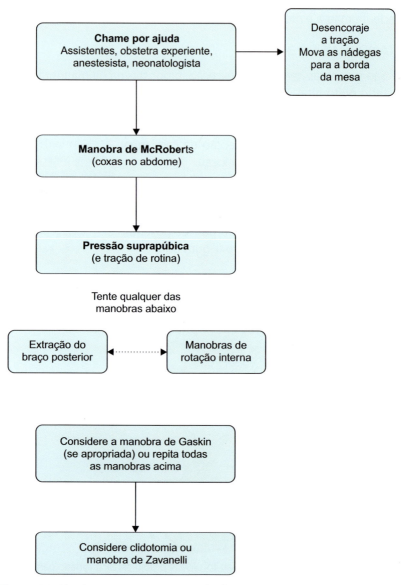

Figura 6.8 Algoritmo para o tratamento da distocia de ombros. (Royal College of Obstetricians and Gynecologists. Shoulder dystocia. RCOG Guideline no. 42, 2005.)

Na sala de emergência

Distocia de ombros

- Interromper as tentativas de liberação dos ombros e a tração cefálica. Não realizar pressão fúndica (manobra de Kristeller)
- Chamar ajuda, procurando envolver na assistência o obstetra mais experiente disponível, deixando o anestesista e o neonatologista a postos. Avisar à paciente sobre essa intercorrência, explicando a ela a necessidade de cooperação
- Ter em mente que serão necessárias a realização de manobras, dentro de um período de ouro de 7 min, compreendendo o diagnóstico da distocia e o nascimento do concepto, a fim de reduzir a asfixia e a morte perinatais
- Levantar os membros inferiores em hiperflexão (colocar a perna sobre a coxa e a coxa sobre o abdome – manobra de McRoberts)
- Fazer pressão suprapúbica externa sob o dorso fetal (manobra de Rubin I)
- Considerar episiotomia, não para ampliar o canal do parto (uma vez que o problema é a impactação óssea), mas sim para facilitar a realização das manobras internas
- Realizar toque vaginal para promover as manobras internas (realizadas sequencialmente em caso de falha da manobra anterior):
  - Remover o braço posterior (manobra de Jacquemier)
  - Rodar o ombro anterior obliquamente a fim de desvencilhá-lo da sínfise púbica (manobra de Rubin II)
  - Mantendo os dedos tracionando o ombro anterior, colocar a mão atrás do ombro posterior do feto a fim de rodá-lo progressivamente 180° de maneira similar ao movimento de um saca-rolha, de modo a desencravar o ombro anterior (manobra de Wood)
  - Mantendo a tração nos ombros anterior e posterior, rodar o feto em sentido invertido ao anteriormente tentado (manobra do parafuso invertido)
- Solicitar à paciente a adoção da posição de 4 apoios (manobra de Gaskin)
- Manobras de resgate:
  - Fratura da clavícula do ombro impactado
  - Anestesia geral e tocólise aguda com terbutalina 0,25 mg SC para poder realizar a recolocação da cabeça fetal intraútero, orientando o polo cefálico no sentido occipitopúbico, felxionando-o e pressionando a cabeça de modo constante para dentro do útero (manobra de Zavanelli)
  - Cesariana ainda com a cabeça exteriorizada, tentando-se a liberação do ombro após a histerotomia
  - Sinfisiotomia: não é indicada na obstetrícia moderna.

Distocia no Parto Pélvico

DESCRIÇÃO

Algumas vezes, principalmente devido à orientação inadequada do médico, ocorrem dificuldades (*distocias*) que exigem manobras do obstetra para ultimar o parto pélvico.

CAUSA

A apresentação pélvica é mais encontrada nas gestações pré-termo, nas anomalias congênitas (anencefalia, hidrocefalia), malformações e tumores uterinos, nos vícios pélvicos, cordão umbilical curto.

EXAME FÍSICO

- A palpação possibilita a detecção do polo pélvico
- A ausculta detecta os batimentos cardíacos fetais nos quadrantes superiores do abdome
- O toque vaginal, durante o parto, identifica as nádegas, o sulco interglúteo, o ânus e, às vezes, os pés do feto.

EXAMES COMPLEMENTARES

A ultrassonografia (US) confirma o diagnóstico.

DIAGNÓSTICOS DIFERENCIAIS MAIS COMUNS

- Apresentação córmica
- Bossa serossanguinolenta volumosa deforma a apresentação de vértice e pode simular a nádega.

CONDUTA

DESPRENDIMENTO DA CINTURA ESCAPULAR

Se a cintura escapular não for liberada, é provável que os braços estejam defletidos, impondo a realização de manobras mais agressivas. O diâmetro biacromial deve ser levado em consideração em

Capítulo 7 Distocia no Parto Pélvico

relação ao anteroposterior (AP) da bacia, e procura-se desembaraçá-los soerguendo o polo pélvico e, com a mão oposta, liberando-se o braço posterior, tracionando-o pela flexura do cotovelo. O braço anterior é desprendido, abaixando-se o polo pélvico (Figura 7.1).

Manobra de Deventer-Müller

Por exceção, quando não se consegue a liberação da escápula e dos braços, recorre-se à *manobra de Deventer-Müller*, que consiste em colocar o diâmetro biacromial também em relação ao AP da bacia, tracionando-se o tronco fetal fortemente para baixo e alocando o ombro anterior no subpúbis. Se o braço anterior não se liberar, o tronco fetal deverá ser elevado na tentativa de desprender-se a escápula posterior. Esses movimentos vigorosos podem ser repetitivos, com o objetivo de substituir o diâmetro biacromial pelo cervicoacromial (Figura 7.2).

Manobra de Rojas

Na falha da manobra de Deventer-Müller, pode-se tentar a *manobra de Rojas*. Consiste na transformação da escápula posterior em anterior por meio de movimento helicoidal, com rotação, ampla translação lateral e tração axial constante do feto. Desprendido o braço anterior, transforma-se novamente a escápula posterior em anterior. Esta manobra é muito traumática, podendo determinar luxação da coluna cervical com sequelas graves (Figura 7.3).

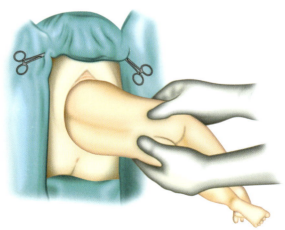

Figura 7.1 Desprendimento do diâmetro biacromial em relação ao diâmetro anteroposterior da bacia.

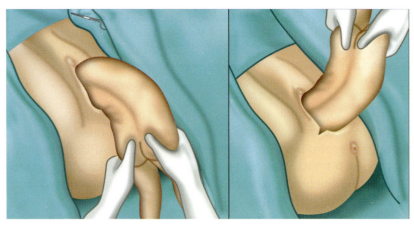

Figura 7.2 Manobra de Deventer-Müller. Movimentos vigorosos, repetitivos, tracionando-se o tronco fetal fortemente para baixo e alocando o ombro anterior no subpúbis.

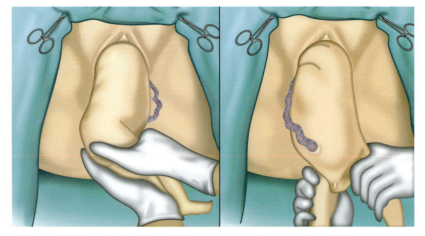

Figura 7.3 Manobra de Rojas. Abaixamento, tração e rotação axial do concepto.

DESPRENDIMENTO DA CABEÇA DERRADEIRA

O desprendimento da cabeça também pode causar dificuldades, principalmente se esta estiver rodada e/ou defletida. O toque manual do obstetra deve elucidar a correta variedade de posição da cabeça fetal e, se possível, completar a sua rotação.

Fórceps de Piper

Se o feto estiver vivo, a opção mais segura é a aplicação do *fórceps de Piper*. É necessário que a cabeça esteja insinuada e fletida. Se estiver muito alta, a compressão do fundo do útero deve orientar a flexão e a insinuação. Na realização desse fórceps, o auxiliar apreende os membros do feto, elevando o tronco. Preferencialmente, a pega deve ser direta, verificando-se se a sutura sagital coincide com o AP da bacia (cabeça em mento-sacra). O ramo esquerdo é o primeiro a ser introduzido, evitando-se o seu descruzamento. A tração é auxiliada pela compressão suave do fundo uterino. O *fórceps de Simpson-Braun* pode substituir o de Piper na sua falta (Figura 7.4).

> **ALERTA**
>
> **Manobra de Mauriceau**
> No caso de encravamento de cabeça derradeira em feto vivo, não recomendamos a realização da manobra de Mauriceau, por julgá-la muito traumática. Esta consiste na introdução dos dedos indicador e médio da mão ventral na boca do feto e aplicados sobre a mandíbula, forçando a flexão da cabeça, enquanto os dedos indicador e médio da outra mão circundam o pescoço e tracionam a cabeça do feto (Figura 7.5).

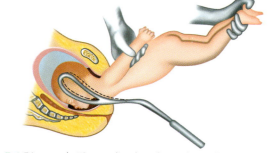

Figura 7.4 Fórceps de Piper aplicado sobre cabeça derradeira encravada.

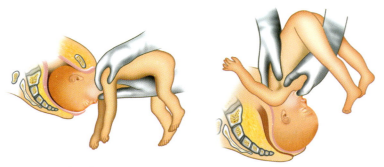

Figura 7.5 Manobra de Mauriceau. Note os dedos indicador e médio da mão ventral introduzidos na boca, enquanto os dedos indicador e médio da outra mão circundam o pescoço.

Na sala de emergência

Parto pélvico

Assistência ao desprendimento do polo pélvico

- Episiotomia ampla, preferentemente mediolateral, é mandatória. Deve-se realizar quando as nádegas começarem a distender o períneo. A bexiga e o reto deverão estar vazios. Pode ser adequado impedir o desprendimento da pelve por 2 ou 3 contrações, pressionando o períneo e retardando a episiotomia, até que, com o aumento da pressão devido a algumas contrações, ao se permitir a saída do pólo pélvico, o parto se dê "em bloco" (manobra de Thiessen)
- Saída do quadril anterior
- Quadril posterior aproveita-se da retropulsão sacrococcígea para sair
- Não se deve tracionar o feto
- Com a saída do abdome fetal, fazer alça de cordão umbilical para evitar sua compressão.

Assistência ao desprendimento dos ombros

- O diâmetro biacromial insinua-se obliquamente no diâmetro antes ocupado pelo bitrocantério, rodando 45° ao chegar à bacia mole, desprendendo-se primeiro o ombro anterior, seguido do posterior, com a consequente liberação dos braços. Recomendamos que toda assistência ao desprendimento dos ombros seja feita com a manobra de Bracht: ao verificar o desprendimento da nádega, o operador a segura com compressas nas mãos, oferecendo um apoio que representa a "continuação do períneo", com a finalidade de manter o encurvamento para cima do tronco fetal. Quando o ângulo inferior da escápula aparece na vulva, o operador acentua o encurvamento do feto, apreendendo-o com os polegares ao longo das coxas e os quatro dedos restantes de cada mão aplicados sobre a região lombossacra. Procura-se, então, horizontalizar o dorso, que é progressivamente elevado na direção do ventre materno, fazendo-o girar ao redor da sínfise púbica. O polo pélvico deve ser elevado, sem que o obstetra exerça tração.

(continua)

Capítulo 7 Distocia no Parto Pélvico

Na sala de emergência (continuação)

Os braços deverão se desprender espontaneamente, ou com pequeno auxílio digital, com os ombros atravessando o estreito inferior no diâmetro transverso. Na ocasião do desprendimento da cabeça, o auxiliar exerce pressão suprapúbica, enquanto o operador acentua a lordose do feto. A cabeça se desprende geralmente no diâmetro anteroposterior, por vezes um pouco obliquamente. Após o desprendimento, o dorso do feto estará em contato com o ventre da mãe. A paciente deve ser instruída a fazer força durante toda a manobra, pois a metade superior do tronco deve ser expelida, idealmente, em uma só contração
- Nas distocias do desprendimento dos ombros deve-se realizar, sequencialmente, em caso de falha da manobra anterior:
  - Colocar os ombros no diâmetro anteroposterior da bacia e, com a mão oposta, liberar braço posterior, tracionando-o pela flexura do cotovelo. O braço anterior é desprendido, abaixando-se o polo pélvico (manobra de Pajot)
  - Colocar os ombros no diâmetro anteroposterior da bacia, tracionando-se o tronco fetal fortemente para baixo, a fim de alocar o ombro anterior no subpúbis. Se o braço anterior não se liberar, o tronco fetal deverá ser elevado na tentativa de desprender a escápula posterior (manobra de Deventer-Müller)
  - Transformar a escápula posterior em anterior por meio de movimento helicoidal, com rotação, ampla translação lateral e tração axial constante do feto. Desprendido o braço anterior, transforma-se novamente a escápula posterior em anterior (manobra de Rojas).

Assistência ao desprendimento da cabeça derradeira

- Mediante as contrações uterinas, o feto coloca seu suboccipício no subpúbis, libertando sucessivamente suas circunferências: mentoniana, frontal e bregmática.
- Nas distocias do desprendimento da cabeça derradeira, deve-se realizar, sequencialmente, em caso de falha da manobra anterior:

(continua)

Na sala de emergência (continuação)

- Deixar o tronco do feto pender das vias genitais durante 20 segundos, com a finalidade de favorecer a flexão e descida da cabeça. Quando a nuca descer o suficiente para tornar visível a raiz do couro cabeludo, o feto é levantado pelos pés, exercendo-se leve tração contínua, de maneira que a cabeça venha a girar em torno da sínfise púbica, desprendendo-se o queixo, a face e, finalmente, a fronte e o occipital (manobra de Liverpool). Realizar essa manobra com a paciente flexionando as pernas sobre as coxas e estas sobre o abdome materno (manobra de McRoberts)
- Aplicar o fórceps de Piper
- Introduzir os dedos indicador e médio da mão ventral na boca do feto e colocá-los sobre a mandíbula, forçando a flexão da cabeça, enquanto os dedos indicador e médio da outra mão circundam o pescoço e tracionam a cabeça do feto (manobra de Mauriceau). Se a cabeça fetal estiver alta, pode-se exercer uma pressão no ventre materno sobre ela, feita pela mão livre do parteiro (manobra de Wiegand-Martin-Winckel) ou por seu auxiliar, nos casos de cabeças não apenas altas como retidas no estreito superior da bacia (manobra de Champetier de Ribes).

Doença Trofoblástica Gestacional

CID 10

DESCRIÇÃO

Doença trofoblástica gestacional (DTG) é o termo abrangente utilizado para nomear os tumores do trofoblasto viloso placentário, que engloba várias formas clínicas distintas, classificadas conforme a seguir (Figura 8.1):

- Mola hidatiforme:
  - Completa (Figura 8.2)
  - Parcial (Figura 8.3)
- Neoplasia trofoblástica gestacional (NTG):
  - Mola invasora (Figura 8.4)
  - Coriocarcinoma (Figura 8.5)
  - Tumor trofoblástico do sítio placentário (PSTT) (Figura 8.6).

CAUSA

A DTG é consequência de fertilização aberrante.

SINAIS E SINTOMAS

São típicos da DTG:

- Sangramento vaginal constante, frequentemente indolor. Pode ser acompanhado da expulsão de vesículas molares (Figura 8.7)
- Aumento do volume do abdome, desproporcional à idade gestacional (Figuras 8.8)
- Hiperêmese.

A DTG pode determinar toxemia hipertensiva antes de 20 semanas de gestação.

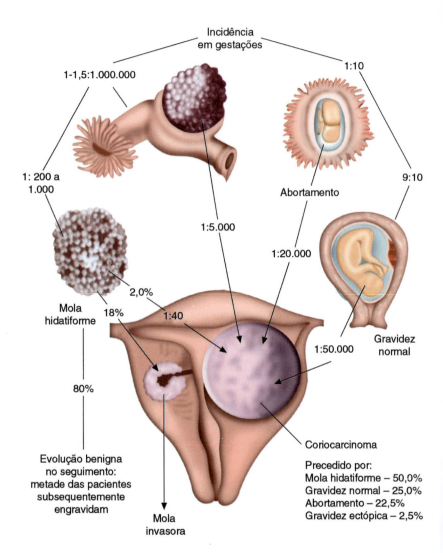

Figura 8.1 Incidência de doença trofoblástica gestacional. Note que a mola invasora provém, exclusivamente, de mola hidatiforme, enquanto o coriocarcinoma pode originar-se, além da mola, de gestação normal, abortamento simples e de gravidez ectópica. Quanto mais anormal for a gestação, maior a probabilidade de coriocarcinoma. (Adaptada de Herting AT; Gore HM. Tumors of the female sex organ. Part 2. Tumors of the vulva, vagina and uterus, fasc 33. In: Atlas of Tumor Pathology. Washington: Armed Forces Institute of Pathology, 1960.)

Capítulo 8 Doença Trofoblástica Gestacional

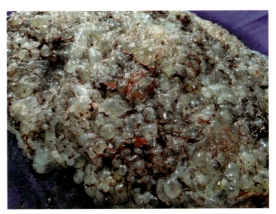

Figura 8.2 Mola hidatiforme completa. Note a massa placentária preenchida por vesículas hidatiforme.

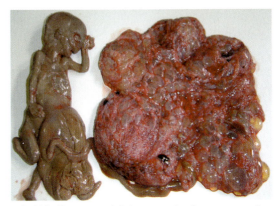

Figura 8.3 Mola hidatiforme parcial. Imagem de placenta com área vesicular focal e feto com malformação grosseira.

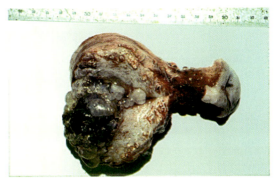

Figura 8.4 Mola invasora. Observe a grande área de invasão vesicular miometrial.

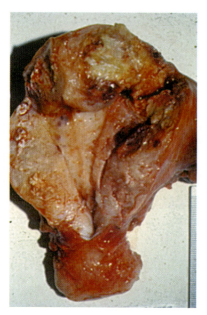

Figura 8.5 Coriocarcinoma uterino. Note a grande área necro-hemorrágica, alcançando a serosa uterina, com risco imanente de ruptura e hemoperitônio.

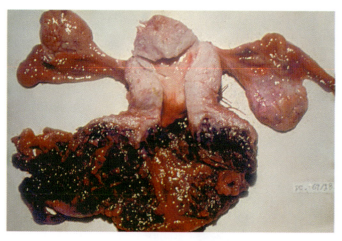

Figura 8.6 Tumor trofoblástico do sítio placentário. Diferencia-se do coriocarcinoma pelos níveis elevados de lactogênio placentário, pela baixa secreção de gonadotrofina coriônica, pela pequena resposta à quimioterapia e pela necessidade de cirurgia para promover a cura.

Capítulo 8 Doença Trofoblástica Gestacional

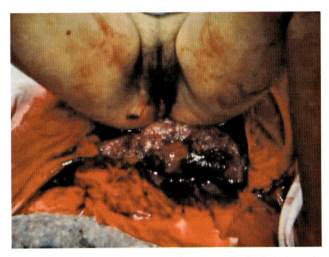

Figura 8.7 Eliminação de vesículas; em geral, acompanhada de intensa hemorragia e, por vezes, choque hemorrágico.

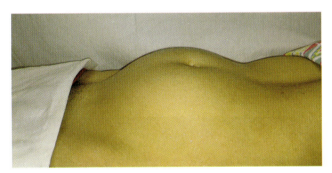

Figura 8.8 Útero aumentado para a idade gestacional. Trata-se de fator de risco independente para evolução para neoplasia trofoblástica e demanda cuidado extremo no esvaziamento uterino.

EXAME FÍSICO

- Aumento da circunferência abdominal, habitualmente maior do que o esperado para a idade gestacional
- Ao exame pélvico cuidadoso pode ser encontrada tumoração anexial, pela palpação de cistos tecaluteínicos (Figuras 8.9).

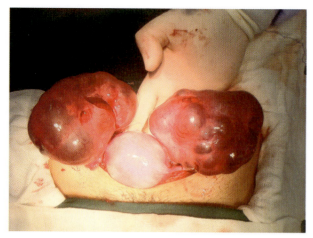

Figura 8.9 Cistos tecaluteínicos dos ovários bilaterais, que regridem espontaneamente e só determinam cirurgia em caso de ruptura com hemoperitônio, derrame pleural por hiperestimulação ovariana ou torção anexial.

EXAMES COMPLEMENTARES

ULTRASSONOGRAFIA

A imagem típica consiste em útero cheio de material ecogênico, contendo múltiplas vesículas anecoicas de diferentes tamanhos, sem fluxo intrauterino (Figura 8.10).

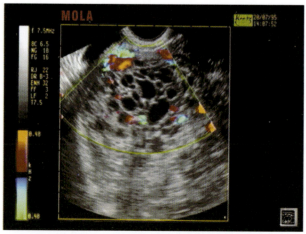

Figura 8.10 Ultrassonografia pélvica mostrando cistos tecaluteínicos de grande volume.

DIAGNÓSTICOS DIFERENCIAIS MAIS COMUNS

- Abortamento no 1º trimestre
- Gravidez ectópica
- Doenças hemorrágicas do colo do útero coincidentes com a gestação.

CONDUTA

Antes do esvaziamento uterino, solicitar:

- Hemograma completo
- Grupo sanguíneo e fator Rh
- Determinação do nível de hCG
- Radiografia do tórax
- Aspiração a vácuo (Figuras 8.11 e 8.12)
- Seguimento pós-molar.

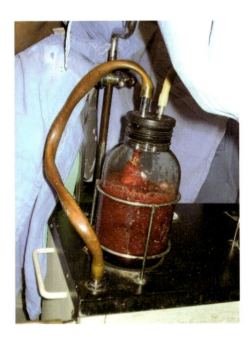

Figura 8.11 Aspiração a vácuo uterina elétrica com saída de grande quantidade de material molar.

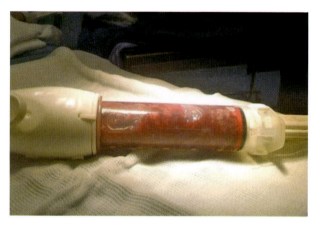

Figura 8.12 Aspiração manual intrauterina com seringas preenchidas por mola hidatiforme completa.

Depois do esvaziamento molar é indispensável monitorar cuidadosamente a paciente para diagnosticar e tratar possível evolução maligna, o que ocorre em 20% dos casos (Tabela 8.1).

ESQUEMA TERAPÊUTICO

Para orientar o tratamento da NTG, os tumores são estadiados:

- Estadiamento anatômico da FIGO-2000 (Tabela 8.2).
- Estadiamento de risco da FIGO-2000. As pacientes são divididas em 2 grupos: *baixo risco* (*0 a 6*) e *alto risco* (≥ 7) (Tabela 8.3).

Tabela 8.1 Protocolo de seguimento pós-molar.
1. Devem-se obter dosagens semanais de β-hCG após o esvaziamento da mola
2. Quando o nível de β-hCG for negativo por 3 semanas consecutivas, deve-se dosá-lo mensalmente por 6 meses
3. Deve-se evitar a gravidez com anticoncepcionais orais durante o seguimento
4. Deve-se descontinuar o seguimento após 6 meses consecutivos de negativação de β-hCG. A gravidez pode ser permitida neste momento
5. Deve-se utilizar a quimioterapia se o nível de β-hCG estacionar por 3 semanas consecutivas, *aumentar* ou aparecerem metástases

Capítulo 8 Doença Trofoblástica Gestacional

Tabela 8.2 Estadiamento anatômico da neoplasia trofoblástica gestacional.

Estádios	Características
I	Tumor confinado ao útero
II	Tumor estende-se a outras estruturas genitais: vagina, ovário, ligamento largo e tuba uterina (por metástase ou extensão direta)
III	Metástase para pulmão, com ou sem envolvimento do sistema genital
V	Outras metástases a distância (cérebro, fígado), com ou sem envolvimento pulmonar

FIGO, 2000.

Tabela 8.3 Sistema de contagem revisado da *International Federation of Gynecology and Obstetrics* (2000).

Variáveis	Fatores de risco			
	0	1	2	3
Idade (anos)	< 39	> 39	–	–
Gestação antecedente	Mola	Aborto	Gestação a termo	–
Intervalo da gravidez antecedente (meses)	< 4	4 a 6	7 a 12	> 12
Nível de hCG pré-tratamento (mUI/mℓ)	< 1.000	1.000 a 10.000	> 10.000 a 100.000	> 100.000
Tamanho do maior tumor incluindo o útero (cm)	–	3 a 4	5	–
Local das metástases	Pulmão, vagina	Baço, rim	Gastrintestinal	Cérebro, fígado
Número de metástases	0	1 a 4	4 a 8	> 8
Falha na quimioterapia	–	–	Agente único	≥ 2 agentes

Índice total: 0 a 6 = baixo risco; ≥ 7 = alto risco.

Os esquemas quimioterápicos são citados nas Tabelas 8.4 e 8.5.

Tabela 8.4 Esquema de metotrexato para o tratamento da neoplasia trofoblástica gestacional de baixo risco.

Dia 1	MTX 50 mg IM às 12 h
Dia 2	Ácido folínico 15 mg VO às 12 h
Dia 3	MTX 50 mg IM às 12 h
Dia 4	Ácido folínico 15 mg VO às 12 h
Dia 5	MTX 50 mg IM às 12 h
Dia 6	Ácido folínico 15 mg VO às 12 h
Dia 7	MTX 50 mg IM às 12 h
Dia 8	Ácido folínico 15 mg VO às 12 h

Os ciclos são repetidos após intervalo de 6 dias até a normalização dos níveis de hCG. MTX = metotrexato; IM = intramuscular; VO = via oral.

Tabela 8.5 Esquema EMA-CO para tratamento da neoplasia trofoblástica gestacional de alto risco.

Semana 1	
Dia 1	Etoposida 100 mg/m^2 em 30 min Metotrexato 100 mg/m^2 IV em *bolus* 200 mg/m^2 IV em 12 h Actinomicina-D 0,5 mg IV em *bolus*
Dia 2	Etoposide 100 mg/m^2 em 30 min Actinomicina-D 0,5 mg IV em *bolus* Ácido folínico, 15 mg VO ou IM a cada 12 h, por 4 doses, iniciando-se 24 h após o começo do metotrexato
Semana 2	
Dia 1	Ciclofosfamida 600 mg/m^2 IV em 30 min Oncovin®1,0 mg/m^2 em *bolus* (máximo de 2,0 mg)
Semana 3	
Dia 1	Iniciar novo ciclo

Repete-se o esquema até a negativação dos níveis de hCG. IV = intravenoso; VO = via oral; IM = intramuscular.

Capítulo 8 Doença Trofoblástica Gestacional

O tratamento sumarizado da DTG encontra-se na Figura 8.13.

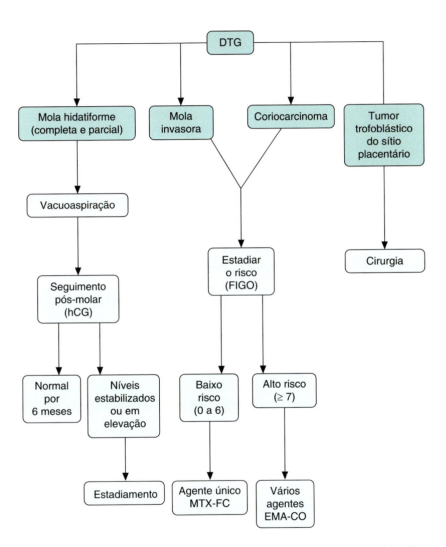

Figura 8.13 Algoritmo do tratamento da doença trofoblástica gestacional (DTG).

Na sala de emergência

Mola hidatiforme
- Internação
- Solicitação de tipo sanguíneo, fator Rh, hemograma completo, coagulograma completo, glicemia, TSH, T4 livre, radiografia de tórax
- Reservar e realizar prova-cruzada para 2 concentrados de hemácias
- Esvaziamento uterino por aspiração a vácuo (elétrica ou manual)
  - Cuidado na dilatação cervical
  - Contraindica-se o uso de misoprostol na preparação cervical
  - Preferir as cânulas de aspiração manual intrauterina (AMIU) para a dilatação cervical. Alternativamente, usar velas de Hegar
  - Usar ocitocina apenas após iniciado o esvaziamento uterino e se a paciente apresentar hemorragia
  - Evitar passar a cureta fenestrada para rever a cavidade devido ao risco de perfuração uterina e sinequias
- Se a paciente for Rh negativo com marido Rh positivo, independentemente do tipo de mola hidatiforme (completa ou parcial), realizar 300 μg de imunoglobulina anti-D por via intramuscular (IM)
- Considerar alta após 12 a 24 h do esvaziamento uterino, com prescrição de contraceptivo hormonal
- Agendar consulta no Centro de Referência em Doença Trofoblástica Gestacional.

Gravidez Ectópica

DESCRIÇÃO

É a implantação do ovo fora do útero.

CAUSAS

Doença da tuba uterina (cirurgia tubária, doença inflamatória pélvica e gravidez tubária anterior).

A *gravidez tubária* representa cerca de 95% dos casos.

SINAIS E SINTOMAS

- Sangramento e dor pélvica após período de amenorreia
- Quase 10% das pacientes não apresentam sintoma algum
- As pacientes com gravidez tubária rota exibem quadro clínico de choque, incluindo hipotensão, taquicardia e dor à palpação do abdome.

EXAME FÍSICO

Quando há sangue livre na cavidade peritoneal, o exame pélvico com toque genital revela ocupação e dor à pressão do fundo de saco posterior (*grito de Douglas*).

EXAMES COMPLEMENTARES

A *dosagem sérica do ß-hCG* e a *ultrassonografia* são os exames que confirmam o diagnóstico. A ultrassonografia pode revelar diversas apresentações da gravidez ectópica (massa complexa, anel tubário com ou sem embrião), como apresentado na Tabela 9.1.

DIAGNÓSTICOS DIFERENCIAIS MAIS COMUNS

- Massas anexiais (torção, ruptura)
- Hidrossalpinge
- Hematossalpinge
- Apendicite
- Volvo intestinal.

Tabela 9.1 Diagnóstico da gravidez ectópica à ultrassonografia.	
Achado à US	**Probabilidade de ectopia**
SG intrauterino	Virtualmente nenhuma (0%)
Ausência de SG intrauterino: • Exame normal/cisto simples anexial • Massa complexa anexial/líquido livre • Anel tubário • Embrião vivo extrauterino (bcf)	 Baixa (5%) Alta (> 90%) Alta (> 95%) Certa (100%)

SG = saco gestacional; bcf = batimento cardiofetal; US = ultrassonografia.

CONDUTA

O tratamento da gravidez tubária pode ser:

- Cirúrgico
- Clínico
- Expectante.

TRATAMENTO CIRÚRGICO

Laparotomia

- Reservada para os casos agudos (1/3 dos casos), pacientes hemodinamicamente instáveis e com hemoperitônio
- Tratamento do choque hipovolêmico (ver Capítulo 26, *Choque*)
- Cirurgia tubária radical: *salpingectomia total* (com conservação da porção intersticial da tuba uterina) – Figura 9.1.

Laparoscopia

A *laparoscopia* é o padrão-ouro na maioria dos casos, e o tratamento cirúrgico da tuba uterina pode ser conservador (*salpingostomia*) ou radical (*salpingectomia*).

Salpingostomia

A *salpingostomia linear* consiste na enucleação da ectopia com conservação da tuba uterina, que é deixada aberta para que a cicatrização ocorra por segunda intenção. A salpingostomia está indicada:

- Como primeira opção para a paciente com lesões na tuba uterina contralateral
- Para a paciente que deseja engravidar posteriormente

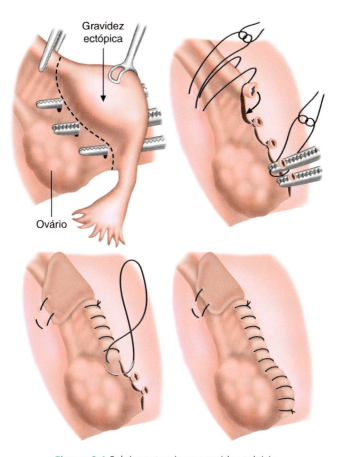

Figura 9.1 Salpingectomia na gravidez tubária.

- Em caso de ectopia tubária de pequenas dimensões, usualmente localizada na parte ampular da tuba uterina, que se apresenta íntegra.

Após a salpingostomia, quase 10% das pacientes apresentam *gravidez ectópica persistente*, e, por isso, devem ser seguidas até o valor do β-hCG atingir 5 mUI/mℓ (Figura 9.2).

Salpingectomia

A salpingectomia está indicada:

- Em pacientes com sangramento incontrolável
- Em caso de gravidez ectópica recorrente na mesma tuba

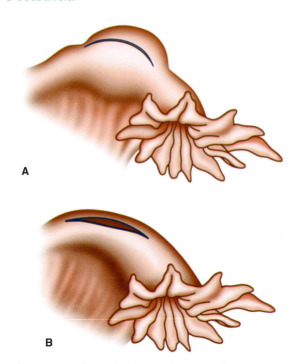

Figura 9.2 Salpingostomia linear. (Adaptada de Cunningham FG *et al.* Williams Obstetrics. 22nd ed. New York: McGraw-Hill, 2005.)

- Quando a tuba uterina está muito lesada ou com saco gestacional (SG) > 5 cm
- Quando a tuba uterina contralateral estiver normal.

TRATAMENTO CLÍNICO

Deve-se seguir as indicações do item *Esquema terapêutico*, apresentado adiante.

TRATAMENTO EXPECTANTE

É reservado para um grupo seleto de pacientes (10 a 15%), com quadro clínico estável, ß-hCG decrescente e nível inicial < 1.000-1.500 mUI/mℓ. Muitos desses casos correspondem à *gravidez ectópica de localização desconhecida* (Figura 9.3).

No caso de gravidez cervical com quadro clínico instável, tamponar a vagina ou colocar cateter de Foley de 30 mℓ insuflando para 100 mℓ, enquanto se aguarda a *histerectomia*, único tratamento possível (Figura 9.4).

Capítulo 9 Gravidez Ectópica

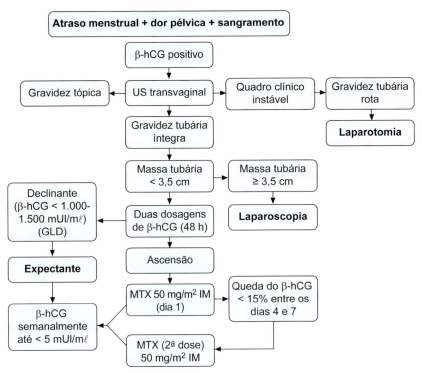

Figura 9.3 Diagnóstico e tratamento da gravidez tubária. β-hCG = gonadotrofina coriônica humana; US = ultrassonografia; GLD = gravidez de localização desconhecida; MTX = metotrexato; IM = via intramuscular.

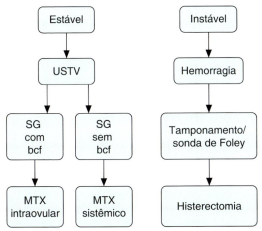

Figura 9.4 Tratamento da gravidez cervical. USTV = ultrassonografia transvaginal; SG = saco gestacional; bcf = batimento cardiofetal; MTX = metotrexato.

Visto que a sobrevida fetal é a exceção na gravidez abdominal, muitos desaconselham a conduta expectante hospitalar para aguardar a viabilidade do feto. Além disso, o risco de hemorragia que ameaça a vida da paciente é elevado (taxa de mortalidade materna entre 5 e 20%). Se o diagnóstico for feito por ocasião da cesariana, muitos aconselham que o concepto seja extraído, o abdome, fechado com a placenta deixada no lugar (se não houver hemorragia) e a paciente seja transferida para centro terciário.

ESQUEMA TERAPÊUTICO

No caso de gravidez tubária, administrar metotrexato (MTX) por via intramuscular (IM). Os critérios de inclusão podem ser vistos na Tabela 9.2.

O protocolo de tratamento com o MTX em *dose única* segue as orientações mostradas na Tabela 9.3.

Tabela 9.2 Indicações para o tratamento médico.

Quadro clínico estável
Diagnóstico definitivo
hCG < 5.000 mUI/mℓ
Saco gestacional < 3,5 cm
Atividade cardíaca fetal ausente
Líquido livre no peritônio ausente/moderado

Tabela 9.3 Protocolo de tratamento com o metotrexato (MTX) em dose única.

Dose única de MTX 50 mg/m² IM (dia 1)
Mensuração do β-hCG nos dias 4 e 7 pós-tratamento
Verificação da queda do β-hCG ≥ 15% entre os dias 4 e 7
Mensuração semanal do β-hCG até atingir o nível não gravídico (< 5 mUI/mℓ)
Se a queda do β-hCG for < 15%, deve-se administrar a 2ª dose de MTX (50 mg/m² IM) e realizar o β-hCG nos dias 4 e 7 após a repetição do MTX. Isso pode ser repetido se necessário
Se durante o seguimento semanal com o β-hCG o nível se elevar ou estacionar, deve-se considerar a repetição do MTX

ACOG, 2008.

Capítulo 9 Gravidez Ectópica

No caso de gravidez cervical com quadro estável, há duas possibilidades:

- MTX sistêmico IM, 1 mg/kg, se não houver batimentos cardíacos fetais (bcf)
- MTX intraovular, na mesma dose, se houver bcf.

O acompanhamento será feito com a dosagem do ß-hCG no 4º e no 7º dia, depois semanalmente até a negativação, seguindo as mesmas orientações do tratamento com MTX na gravidez tubária.

> **ALERTA**
>
> *O que fazer com a placenta?*
> Retirá-la? Abandoná-la sem ensaiar qualquer tentativa de dequitação? Se retirá-la assegura morbidade pós-operatória baixa, as manobras extrativas aumentam as chances de mortalidade materna. Se o sangramento puder ser controlado, deve-se optar por dequitação completa, em vez de extração.
> **A placenta retida no abdome é fonte de supuração**, especialmente se o MTX tiver sido administrado no período pós-operatório, procedimento que não aconselhamos porque predispõe acúmulo de material necrosado e infecção.

Hemorragia Pós-parto

DESCRIÇÃO

A *hemorragia pós-parto primária (precoce)*, descrita como aquela que ocorre nas primeiras 24 h do puerpério, incide em 4 a 6% dos partos [*American College of Obstetricians and Gynecologists (ACOG)*, 2006]. Será a única considerada neste livro, pois a *secundária (tardia)* raramente se constitui em emergência obstétrica.

A hemorragia pós-parto é a principal causa de morte materna em todo o mundo, sendo responsável por 25% dos casos [*Organização Mundial da Saúde (OMS)*, 2005].

CAUSAS

As causas da hemorragia pós-parto podem ser facilmente enumeradas com os "*4 T*" (Tabela 10.1).

Tabela 10.1 Regra dos "4T" para identificar as causas de hemorragia pós-parto.

4-T	Causa	Incidência aproximada (%)
Tônus	Atonia uterina	80
Trauma	Lacerações, hematoma, ruptura, inversão	15
Tecido	Placentas retida e acreta	5
Trombina	Coagulopatia	< 1

Adaptada de Anderson e Etches, 2007.

FATORES DE RISCO

- Parto rápido ou prolongado
- Distensão uterina (gestação múltipla, macrossomia fetal, polidrâmnio)
- Multiparidade
- Sulfato de magnésio.

Capítulo 10 Hemorragia Pós-parto

SINAIS E SINTOMAS

O diagnóstico da hemorragia pós-parto inicia-se com o reconhecimento do sangramento excessivo (> 500 mℓ após o parto vaginal e > 1.000 mℓ após cesariana) e com o exame pormenorizado da paciente para identificar a sua causa.

EXAME FÍSICO

Verificar se há sinais de atonia uterina, de traumatismo, retenção da placenta (secundamento > 30 minutos) e de distúrbios da coagulação.

EXAMES COMPLEMENTARES

A hemorragia pós-parto é causa importante de necrose hipofisária pós-parto com consequente hipopituitarismo – *síndrome de Sheehan* (Figura 10.1). A ressonância magnética (RM) mostra, em prazo variável, a imagem conhecida como *sela vazia* (túrcica), confirmando o diagnóstico.

- Hemograma completo
- Coagulograma
- Tipagem sanguínea, fator Rh e prova cruzada.

CONDUTA

A *atonia uterina* é a causa mais frequente de hemorragia pós-parto – 80% dos casos (ACOG, 2006).

A conduta indicada está apoiada nas recomendações do ACOG (2006) e da OMS (2012).

COMPRESSÃO BIMANUAL DO ÚTERO

A *manobra de Hamilton* procede-se como indicada na Figura 10.2. A mão direita do obstetra é introduzida na vagina e, através do fundo de saco anterior, impulsiona o útero de encontro à mão esquerda externa, que massageia o órgão, trazendo-o vigorosamente em sentido oposto.

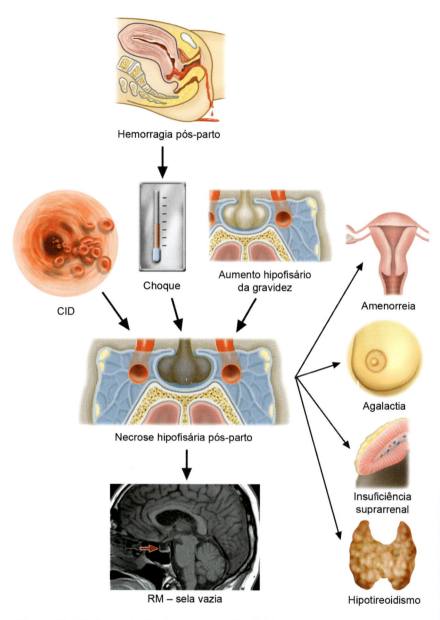

Figura 10.1 Síndrome de Sheehan. Necrose hipofisária pós-parto. CID = coagulação intravascular disseminada; RM = ressonância magnética.

Capítulo 10 Hemorragia Pós-parto

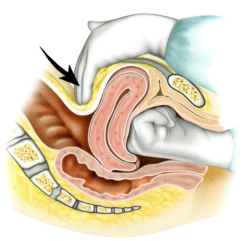

Figura 10.2 Compressão bimanual do útero. Manobra de Hamilton. (Adaptada de Heller L. Emergencies in gynecology and obstetrics. Stuttgart: G. Thieme, 1981.)

ESQUEMA TERAPÊUTICO

Agentes uterotônicos

Ocitocina

A ocitocina é o tratamento de 1ª linha:

- 20 UI em 1 ℓ de soro fisiológico por via intravenosa (IV) na velocidade de 250 mℓ/h; até 500 mℓ de infusão podem ser administrados em 10 min sem complicações (hipotensão)
- outra opção é a ocitocina intramuscular (IM) na dose de 10 UI.

Derivados do ergot

A metilergonovina determina contração uterina generalizada, tetânica, na dose de 0,2 mg IM, e pode ser repetida a cada 2 a 4 h; é o medicamento de 2ª linha, mas é contraindicado para mulheres hipertensas.

Agente uterotônico prostaglandínico

Recomenda-se o misoprostol na dose de 800 μg por via retal (VR).

Antifibrinolítico

Se os uterotônicos não forem bem-sucedidos, pode ser tentado o ácido tranexâmico, na velocidade de infusão venosa máxima de 50 mg/min (Transamin®, ampola de 5 mℓ com 50 mg/mℓ).

TAMPONAMENTO UTERINO

Quando o uterotônico não induz contração uterina sustentada e controle satisfatório da hemorragia, o *cateter-balão de Bakri* pode ser efetivo como medida temporária enquanto se aguarda a laparotomia (Figura 10.3).

LIGADURA DAS ARTÉRIAS UTERINAS

É intervenção relativamente fácil e segura. A ligadura dos vasos uterinos é feita com fio absorvível (*cromado 0* ou *Vicryl 0*) lateralmente ao segmento inferior do útero, no local onde normalmente é realizada a histerotomia na cesariana, o mais próximo possível do colo uterino. Se após a realização da ligadura bilateral o sangramento ainda não houver sido debelado, pode-se ainda realizar segunda ligadura na junção entre o ligamento uterovariano e o útero, bloqueando assim o fluxo colateral das artérias ovarianas (Figura 10.4).

SUTURA B-LYNCH

A técnica pormenorizada foge ao escopo da obra, mas as Figuras 10.5 e 10.6 dão uma ideia aproximada. Recente publicação (2014) mostrou ser bom o futuro obstétrico, após 24 semanas de gestação, de mulheres submetidas à sutura B-Lynch; complicações antes dessa data não puderam ser analisadas.

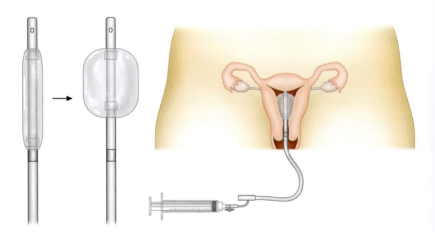

Figura 10.3 Cateter-balão de Bakri.

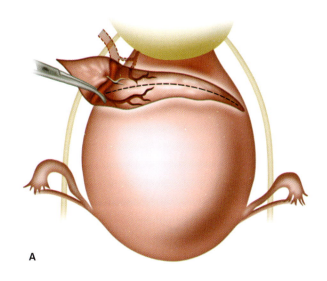

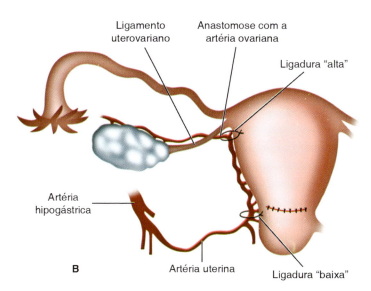

Figura 10.4 A. Ligadura do ramo da artéria uterina, incluindo porção substancial do miométrio. (Adaptada de O'Leary et al. Gynec Obstet. 1974;43:849.) **B.** A ligadura dupla é: um dos pontos da sutura, baixo, colocado como se indica, visando impedir o fluxo sanguíneo ascendente pela artéria uterina; o outro, mais alto, fica onde ela se anastomosa com a artéria ovariana. (Adaptada de Clark. In: Phelan et al. Caesarean delivery. New York: Elsevier, 1988.)

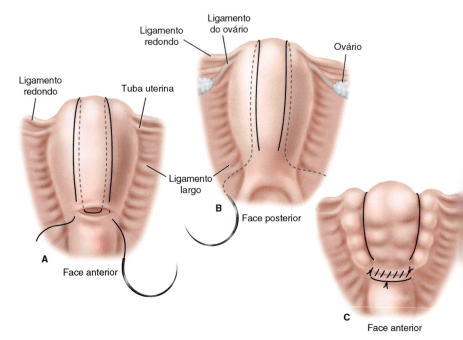

Figura 10.5 A e **B.** Visões anterior e posterior do útero, mostrando a aplicação da sutura B-Lynch. **C.** Resultado final após terminado o procedimento. (Adaptada de B-Lynch *et al.*, 1997.)

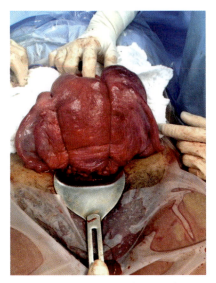

Figura 10.6 Sutura de B-Lynch.

EMBOLIZAÇÃO DAS ARTÉRIAS UTERINAS

Realizada por *radiologistas intervencionistas* com boas taxas de êxito.

HISTERECTOMIA

Operação reservada, habitualmente, como último recurso terapêutico na abordagem da hemorragia puerperal de origem uterina. A *histerectomia subtotal* é a técnica preferida na maioria dos casos.

Na sala de emergência

- Obter 2 acessos venosos calibrosos (Jelco 16 ou 18) e sonda vesical de demora para monitoramento adequado do balanço hídrico. Suplementação de oxigênio (8 a 10 mℓ/min) sob máscara
- Coletar sangue para tipagem sanguínea e prova-cruzada, hemograma completo e coagulograma completo. Avaliar necessidade de transfusão e de tratamento específico de coagulação intravascular disseminada
- Promover reanimação volêmica com infusão de 1.000 mℓ de Ringer com lactato IV em 10 min
- Solicitar membros das equipes de anestesia para ajudar na condução do caso, de radiologia intervencionista (para eventual embolização seletiva das artérias uterinas ou colocação de balão vascular) e da cirurgia vascular (para eventual ligadura da artéria ilíaca interna). Preparar centro cirúrgico. Cada etapa deve ser reavaliada após 5 min. Se não houver melhora, deve-se passar para a etapa seguinte. Enquanto estiverem sendo adotadas condutas não cirúrgicas, deve-se realizar massagem uterina e realizar a revisão do trajeto. Se necessário, promover curetagem uterina, sob técnicas assépticas
- Ocitocina 10 UI IM
- 500 mℓ de soro fisiológico (NaCl a 0,9%) com 20 UI de ocitocina. Infundir 250 mℓ/h
- Metilergometrina 0,2 μg IM
- Misoprostol 800 mcg VR

(continua)

Na sala de emergência (continuação)

- Ácido tranexâmico 50 mg/min. Cada ampola de Transamin® tem 50 mg/mℓ, ou seja, infundir 1 ampola de Trasamin® em 5 min)
- Manobra de Hamilton. Antes de realizá-la, deve-se esvaziar a bexiga
- Tamponamento uterino (idealmente pelo balão de Bakri, alternativamente com compressas ou sonda vesical)
- Se houver radiologia intervencionista à disposição, avaliar a possibilidade de embolização seletiva das artérias uterinas ou de colocação de um balão vascular
- Se não houver radiologia intervencionista à disposição, indicar laparotomia exploradora
- Metilergometrina 0,2 mg IM em cada corno uterino
- Ligadura de B-Lynch. Antes deve-se realizar uma prova terapêutica de sucesso do procedimento: comprime-se as faces anterior e posterior do útero e, com uma compressa vaginal, avalia-se se houve diminuição do sangramento
- Ligadura das artérias uterinas
- Ligadura das artérias ovarianas
- Ligadura das artérias ilíacas internas, abaixo de seu primeiro ramo (artéria glútea superior). Por tratar-se de ligadura de grande dificuldade técnica, deve ser reservada a cirurgiões experientes
- Histerectomia subtotal.

Hiperêmese Gravídica

DESCRIÇÃO

Ocorrência, antes da 20ª semana de gravidez, de vômitos incoercíveis associados a perda de peso ≥ 5%, distúrbios hidreletrolíticos e cetonuria na ausência de comorbidades clínicas. A incidência varia na literatura de 0,3 a 2,0%.

CAUSA

A patogênese é pouco conhecida e, possivelmente, a sua etiologia é multifatorial (Figura 11.1).

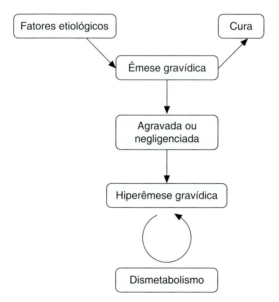

Figura 11.1 História natural da êmese/hiperêmese gravídica.

SINAIS E SINTOMAS

As formas graves e moderadas da hiperêmese gravídica são apresentadas na Tabela 11.1.

Tabela 11.1 Formas clínicas da hiperêmese gravídica.

	Formas moderadas	Formas graves
Quadro clínico	As gestantes apresentam êmese, sem outros sinais e sintomas, durante 2 a 4 semanas, com depleção de água e eletrólitos, sem alteração nutricional importante	Vômitos persistentes que resultam em jejum forçado A gestante não ingere alimentos e ainda assim vomita
Perda ponderal	Discreta ($\leq 5\%$)	Acentuada (6-8%)
Desidratação	Discreta	Face e olhos encovados; língua saburrosa, áspera, com fissuras e rugas longitudinais; mucosas secas e pegajosas; pele sem turgor e inelástica
Alterações hemodinâmicas	Frequência de pulso < 100 bpm	Pulso fino e rápido (> 100 bpm); extremidades frias; quadro de choque
Sinais sistêmicos	Ausentes	Oligúria que pode evoluir para insuficiência renal aguda (necrose tubular) Hiponatremia grave pode provocar letargia, crises convulsivas e parada respiratória Carências vitamínicas levam a lesões típicas de polineurite, associadas a fraqueza muscular acentuada, principalmente dos membros inferiores Manifestações de psicose com alucinações [síndrome de Korsakoff por carência de vitamina B_1 (tiamina)]

EXAMES COMPLEMENTARES

Os exames são descritos na Tabela 11.2.

DIAGNÓSTICOS DIFERENCIAIS MAIS COMUNS

Os diagnósticos diferenciais são indicados na Tabela 11.3.

Capítulo 11 Hiperêmese Gravídica

Tabela 11.2 Exames complementares na hiperêmese gravídica.

Hemograma	↑ Hematócrito (hemoconcentração) Anemia megaloblástica
Transaminases, amilase, lipase, bilirrubina	Elevadas
Ureia, creatinina	Elevadas
Glicose	Diminuída
Proteínas	Diminuídas
Tiamina	Baixa
Hormônios tireoidianos	↓ TSH, ↑ T4
Perfil eletrolítico	↓ Cl-, ↓ Na+
Gasometria	Alcalose metabólica
Rotina de urina	Densidade alta Cetonuria
US abdominal	Determina viabilidade da gestação e o número de fetos e descarta doença trofoblástica gestacional
Oftalmoscopia	Lesões de retina
TC	Lesões neurológicas

TSH = hormônio estimulante da tireoide; US = ultrassonografia; TC = tomografia computadorizada.

Tabela 11.3 Diagnóstico diferencial da hiperêmese gravídica.

Doenças gastrintestinais
- Gastrenterite
- Hepatite
- Obstrução intestinal
- Úlcera péptica
- Pancreatite
- Colecistite
- Apendicite

Doenças do sistema geniturinário
- Pielonefrite
- Cálculo renal
- Uremia
- Torção do ovário
- Degeneração miomatosa

Doenças metabólicas
- Cetoacidose diabética
- Porfiria
- Doença de Addison
- Hipertireoidismo

Doenças neurológicas
- Lesões vestibulares
- Enxaqueca
- Tumores do SNC

Outras
- Intoxicação/intolerância medicamentosa
- Transtornos psiquiátricos

Condições relacionadas com a gravidez
- Esteatose hepática aguda da gravidez
- Pré-eclâmpsia

Simplificada do ACOG, 2004. SNC = sistema nervoso central.

CONDUTA

- Jejum durante 24 a 48 h
- Correção da desidratação com soro fisiológico (NaCl a 0,9%) ou Ringer com lactato, 2.000 a 4.000 mℓ nas primeiras 24 h, e dos distúrbios hidreletrolíticos e acidobásicos
- Repor vitaminas, especialmente a tiamina (vitamina B_1)
- Controlar diurese, peso e pressão arterial (PA).

ESQUEMA TERAPÊUTICO

O tratamento medicamentoso para o caso de hiperêmese gravídica é apresentado na Tabela 11.4.

Estabilizado o quadro clínico, deve-se tentar reintroduzir progressivamente a *dieta oral*, com refeições fracionadas, hipolipídica e rica em carboidratos. Se a paciente não responder às tentativas de alimentação oral, pode ser introduzida a *nutrição parenteral* por 48 h somada à reposição de vitaminas.

Tabela 11.4 Tratamento medicamentoso.

Medicamento	Dose
Antieméticos	
Metoclopramida (Plasil®)	10 mg IV a cada 8 h
Ondansetrona (Zofran®)	4 mg IV a cada 12 h
Anti-histamínicos	
Dimenidrinato (Dramin®)	50 mg IV a cada 6 h
Prometazina (Fenergan®)	50 mg IV a cada 8 h
Sedativo	
Diazepam (Dienpax®)	5 mg IV a cada 8 h
Corticosteroide	
Metilprednisolona	16 mg IV a cada 8 h durante 3 dias
Antagonista do receptor de H_2	
Ranitidina (adjuvante)	50 mg IV a cada 8 h
Inibidores da bomba de prótons	
Omeprazol (adjuvante)	40 mg IV a cada 24 h
Lansoprazol (adjuvante)	40 mg IV a cada 24 h

Observação: acupuntura é efetiva em algumas pacientes. IV = via intravenosa.

Capítulo 11 Hiperêmese Gravídica

Na sala de emergência

Medicações em caso de hiperêmese gravídica
- Esquema de reposição hidroeletrolítica:
  - Primeiras 24 h: 1.000 mℓ de soro fisiológico (NaCl a 0,9% – SF) em 2 h, com 20 mmol de KCl, seguidos de:
    - 1.000 mℓ de SF em 4 h com 20 mmol de KCl
    - 1.000 mℓ de SF em 6 h
    - 1.000 mℓ de SF em 8 h
    - 1.000 mℓ de SF em 8 h (manutenção)
  - Reposição de potássio de acordo com os níveis séricos
  - Evitar soluções com alta concentração de glicose
  - Evitar reposição vigorosa de sódio
  - Não exceder 6.000 mℓ de fluidos por dia
- Piridoxina (vitamina B_6):
  - É a substância de uso mais seguro, utilizada na dose de 10 a 25 mg a cada 8 h
- Antieméticos (1ª escolha):
  - Metoclopramida: 10-20 mg IV de 6/6 h
  - Dimenidrinato: 50 mg IV de 6/6 h
  - Prometazina: 25 mg IM de 8/8 h
  - Ondansetrona (em casos graves): 4 a 8 mg IV até de 6/6 h – evitar o uso no 1º trimestre
- Sedativos (2ª escolha):
  - Levometromazina: solução a 4%, 3 gotas (6 mg) VO de 8/8 h
  - Diazepam: 5 mg VO ou 10 mg IV até de 8/8 h
- Corticosteroides (3ª escolha):
  - Metilprednisolona: 16 mg IV de 8/8 h (evitar o uso antes de 10 semanas)
- Terapêutica adjuvante:
  - Ranitidina: 150 mg VO de 12/12 h ou 50 mg IV de 8/8 h
  - Omeprazol: 20 mg/dia VO.

Infecção e Mastite Puerperal

DESCRIÇÃO

A *infecção puerperal* (*febre puerperal*) define-se como a infecção que se origina no sistema genital após parto recente. Cerca de 15% de todas as mulheres com febre puerperal (≥ 38°C) apresentam apenas ingurgitamento mamário.

A *mastite puerperal* é uma condição inflamatória da mama associada à lactação.

CAUSA

As bactérias mais comuns nas infecções genitais femininas são vistas na Tabela 12.1. *Staphylococcus aureus* e *Staphylococcus albus* são as causas mais frequentes de mastite puerperal.

SINAIS E SINTOMAS

Varia de acordo com o local em que a infecção ocorreu, como apresentado a seguir.

Perineovulvovaginite. Dor, rubor e edema, podendo ocorrer secreção purulenta.

Tabela 12.1 Bactérias mais comuns nas infecções genitais femininas.

Aeróbios
- Estreptococos dos grupos A, B e D
- *Enterococcus*
- Bactérias gram-negativas: *Escherichia coli*, *Klebsiella*, *Proteus* sp.

Anaeróbios
- *Peptococcus* sp.
- *Peptostreptococcus* sp.
- *Bacteroides bivius*, *B. fragilis*, *B. disiens*
- *Clostridium* sp.
- *Fusobacterium* sp.

Outros
- *Mycoplasma hominis*
- *Chlamydia trachomatis*

Endometrite | Miometrite. Habitualmente instala-se no 4º ou 5º dia após o parto, havendo elevação da temperatura (38,5 a 39°C) e lóquios purulentos e fétidos.

Parametrite. Temperatura elevada que persiste por mais de dez dias. O toque vaginal desperta dor intensa e revela endurecimento dos paramétrios.

Anexite. Dor abdominal aguda, predominado nas fossas ilíacas, febre alta (39 a 39,5°C). O toque genital revela grande sensibilidade dos anexos.

Peritonite. Intensa dor e defesa muscular no baixo ventre, febre alta (40°C), íleo paralítico, pulso ≥ 140 bpm e sinal de Blumberg positivo. O toque vaginal desperta intensa dor no fundo de saco vaginal posterior.

Tromboflebite pélvica séptica. Pode ter dois quadros clínicos distintos. O primeiro, menos ostensivo, com febre persistente apesar dos antibióticos, com dor ausente ou mal localizada. O outro se refere à *trombose da veia ovariana*, com febre, dor pélvica e massa abdominal palpável. A veia ovariana direita é a afetada em 90% dos casos.

EXAMES COMPLEMENTARES

A *ultrassonografia* é útil para localizar e dimensionar os abscessos mamários, os quais devem ser drenados com incisão cutânea, respeitando as linhas de tensão, porém, distante da aréola, com colocação de dreno por 24 a 48 horas.

A *tomografia computadorizada* (*TC*) e a *ressonância magnética* (*RM*) são métodos conclusivos para o diagnóstico de tromboflebite pélvica séptica [*Society of Obstetricians and Gynaecologists of Canada* (*SOGC*), 2014].

CONDUTA E ESQUEMA TERAPÊUTICO

MASTITE PUERPERAL

O tratamento da mastite não complicada (ausência de abscesso) é clínico, internando-se a princípio a paciente, com amamentação mantida em ambas as mamas e sempre iniciada pela mama sadia, assegurando o completo esvaziamento da mama inflamada por meio de ordenha, administração de analgésicos (paracetamol), anti-inflamatórios (ibuprofeno) e antibioticoterapia. Em caso de *abscesso da mama* está indicada a sua abertura cirúrgica e ampla drenagem, sob anestesia geral e cobertura antibiótica.

Como a bactéria mais prevalente é o *S. aureus* pode-se usar:

- cefalexina na dose de 500 mg por via oral (VO), a cada 6 h, durante 14 dias
- amoxicilina, 500 mg VO de 8/8 h, por 14 dias
- nos casos mais graves, iniciar cefoxitina 1 g associada à oxacilina 500 mg, ambas por via intravenosa (IV), de 6/6 h.

PERINEOVULVOVAGINITE

A terapêutica das lacerações infectadas consiste na administração de antibióticos orais (cafalexina, 500 mg VO de 6/6 h ou cefuroxima, 500 mg VO de 12/12 h) e antissépticos locais. Abscessos devem ser abertos e drenados.

A episiotomia infectada merecerá abertura cirúrgica e exploração instrumental, sob anestesia geral, não se dispensando, concomitantemente, os antibióticos.

NECROSE DA FÁSCIA SUPERFICIAL

Deve ser submetida obrigatoriamente à exploração cirúrgica agressiva, e mesmo assim a mortalidade pode ocorrer em 50% dos casos.

ENDOMETRITE | MIOMETRITE

Se a metrite for leve e se desenvolver após o parto vaginal, o tratamento com antibiótico oral é suficiente (cafalexina ou cefuroxima).

A persistência da febre após 48 a 72 horas faz pensar em complicações: abscesso de paramétrio, de parede ou pélvico e tromboflebite pélvica séptica.

O esquema antibiótico usual é:

- Clindamicina (900 mg IV a cada 8 h) associada à gentamicina (1,5 mg/kg IV a cada 8 h)
- Ampicilina (2 g IV a cada 6 h) pode ser adicionada se persistir a febre por 48 h, especialmente se o parto foi cesáreo
- Após 48 a 72 h afebril: cefalexina (500 mg VO a cada 6 h) por 7 a 10 dias.

A intervenção na cavidade do útero infectada só estará indicada na suspeita de restos ovulares com sangramento anormal e persistente e deve consistir em aspiração, ocitócico e cobertura antibiótica.

PARAMETRITE

O tratamento baseia-se no emprego de antibióticos e anti-inflamatórios. Quando há formação de abscessos, deve-se drenar pela via vaginal ou pela abdominal (*fleimão de ligamento largo*), com mobilização da mecha no 2º ou no 3º dia, e somente ser retirada completamente quando terminada a exsudação.

ANEXITE

O tratamento é feito com antibióticos. Em raros casos, por motivo da possibilidade de ruptura de piossalpinge, há necessidade de realizar a *salpingectomia*.

TROMBOFLEBITE PÉLVICA SÉPTICA | TROMBOSE DA VEIA OVARIANA

O melhor esquema é o antibiótico em combinação com o anticoagulante. Inicia-se com a heparina de baixo peso molecular, no caso, a enoxaparina em dose terapêutica: 1 mg/kg de 12/12 h, por via subcutânea (SC).

Após o curso inicial com a enoxaparina, associa-se o anticoagulante oral (varfarina, 10 mg/dia). Quando o INR ficar entre 2,0 e 3,0 suspende-se a enoxaparina. Os anticoagulantes devem ser continuados, em dose terapêutica, por 1 a 3 meses (SOGC, 2014).

Se o trombo se estender à veia renal ou à veia cava inferior, como mostrou a TC, a varfarina deve ser mantida por 3 meses. A colocação de *filtro* na veia cava inferior pode estar indicada em situações de embolia pulmonar, apesar da anticoagulação adequada.

PERITONITE

Abscesso no fundo de saco de Douglas

Pratica-se a *colpotomia* e a drenagem. Insistimos em que a mecha seja retirada somente quando, após 2 a 3 dias, não mais se notar a saída de material purulento ou seroso (Figura 12.1).

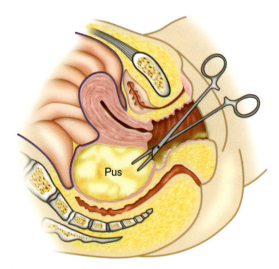

Figura 12.1 Colpotomia em abscesso no fundo de saco de Douglas, para a drenagem de coleção purulenta.

Peritonite generalizada

Se depois do período de drenagem não houver melhora, vale suspeitar de generalização do processo com formação de lojas purulentas em outras regiões da cavidade abdominal, tromboflebite pélvica séptica e septicemia.

O tratamento da peritonite generalizada é a laparotomia. Os focos sépticos devem ser incisados por via abdominal; a colpotomia é insuficiente porque lojas purulentas podem surgir até no espaço subdiafragmático. Deixam-se drenos nas fossas ilíacas. Antes de se fechar a cavidade abdominal, é conveniente proceder a lavagem peritoneal com soro fisiológico e, então, colocar ampicilina local.

Pode-se considerar a *histerectomia* quando o foco da infecção está no útero.

CHOQUE SEPTICÊMICO

A hemocultura é exame obrigatório para identificar o agente causal. O tratamento do choque septicêmico está descrito no Capítulo 26, *Choque*.

Nos casos de infecção por *Clostridium*, está indicada a *histerectomia total com anexectomia bilateral*.

Na sala de emergência

Infecção puerperal
- Internação
- Dieta zero
- Obter 2 acessos venosos calibrosos (Jelco 16 ou 18)
- Promover reanimação volêmica com infusão de 1.000 mℓ de Ringer com lactato IV em 10 min
- Analgesia (dipirona 1 g IV). Manter com 500 mg VO de 6/6 h
- Anti-inflamatório (diclofenaco sódico 75 mg IM). Manter com 50 mg VO de 12/12 h
- Iniciar antibioticoterapia:
  - Clindamicina 900 mg IV de 8/8 h
  - Gentamicina 240 mg/dia IV, administrado diluído em 100 mℓ de soro fisiológico (NaCl a 0,9% – SF) durante 30 min
- Realizar esvaziamento uterino (cuidado com perfuração pelo amolecimento do útero devido à infecção), sob perfusão de 5.000 mℓ de SF (a cada 30 min de cirurgia) com ocitocina 10 UI a cada SF
- Manter internada até 48 h afebril, quando deverá ter alta com amoxicilina 500 mg VO de 7 a 10 dias. Avaliar necessidade de profilaxia antitetânica
- Se a febre se mantiver por 48 h após o esvaziamento uterino, adicionar, ao esquema antibiótico duplo, a ampicilina 1 a 2 g IV de 6/6 h
- Se, mesmo com o esquema antibiótico triplo, a paciente se mantiver febril após 48 h, deve ser solicitada ultrassonografia pélvica transvaginal, a fim de avaliar restos ovulares intrauterino (para o qual está indicado novo esvaziamento uterino) ou abscesso pélvico (cujas coleções devem ser retiradas mediante laparotomia exploradora com exaustiva limpeza da cavidade peritoneal)
- Não se encontrando restos ovulares ou abscesso pélvico, deve-se suspeitar de tromboflebite pélvica séptica (diagnosticada com angiotomografia pélvica ou com prova terapêutica feita com enoxaparina 20 a 40 mg/dia SC)
- Se, após 48 h de enoxaparina, a paciente se mantiver febril, deve ser reavaliada a presença de abscesso pélvico com tomografia computadorizada pélvica. Caso não haja abscesso, deve-se considerar a possibilidade de foco infeccioso uterino e discutir com a paciente a possibilidade de histerectomia total abdominal.

Parto Pré-termo

DESCRIÇÃO

Parto pré-termo é aquele ocorrido antes da 37ª semana de gestação (259 dias) [*Organização Mundial da Saúde (OMS)*, 2006].

O *American College of Obstetricians and Gynecologists (ACOG)*, 2012) define parto pré-termo como aquele ocorrido entre a 20ª e a 36ª semana. A sua incidência é de cerca de 10%.

CAUSAS

O parto pré-termo pode ser classificado em três grupos: *parto pré-termo espontâneo*, com membranas intactas (45%), *ruptura prematura das membranas pré-termo* (RPMP) (25%) e *parto pré-termo indicado* (30%), decorrente da interrupção provocada da gravidez em virtude de complicações maternas ou fetais.

SINAIS E SINTOMAS

O quadro clínico engloba o que hoje chamamos de casos *sintomáticos* e se caracteriza por:

- Contrações uterinas rítmicas e dolorosas com frequência de 1 a 2/10 min, persistindo no mínimo por 1 h, estando a paciente em repouso
- Alterações do colo do útero:
  - Apagamento ≥ 80%
  - Dilatação ≥ 2 cm
  - Centrado
- Amniorrexe prematura
- Perda do tampão mucoso
- História pregressa de parto pré-termo.

EXAME FÍSICO

Realizar exames físico e pélvico com espéculo. Procurar distensão uterina excessiva (polidrâmnia, gestação gemelar, malformações do útero), sangramento vaginal, sinais de comorbidades (dia-

Capítulo 13 Parto Pré-termo

betes melito, hipertensão arterial, doenças da tireoide, asma), alterações do colo do útero, transtornos psiquiátricos (depressão), toxicodependência, infecções genitais e não genitais.

EXAMES COMPLEMENTARES

A *Society of Maternal-Fetal Medicine* (*SMFM*), o *American Institute of Ultrasound in Medicine* (*AIUM*) e o ACOG (2012) propõem a predição do parto pré-termo por meio de ultrassonografia (US) transvaginal *universal* do colo uterino, após a US morfológica do 2º trimestre, entre a 20ª e a 24ª semana de gravidez.

As mulheres com colo de útero < 15 mm deram à luz em 1 semana. O colo de útero > 25 mm assegura parto a termo e aqueles com valores entre 15 e 25 mm merecem vigilância atenta com US seriadas (Figura 13.1).

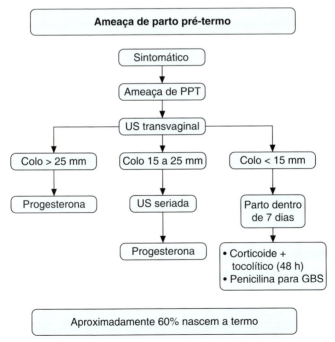

Figura 13.1 Conduta na ameaça de parto pré-termo (PPT). US = ultrassonografia; GBS = estreptococos do grupo B. (Novaes CEF. Medidas sonográficas do comprimento do colo uterino em mulheres com ameaça de parto pré-termo. Tese de Mestrado. UFRJ, 2010.)

DIAGNÓSTICOS DIFERENCIAIS MAIS COMUNS

- Gastrintestinal: apendicite
- Uterino: mioma; descolamento prematuro de placenta
- Urinário: cistite aguda; pielonefrite; nefrolitíase
- Musculoesquelético: tensão da musculatura da parede do abdome.

CONDUTA

- Determinar se a gestante está em trabalho de parto:
  - Avaliar a dor abdominal ou pélvica
  - Diferenciar trabalho de parto pré-termo de contrações pré-termo
- Determinar o comprimento do colo do útero
- Determinar se as membranas estão rotas
- Estabelecer qual é a idade gestacional:
  - Data da última menstruação (DUM)
  - Data provável do parto
  - Data provável segundo a US
- Verificar se a altura do fundo de útero é compatível com a idade gestacional
- Avaliar saúde da gestante e do feto:
  - Infecção
  - Comorbidades
  - Monitoramento fetal externo.

Recentes trabalhos (2014) permitiram fazer as seguintes recomendações:

- Mulheres com gravidez múltipla e colo de útero curto (< 38 mm, entre a 16ª e a 22ª semana de gestação) seriam beneficiadas pelo uso de pessário
- Em caso de apresentação podálica está indicada a cesariana. A escolha da anestesia não tem particularidades
- A *profilaxia antibiótica intraparto* (PAI) de estreptococos do grupo B (GBS) é obrigatória, a menos que tenha havido cultura vaginorretal negativa nas últimas 5 semanas:
  - Penicilina cristalina, 5 milhões de unidades em *bolus*, seguida de 2,5 milhões de unidades por via intravenosa (IV), a cada 4 h.

Em gestantes sintomáticas que não apresentam ruptura prematura das membranas pré-termo (RPMP), os antibióticos não são indicados para prolongar a gestação ou melhorar o prognóstico fetal (ACOG, 2012). Do mesmo modo, não está aconselhado o repouso no leito.

ESQUEMA TERAPÊUTICO

O uso de tocolíticos está reservado para prolongar a gestação por 48 h enquanto se aguardam os efeitos benéficos do corticoide e se espera a transferência da paciente para centro de atendimento terciário (ACOG, 2012). A manutenção da terapia com tocolítico não evita o parto pré-termo e não deve ser utilizada para melhorar o prognóstico fetal.

Tocolíticos

Atualmente podem ser divididos em:

- Agonistas-β_2
- Bloqueadores de canal de cálcio
- Sulfato de magnésio
- Inibidores da ciclo-oxigenase (COX)
- Antagonistas do receptor de ocitocina
- *Nifedipino* (bloqueador de canal de cálcio): tem sido escolhido como tocolítico de 1ª linha. As vantagens são:
  - Via oral de administração (VO)
  - Poucos efeitos colaterais (rubor, palpitação, hipotensão)
  - Eficácia em reduzir as complicações neonatais.

Sulfato de magnésio

No parto pré-termo medicamente *indicado*, o $MgSO_4$ deve ser iniciado 4 h antes da interrupção. O *Cochrane Review* (2009), avaliando o uso do $MgSO_4$ para a neuroproteção fetal, encontrou risco relativo de 0,70, vale dizer, redução de 30% de paralisia cerebral.

O ACOG (2012) indica o uso do $MgSO_4$ para a neuroproteção fetal. Recomenda também, para mulheres com *história pregressa* de parto pré-termo, o uso de progesterona vaginal (200 mg/dia) a partir da 16ª semana. Entre a 16ª e a

ALERTA

O grande fator de risco para o parto pré-termo é a *história pregressa* de parto pré-termo. Assim sendo, após um parto pré-termo, a chance de repeti-lo chega a 20%; após dois partos pré-termos anteriores, o risco chega a 35 a 40%.

24ª semana faz-se US transvaginal, e se o colo for ≤ 25 mm, está indicada a cerclagem cervical (Figura 13.2). Colo do útero ≤ 20 mm é indicação para a progesterona vaginal, 200 mg/dia, até a 34ª a 36ª semana (Figura 13.3).

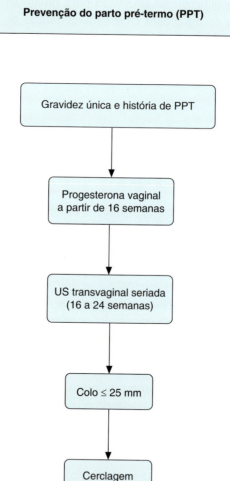

Figura 13.2 Prevenção de parto pré-termo em pacientes com história pregressa de parto pré-termo. US = ultrassonografia. (American College of Obstetricians and Gynecologists. Prediction and prevention of preterm birth. Practice Bulletin nº 130. Obstet Gynecol. 2012; 120:964.)

Capítulo 13 Parto Pré-termo

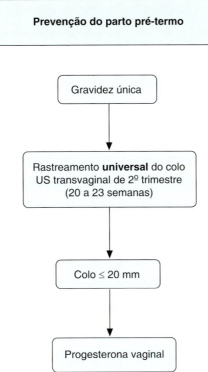

Figura 13.3 Prevenção de parto pré-termo por ultrassonografia transvaginal universal do colo uterino. US = ultrassonografia. (ACOG, 2012 – *id.*, *ibid.*)

História de *conização*, independentemente de colo do útero curto, é fator de risco para parto pré-termo e seria, a nosso ver, indicação para prescrição de progesterona vaginal.

Em gestantes sintomáticas que não apresentam ruptura prematura das membranas pré-termo (RPMP), os antibióticos não são indicados para prolongar a gestação ou melhorar o prognóstico fetal (ACOG, 2012). Do mesmo modo, não está aconselhado o repouso no leito.

Ligadura do cordão. Para o neonato pré-termo que não necessite de reanimação, o clampeamento do cordão deve ser postergado por 30 a 60 s. Para o pré-termo que precisa de reanimação não há consenso do benefício. A ordenha do cordão (4 vezes em 10 a 12 s) parece oferecer a mesma vantagem do clampeamento tardio.

Na sala de emergência

Ameaça de parto pré-termo

- Internação
- Exame físico criterioso:
  - Avaliação da atividade uterina e das modificações cervicais
  - Elevada taxa de falso-positivo
- Se possível, complementar com dosagem de fibronectina fetal ou da mensuração do comprimento cervical por ultrassonografia transvaginal
- Se confirmado o diagnóstico de ameaça de parto pré-termo em paciente com idade gestacional entre 24 e 34 semanas de gestação:
  - Afastar quadro de corioamnionite [por avalição clínica e laboratorial – leucograma e reação em cadeia da polimerase (PCR)] e excluir amniorrexe prematura
  - Iniciar tocólise com nifedipino. Dose de ataque: 10 mg VO. Se persistirem as contrações, essa dose pode ser repetida a cada 15 a 20 min, até a dose máxima de 40 mg durante a 1ª hora do tratamento, e então 10 a 20 mg VO a cada 4 a 6 h. Contraindicação: hipotensão e doenças cardíacas
  - Prescrever 12 mg de betametasona IM, repetir após 24 h
  - Se não houver cultura negativa para estreptococo beta-hemolítico, implementar profilaxia com penicilina cristalina, 5 milhões de unidades em *bolus*, seguida de 2,5 milhões de unidades IV a cada 4 h. Alternativamente, pode-se indicar 2 g de ampicilina IV em dose de ataque, seguidos de 1 g IV de 4/4 h até o parto
  - Na falha de inibição do trabalho de parto, estando a gestação com até 31 semanas e 6 dias, com a paciente na fase ativa do trabalho de parto, está indicada a neuroproteção fetal com 4 g de sulfato de magnésio IV por 30 min, seguido com dose de manutenção de 1 g/h IV até o nascimento ou, no máximo, por 24 h. Monitorar os sinais vitais maternos e indicar cardiotocografia intraparto para avaliação contínua da vitabilidade fetal.

Placenta Prévia

DESCRIÇÃO

É *placenta prévia* aquela situada total ou parcialmente no segmento inferior do útero [*Royal College of Obstetricians and Gynaecologists (RCOG)*, 2011]. A sua incidência no termo da gravidez é de 0,5 a 1,0%.

CLASSIFICAÇÃO

Adotamos atualmente a classificação em *baixa*, *marginal*, *parcial* e *total* (Tabela 14.1 e Figura 14.1).

CAUSA

Cesariana anterior constitui o fator de risco mais importante para a placenta prévia, e o risco aumenta progressivamente com o número de procedimentos. Nos últimos 50 anos a incidência de placenta acreta cresceu 10 vezes, certamente por causa do aumento notável de cesarianas.

Nas pacientes com placenta prévia, mas sem história de cesariana, o risco de placenta acreta é de 5%. Todavia, o risco de placenta acreta aumenta para 20% em pacientes com 1 cesariana anterior e placenta prévia na gravidez em curso. Para pacientes com placenta prévia e 2 ou mais cesarianas anteriores, o risco de placenta acreta é de 40% ou mais.

Tabela 14.1 Classificação da placenta prévia.

Baixa	Margem da placenta no segmento inferior
Marginal	Margem da placenta alcança o OI, mas não o ultrapassa
Parcial	Placenta recobre parcialmente o OI
Total	Placenta recobre totalmente o OI

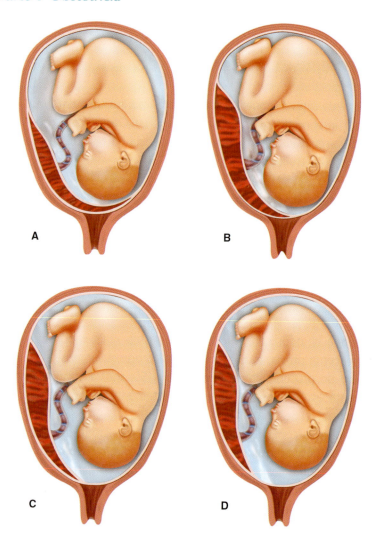

Figura 14.1 Tipos de placenta prévia. **A.** Central. **B.** Parcial. **C.** Marginal. **D.** Baixa.

SINAIS E SINTOMAS

A hemorragia, sem dúvida, é sinal pontual e o mais importante. É *indolor* e consiste em sangue vermelho, brilhante, sem relação com esforço ou traumatismo. Ocorre em mais de 90% dos casos, habitualmente no último trimestre.

EXAME FÍSICO

A palpação identificará a estática fetal alterada:

- Situações oblíquas e transversas (15%)
- Apresentação pélvica (15%) e as apresentações cefálicas altas, por causa da interposição da placenta entre a cabeça e o andar superior da bacia.

A ausculta do abdome revela a existência de batimentos cardíacos fetais e a cardiotocografia (CTG), em geral, mostra ser boa a vitalidade fetal.

A exploração digital do canal cervical está proscrita.

O exame especular confirma, sob visão direta, que a hemorragia provém do canal cervical.

EXAMES COMPLEMENTARES

ULTRASSONOGRAFIA E RESSONÂNCIA MAGNÉTICA

O diagnóstico de placenta prévia deve ser realizado por ultrassonografia (US) transabdominal na 20ª a 24ª semana de gestação, mas a confirmação é feita por US transvaginal, muito mais precisa que a abdominal, bem aceita pela paciente e segura, pois não causa sangramento.

A literatura tem mostrado uma sensibilidade na faixa de 80% para o diagnóstico da placenta acreta com a US e de 90% com a ressonância magnética (RM), mas sem diferença estatística. Investigação recente (2014) sobre o valor da US no diagnóstico da placenta acreta, entretanto, ressaltou que essa sensibilidade na verdade estaria em torno de apenas 60% (Figura 14.2).

DIAGNÓSTICOS DIFERENCIAIS MAIS COMUNS

- Descolamento prematuro da placenta (DPP) (Tabela 14.2)
- Ruptura uterina.

CONDUTA

Adotamos as diretrizes da *Society of Obstetricians and Gynaecologists of Canada* (*SOGC*, 2009), do *Royal College of Obstetricians and Gynaecologists* (*RCOG*, 2011), do *American College of Obstetricians and Gynecologists* (*ACOG*, 2012) e do *GRUPO PACCRETA* (2013).

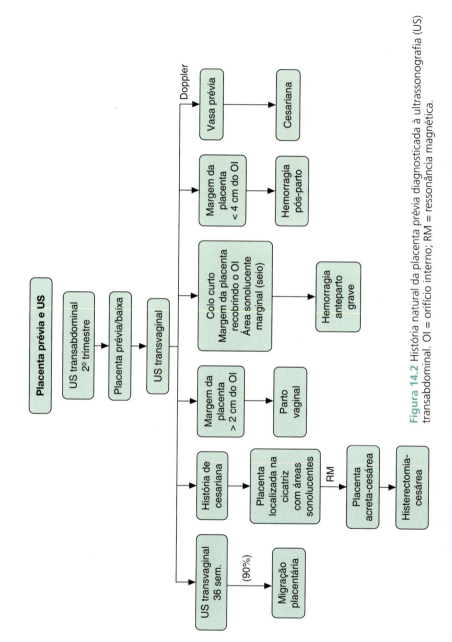

Figura 14.2 História natural da placenta prévia diagnosticada à ultrassonografia (US) transabdominal. OI = orifício interno; RM = ressonância magnética.

Capítulo 14 Placenta Prévia

Tabela 14.2 Diagnóstico diferencial entre a placenta prévia e o descolamento prematuro da placenta (DPP) normalmente inserida.

Placenta prévia	Descolamento prematuro da placenta
Instalação insidiosa, gravidade progressiva	Começo tempestuoso. Instalação frequentemente súbita
Hemorragia indolor, exceto durante as contrações uterinas do trabalho de parto	Dor forte no local placentário, usualmente de consistência menor que a do resto do útero
Hemorragia externa, sangue vermelho-rutilante	Hemorragia inicialmente interna, depois exteriorizada, sangue escuro
Primeira hemorragia geralmente moderada	Primeira hemorragia habitualmente grave
Hemorragia de repetição	Hemorragia única, normalmente
Hemorragia de surgimento inesperado, sem causa aparente	Hemorragia comumente vinculada à toxemia ou ao traumatismo
Sinais de anemia proporcionais às perdas sanguíneas externas	Os sinais de anemia grave não mantêm relação com as perdas sanguíneas externas
A hemorragia cessa após a amniotomia e aumenta com as metrossístoles	A hemorragia continua após a amniotomia, detendo-se, não raro, durante as metrossístoles
Útero mole, tônus normal	Útero hipertônico, lenhoso, exceto e ocasionalmente no local placentário
Contorno uterino conservado durante o trabalho de parto	Útero engrandecido, contorno modificado na dependência do grau da hemorragia oculta, retroplacentária
Apresentação frequentemente não insinuada. Situações anômalas comuns	Altura da apresentação e situações anômalas não têm significado no quadro clínico
Batimentos cardiofetais presentes e cardiotocografia, em geral, normal	Batimentos cardiofetais presentes ou ausentes e cardiotocografia, em geral, anormal
A ultrassonografia abona o diagnóstico	A ultrassonografia mostra coágulo retroplacentário (apenas em 25% dos casos)
Exame de urina normal	Exame de urina revela proteinúria

ESQUEMA TERAPÊUTICO DAS PLACENTAS PRÉVIA E ACRETA

- Mulheres que já se submeteram a cesariana constituem classe especial, pois apresentam dois problemas a serem excluídos: placenta prévia e placenta acreta. Se a placenta for prévia e anterior, a implantação na cicatriz uterina constitui a *placenta prévia-cesárea*, com elevado risco de ser também *placenta prévia-acreta-cesárea*

- As mulheres que sangram (*sintomáticas*) devem ter conduta individualizada, e não há regras de como conduzi-las. O prosseguimento da gravidez depende principalmente da estabilidade hemodinâmica
- Mulheres que correm risco de parto pré-termo devem receber corticoide profilático
- Mulheres *assintomáticas* com placenta prévia menor (baixa) serão reexaminadas (com US) apenas na 36ª semana de gestação. No caso de placenta prévia maior ou suspeita de placenta acreta, a US deve ser feita na 32ª semana de gestação, para que o planejamento no 3º trimestre seja mais bem conduzido
- As mulheres com placenta prévia definitiva no 3º trimestre devem ser informadas de que correm risco elevado de parto pré-termo e de sangramento. As sintomáticas com placenta prévia maior devem ser hospitalizadas com 34 semanas, e as assintomáticas ou com placenta prévia menor podem ser acompanhadas ambulatorialmente.

A conduta ótima nos casos de placenta acreta demanda:

- Identificação dos fatores de risco: história pregressa de cesariana ou de miomectomia, placenta prévia
- Diagnóstico correto pré-operatório: US e RM
- Tratamento adequado no parto: histerectomia-cesárea.

A época ideal para o parto deve ser individualizada, mas geralmente a cesariana é planejada para ocorrer na 34ª semana de gestação (Figura 14.3).

O tratamento da placenta acreta deve ser realizado em centros terciários e por equipe multiprofissional. Operar tendo à mão 10 unidades de concentrado de hemácias e 10 unidades de plasma fresco congelado, que serão utilizados na proporção 1:1. Lembrar que 90% dessas pacientes serão transfundidas e 40% necessitarão de > 10 unidades.

Graças à *radiologia intervencionista*, recentemente tem-se proposto a conduta *conservadora* na placenta acreta. A placenta é deixada *in situ* após a cesariana e a *embolização da artéria uterina* é realizada no período pós-operatório imediato.

> **ALERTA**
>
> No parto, a hemorragia tende a aumentar de intensidade com o progresso da dilatação, ou seja, é proporcional à superfície da placenta descolada. No secundamento, quando há *acretismo*, são habituais as retenções placentárias. A deficiente miocontração do segmento inferior é outro fator a provocar dificuldades no 3º e 4º períodos (atonia e hemorragia). No puerpério, restos placentários podem permanecer aderidos e se infectarem, especialmente pela proximidade entre a zona de inserção e a vagina. A subinvolução uterina e a anemia favorecem o aparecimento da infecção puerperal.

Capítulo 14 Placenta Prévia

Conduta na placenta acreta

↓

Fatores de risco
- História de cesariana (miomectomia)
- Placenta prévia/baixa

↓

Diagnóstico
- US/RM

↓

Placenta acreta

↓

Tratamento
- Histerectomia-cesárea 34 semanas

Figura 14.3 Conduta na placenta acreta. US = ultrassonografia; RM = ressonância magnética.

Na sala de emergência

Preparativos para a cesariana de paciente com acretismo placentário:

- Agendar a cesariana eletiva com 35 a 36 semanas
- Pedir sala de cirurgia com arco cirúrgico compatível com radioscopia
- Solicitar a presença de urologista e cirurgião vascular
- Reservar hemácias, plasma e plaquetas, preferencialmente feitos por coleta de autotransfusão
- Solicitar pré-operatório
- Comunicar CTI e deixar vaga reservada
- No dia da cirurgia, fazer uma ultrassonografia pélvica para definir a incisão abdominal e uterina
- Anestesistas devem prover acessos calibrosos
- Urologia deve colocar cateter duplo J bilateral e sonda vesical de demora
- O cirurgião vascular deve realizar cateterismo da artéria femoral bilateral e inserir balão vascular até a ilíaca interna
- Na cesariana, após a extração fetal, não tentar dequitar a placenta e iniciar a histerectomia.

Psicose Pós-parto

DESCRIÇÃO

A *psicose pós-parto* ocorre, habitualmente, nos primeiros dias do puerpério, comprometendo substancialmente a capacidade funcional da puérpera, implicando risco de suicídio, negligência infantil e, em casos extremos, infanticídio. Com frequência, resulta em internação psiquiátrica. Tem prevalência de 0,1 a 0,2%.

CAUSA

Os transtornos psiquiátricos ocorridos no puerpério podem estar relacionados com as alterações hormonais que ocorrem nesse período, porém sua persistência pode indicar o início de um transtorno de humor mais grave.

FATORES DE RISCO

- Primiparidade
- Antecedentes pessoais ou familiares de transtornos psiquiátricos.

SINAIS E SINTOMAS

- Euforia
- Logorreia
- Instabilidade do humor
- Agitação psicomotora
- Insônia
- Desorganização dos pensamentos
- Ideias delirantes
- Alucinações
- Transtorno do sono.

EXAME FÍSICO

- Apatia
- Agitação psicomotora
- Irritabilidade
- Tristeza
- Desesperança

- Pessimismo
- Fadiga
- Baixa autoestima
- Ideias suicidas.

EXAMES COMPLEMENTARES

Não há exames específicos para confirmar essa condição.

CLASSIFICAÇÃO DOS TRANSTORNOS MENTAIS

- Depressão
- Transtorno bipolar
- Transtorno de ansiedade
- Esquizofrenia
- Abuso de substâncias
- Transtornos alimentares.

CONDUTA

- Psicoterapia
- Farmacoterapia
- Eletroconvulsoterapia
- Internação.

Na sala de emergência

Psicose puerperal
- Internação
- Proteção da paciente e de seu concepto
- Antipsicótico: haloperidol. Dose inicial: 1 mg. Dose terapêutica: 5 a 15 mg. Dose máxima: 30 mg
- Sedativo: benzodiazepínico (diazepam). Dose inicial: 5 mg. Dose terapêutica: 10 mg. Dose máxima: 20 mg
- Se houver componente depressivo: antidepressivo (nortriptilina). Dose inicial: 25 mg. Dose terapêutica: 5 mg. Dose máxima: 200 mg
- Se não houver resposta clínica satisfatória, está indicada a eletroconvulsoterapia.

Ruptura Prematura das Membranas

DESCRIÇÃO

A *ruptura prematura das membranas* (RPM) é a amniorrexe espontânea que ocorre antes do início do parto. A *ruptura prematura das membranas pré-termo* (RPMP) é definida como a amniorrexe ocorrida antes de 37 semanas.

No termo, 8% das gestações apresentam RPM. A RPMP incide em 3% de todas as gestações [*American College of Obstetricians and Gynecologists* (*ACOG*), 2013]. A RPMP é responsável por cerca de 25% dos partos pré-termo, a sua principal complicação.

CAUSA

Na verdade, na maioria dos casos não se identifica o fator etiológico da RPM. O fator de risco mais importante é a história de ruptura em gravidez anterior. Outros riscos aventados são sangramento vaginal, tabagismo, conização ou cerclagem uterina, colo do útero curto (< 25 mm) no 2º trimestre, hiperdistensão uterina, amniocentese e contrações uterinas sintomáticas.

SINAIS E SINTOMAS

Em aproximadamente 90% dos casos, o diagnóstico da RPM é feito pela história da paciente, que revela eliminação abundante de líquido pela vagina.

EXAME FÍSICO

O exame pélvico com espéculo estéril revela saída de líquido amniótico pelo óstio do colo do útero, seja espontaneamente ou à compressão do abdome da gestante.

Além disso, a altura do fundo de útero pode não ser compatível com a idade gestacional.

Capítulo 16 Ruptura Prematura das Membranas

EXAMES COMPLEMENTARES

AmniSure® tem sido utilizado como método complementar diagnóstico (Figura 16.1).

DIAGNÓSTICOS DIFERENCIAIS MAIS COMUNS

- Leucorreia (frequente)
- Incontinência urinária (frequente)
- Eliminação de tampão mucoso (frequente)
- Ruptura de cisto vaginal (incomum).

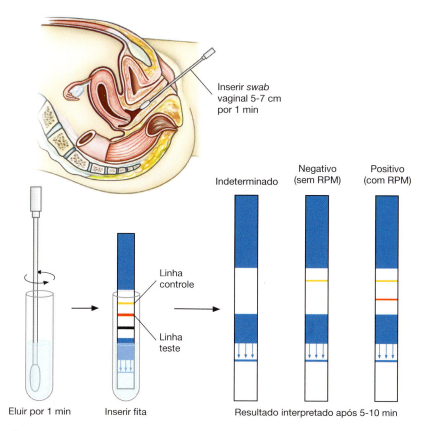

Figura 16.1 Interpretação do teste AmniSure®. RPM = ruptura prematura das membranas.

CONDUTA

MEDIDAS GERAIS

O tratamento da RPM se baseia na idade da gravidez na qual ocorreu o acidente e na existência ou não de complicações, tais como infecção, descolamento prematuro de placenta (DPP), sofrimento fetal e início do parto.

Em qualquer idade gestacional, evidência de trabalho de parto, infecção intrauterina, DPP ou comprometimento da vitalidade fetal é indicação para a pronta interrupção da gravidez.

- *Hospitalização*: o tratamento ambulatorial não é recomendado para pacientes com RPMP e feto viável, tornando obrigatória a hospitalização
- *Monitoramento eletrônico*: necessário para avaliar o bem-estar fetal, especialmente se houver desaceleração umbilical, indicativa de compressão de cordão
- *Cultura de estreptococos do grupo B*: a coleta de material da vagina e do reto para a *cultura de estreptococos do grupo B* (*GBS*) é indicada se o tratamento for expectante. O uso do antibiótico profilático na conduta conservadora não exclui a *profilaxia antibiótica intraparto* (*PAI*) para GBS (Figura 16.2).

No termo ($\geq$ 37 semanas), se o intervalo entre a amniorrexe e o parto for prolongado ($\geq$ 18 h), aumenta o risco de sepse neonatal precoce por GBS e está indicada a PAI.

RPM A TERMO

- O monitoramento eletrônico deve ser prontamente utilizado para avaliar a vitalidade fetal
- A RPM a termo é indicação para a indução do parto com ocitocina/misoprostol, nas doses habituais, para reduzir a morbidade infecciosa materna, sem elevar os riscos de cesariana ou de operatória transpélvica (Figura 16.3)
- A PAI para GBS será indicada se a cultura previamente realizada foi positiva ou se houver indicadores de risco.

RPMP APÓS 34 SEMANAS

À semelhança do que ocorre para a RPM a termo, o melhor tratamento para a RPMP após 34 semanas é o parto imediato (Figura 16.3).

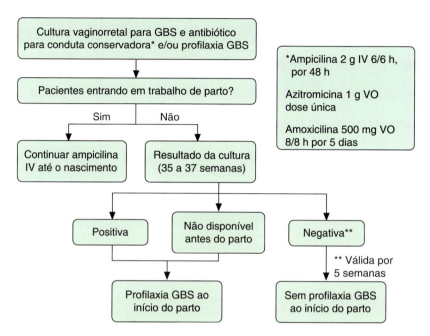

Figura 16.2 Profilaxia para estreptococos β-hemolíticos em pacientes com ruptura prematura de membranas pré-termo. GBS = estreptococos do grupo B; IV = via intravenosa; VO = via oral.

RPMP ENTRE 24 E 33 SEMANAS

- Entre 24 e 33 semanas, na ausência de complicações, o melhor tratamento é o expectante com a paciente hospitalizada (Figura 16.3)
- A paciente deve ficar em repouso no leito modificado (evitar atividade física) e repouso pélvico (proibido o coito e o toque vaginal)
- A grávida deve ser observada à procura de evidências de infecção, DPP, compressão do cordão umbilical, sofrimento fetal e início do parto
- A avaliação fetal é feita pela cardiotocografia (CTG) e pelo perfil biofísico fetal (PBF) simplificado (CTG e volume do líquido amniótico). A frequência desses testes pode ser diária ou 2 a 3 vezes/semana
- É razoável considerar a indução do parto quando a gravidez chegar a 34 semanas.

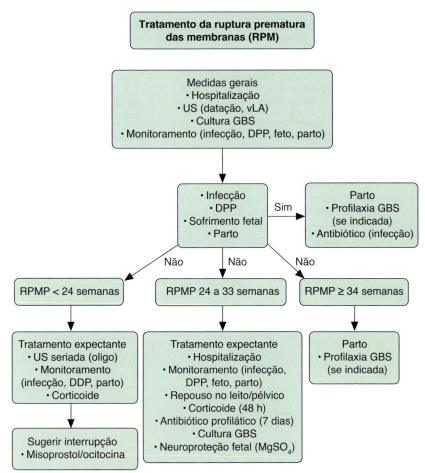

Figura 16.3 Tratamento da ruptura prematura das membranas (RPM). US = ultrassonografia; vLA = volume do líquido amniótico; GBS = estreptococos do grupo B; DPP = descolamento prematura da placenta; RPMP = ruptura prematura das membranas pré-termo; oligo = oligoidramnia. (Com base no American College of Obstetricians and Gynecologits. Premature rupture of membranes. Practice Bulletin nº 139. Obstet Gynecol. 2013; 122:918.)

Antibiótico profilático

A administração de antibiótico profilático após a RPMP visa à postergação do parto e à redução da morbidade neonatal. O retardo esperado no parto fornece tempo suficiente para que o corticoide exerça os seus efeitos.

Temos preferência pela ampicilina IV, 2 g de 6/6 h durante 48 h, associada a azitromicina, 1 g VO dose única (trata micoplasma e clamídia, causas de corioamnionite e de pneumonite e conjuntivite neonatais). Depois, amoxicilina, 500 mg VO de 8/8 h durante 5 dias (Maternidade Escola, UFRJ, 2013).

Corticoide

Um único curso de corticoide é recomendado para RPMP entre a 24ª e a 33ª semana de idade gestacional com risco de parto iminente.

RPMP PRÉ-VIÁVEL (< 24 SEMANAS)

- As pacientes com RPMP antes da viabilidade fetal devem ser orientadas em relação aos riscos e benefícios do tratamento expectante *versus* parto imediato
- O tratamento expectante ambulatorial pode ser tentado com USs seriadas para avaliar se existe oligoidramnia, na esperança de seladura das membranas, na *fissura alta*, e restauração do volume amniótico, o que só parece ocorrer em 8% dos casos (Figura 16.4); monitoramento de infecção, DPP e parto; e corticoide
- Se houver oligoidramnia persistente, a interrupção da gravidez pode ser oferecida à paciente.

> **ALERTA**
>
> O toque vaginal aumenta o risco de infecção e nada acrescenta ao diagnóstico; *deve ser proibido*, a menos esteja a paciente em pleno trabalho de parto.
>
> Não há indicação de tocólise terapêutica no tratamento expectante da RPMP.

Corioamnionite

Se for diagnosticada corioamnionite, a conduta, qualquer que seja a idade gestacional, é induzir o parto e administrar antibióticos. O regime de nossa preferência é a clindamicina, 900 mg por via intravenosa (IV) a cada 6 h, associada a gentamicina, 240 mg IV 1/dia (Maternidade-Escola, UFRJ, 2013). A antibioticoterapia na corioamnionite deve continuar até que a paciente esteja afebril e assintomática por 24 a 48 h após o parto.

Neuroproteção fetal

Mulheres com RPMP antes de 32 semanas e risco de parto iminente são candidatas ao tratamento com sulfato de magnésio para a neuroproteção fetal (ACOG, 2013).

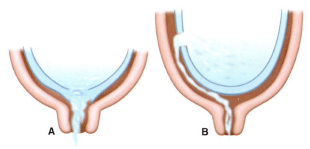

Figura 16.4 A. Ruptura habitual das membranas. **B.** Fissura alta das membranas.

Na sala de emergência

Ruptura prematura de membranas

- Com menos de 24 semanas de gestação:
  - Avaliação do prognóstico gestacional com a família
  - Interrupção da gravidez
- Com mais de 34 semanas de gestação:
  - Avaliação do prognóstico gestacional com a família
  - Interrupção da gravidez
- Entre 24 e 34 semanas de gestação:
  - Internação da paciente
  - Excluir corioamnionite ou sofrimento fetal [por avaliação do leucograma e de reação em cadeia da polimerase (PCR), assim como pela ultrassonografia com Doppler umbilical]
  - Betametasona: 12 mg IM. Repetir em 24 h
  - Avaliar necessidade de tocólise, caso a paciente esteja em fase latente do trabalho de parto pré-termo
  - Iniciar antibioticoterapia de latência. Azitromicina: 1 g VO dose única. Ampicilina: 2 g IV de 6/6 h durante 48 h, seguida por amoxicilina 500 mg VO de 8/8 h durante 5 dias
  - Rastrear infecção diária
  - Surgindo coriocamnionite ou entrando a paciente em trabalho de parto, avaliar a necessidade de neuroproteção fetal com sulfato de magnésio e profilaxia para estreptococo beta-hemolítico.

Ruptura Uterina | Laceração do Trajeto

DESCRIÇÃO

RUPTURA UTERINA

A *ruptura uterina* é a causa de morte mais importante nos países em desenvolvimento. Pode ocorrer durante a *gravidez* ou o *parto*.

LACERAÇÃO DO TRAJETO

Ruptura vulvoperineal e vaginal: engloba a ruptura do períneo, ruptura muscular/fascial do assoalho pélvico e ruptura vaginal.

CAUSAS

RUPTURA UTERINA NA GRAVIDEZ

É rara na gravidez, contudo mais frequente na sua segunda metade. Pode ser de dois tipos:

- *Traumática*: determinada por quedas, ferimentos e manuseio da cavidade uterina (curetagem)
- *Espontânea*: em consequência de cesariana, miomectomia e acretismo placentário.

RUPTURA UTERINA DURANTE O PARTO

- *Espontânea*: geralmente filiada ao *parto obstruído* por desproporção cefalopélvica, caracterizando o quadro da *síndrome de distensão segmentária* ou *de Bandl-Frommel* (Figuras 17.1 e 17.2). Pode também ser enquadrada nesse grupo a *ruptura uterina pós-cesárea*, cada vez mais frequente
- *Traumática*: tocurgia transpélvica, versão interna, extração podálica, delivramento artificial, aumento exagerado da contratilidade uterina pelo uso de agentes ocitócicos.

LACERAÇÃO DO TRAJETO

- *Espontânea*: comum em primíparas e quando não é feita episiotomia
- *Traumática*: uso inábil de fórceps, extrações podálicas, embriotomia.

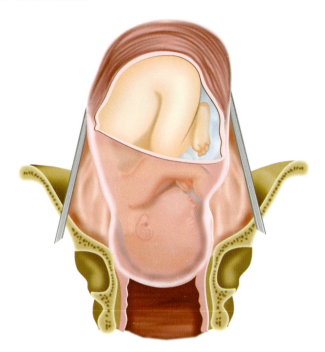

Figura 17.1 Síndrome de distensão segmentária. Retração patológica do anel de Bandl, com excessivo adelgaçamento do segmento inferior. Os ligamentos redondos estão retesados (sinal de Frommel). (Adaptada de Greenhill JP. Obstetrics. 13th ed. Philadelphia: Saunders, 1966.)

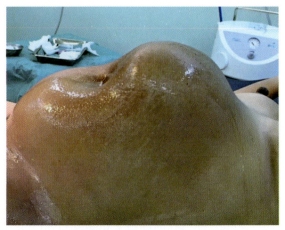

Figura 17.2 Paciente com iminência de ruptura uterina durante trabalho de parto e com vigente desproporção cefalopélvica. Note a formação do anel cervicossegmentário.

Capítulo 17 Ruptura Uterina | Laceração do Trajeto

SINAIS E SINTOMAS

RUPTURA UTERINA COMPLETA

Manifesta-se como dor aguda e lancinante, interrupção do trabalho de parto e hemorragia.

LACERAÇÃO DO TRAJETO

É evidenciada durante o parto e também provoca dor e hemorragia.

EXAME FÍSICO

A ruptura uterina pode ser corporal, segmentar ou segmentocorporal em termos de localização, sendo completa quando atingir todas as camadas da parede uterina e incompleta se isso não ocorre.

No exame constata-se a parada do trabalho de parto porque o útero roto não se contrai. Na ruptura uterina completa há extrusão do feto e da placenta para a cavidade abdominal.

CONDUTA

RUPTURA UTERINA NA GRAVIDEZ

É indicada a laparotomia imediata. Se a paciente deseja mais filhos, pode-se tentar a regularização das bordas da ferida e a ulterior sutura, em dois planos, com chuleio. Nas multíparas pratica-se a histerectomia total ou subtotal, com conservação dos anexos.

A antibioticoterapia profilática e a hemotransfusão completam o esquema terapêutico.

RUPTURA UTERINA NO PARTO

- Tratamento profilático: é fundamental a vigilância atenta durante o parto, para surpreender a síndrome de distensão segmentária e, assim, evitar a ruptura uterina
- Após a abertura do ventre, realizar cuidadoso inventário das lesões: sede, extensão, propagação à bexiga, ureter, artéria uterina etc. Não deixar de observar o estado da parede posterior do segmento inferior e dos fundos de saco. Pequenas soluções de continuidade localizadas ali poderiam permanecer não percebidas

Desembaraçar a cavidade abdominal de todo o sangue, coágulo, líquido amniótico e induto sebáceo do feto. Lavagem com soro fisiológico morno, não deixando de estender esses cuidados às bordas da lesão, que, bem identificadas, permitem indicar a orientação cirúrgica mais conveniente.

LACERAÇÃO DO TRAJETO

Ruptura vulvoperineal e vaginal

As rupturas consumadas da vagina, da vulva e do períneo devem ser reparadas logo após o secundamento. As superficiais, limitadas às mucosas, são suturadas com categute.

Nas lesões de maior extensão e profundidade procede-se de maneira a expor os planos subjacentes, reparando os feixes puborretais dos elevadores com pontos separados, sem realizar logo sua aproximação. Em seguida, pratica-se a síntese da lesão vaginal, de dentro para fora, depois de minuciosa inspeção dos fundos de saco: cerram-se os planos musculares, terminando-se com o fechamento do tecido subcutâneo e da pele (Figura 17.3).

Ruptura do colo do útero

Somente após o secundamento, pode-se fazer diagnóstico correto da topografia e da extensão da ruptura. Útero bem contraído, com sangramento abundante e contínuo, impõe revisão imediata do colo do útero e dos fundos de saco vaginais, com boa iluminação, um par de válvulas do tipo Doyen e auxiliar para manejá-las. Enquanto se espera o ambiente cirúrgico, uma tática valiosa consiste em tamponamento vaginal com gaze.

> **ALERTA**
>
> A indicação para *histerorrafia* ou *histerectomia* depende das condições das paredes uterinas lesadas, da sede da ruptura, do estado da paciente, além de sua idade e paridade.
>
> No tratamento da ruptura do útero, o obstetra pode ser obrigado a complementar a intervenção realizando a sutura da bexiga, do ureter, eventualidades que agravam o prognóstico e exigem cirurgião consumado.
>
> A *ligadura bilateral do ramo ascendente da artéria uterina* (ver Capítulo 10, *Hemorragia Pós-parto*), englobando na sutura, para fortalecê-la, tecido do próprio útero, e quando há condições que lhe permitam a execução, deve ter a primazia por sua singeleza.
>
> As rupturas cervicais discretas e assintomáticas do colo do útero são extremamente frequentes e evidenciadas apenas durante a *revisão sistemática do colo*, que, nunca será demais insistir, é procedimento rotineiro. Assim se poderá avaliar a solução de continuidade que deve ter o seu vértice superior bem localizado. A lesão é exposta com pinças de colo e a síntese será feita com pontos de categute, separados (Figura 17.4).
>
> Nas suturas de lesões da parede anterior e das laterais, cumpre evitar a bexiga e a região percorrida pelos ureteres.

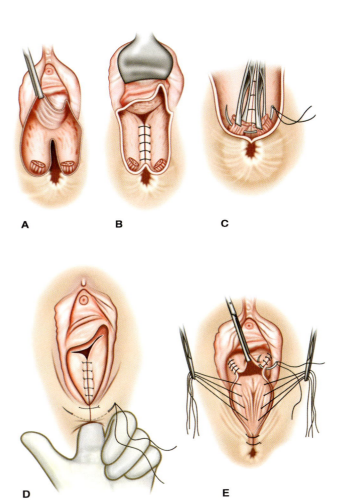

Figura 17.3 Ruptura de 4º grau do períneo. **A.** Aspecto após o parto. A ilustração faz sobressair o esfíncter que, geralmente, não é visível, retraído sob a pele. **B.** Sutura da mucosa retal, com pontos separados, de categute fino, montado em agulha delicada. Os fios não atravessam a mucosa, não penetram no reto, mas apenas aproximam, cuidadosamente, as bordas de laceração. **C.** Síntese do esfíncter com dois ou três pontos de categute fino, cromado. **D.** Inserido um dedo no ânus, coloca-se ponto de reforço à sutura do esfíncter. **E.** Sutura das lacerações da mucosa vaginal; os músculos levantadores do ânus são aproximados. A reconstituição deverá prosseguir pela síntese do plano subcutâneo e da pele. (Adaptada de Greenhill JP. Obstetrics. 13th ed. Philadelphia: Saunders, 1966.)

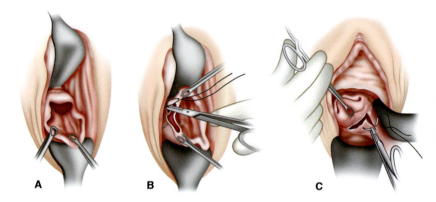

Figura 17.4 Revisão do colo e da vagina. **A.** Exposição da cérvice, com valvas e pinças atraumáticas. **B.** Laceração no ângulo direito. A sutura deve começar pouco além do vértice e ser feita em pontos separados. **C.** Ruptura da conexão cervicovaginal. Lesão habitualmente instrumental. (Adaptada de Wilson JR. Atlas of obstetrics technique. St. Louis: Mosby, 1961.)

ESQUEMA TERAPÊUTICO

Quando existe taquissistolia (> 5 contrações por minuto), é útil a administração de tocolíticos.

A terapêutica do choque será imediata ao acidente (ver Capítulo 26, *Choque*) e, concomitantemente, procede-se à intervenção abdominal.

Secundamento Patológico

CID 10

CID 10: O73 | Retenção da placenta e das membranas, sem hemorragias
CID 10: O71.2 | Inversão do útero pós-parto

DESCRIÇÃO

Deve ser feita sempre a distinção de patologia própria do 3º período, vinculada a anomalias no mecanismo fisiológico do secundamento, de outras ocorrências, muito frequentes após o parto: lacerações do trajeto, atonia uterina, inversão uterina aguda, discrasia sanguínea etc.

A *retenção placentária* ocorre quando a duração do secundamento excede 30 min. Eis os principais fatores etiológicos:

- Descolamento retardado: pode ocorrer por *atonia uterina* ou *placenta acreta*
- Encarceramento da placenta: acontece em casos de perturbações contráteis em consequência de *anéis de constrição* localizados no segmento ou no orifício cervical
- Retenção de fragmentos placentários: por retenção de *membranas* ou de *cotilédones* (*placenta sucenturiada/bilobada*).

CAUSAS

RETENÇÃO PLACENTÁRIA

- Hipocinesia uterina
- Aderências placentárias (placenta acreta)
- História de miomectomia/cesariana prévia.

INVERSÃO UTERINA AGUDA

- Atonia uterina
- Tração exagerada do cordão umbilical ou da placenta
- Aumento da pressão intra-abdominal
- Adelgaçamento patológico das paredes do útero
- Esvaziamento súbito da cavidade uterina (polidrâmnio, gemelar)
- Compressão vigorosa do corpo do útero relaxado para tentar extrair a placenta.

Capítulo 18

SINAIS E SINTOMAS

RETENÇÃO PLACENTÁRIA

A hemorragia vaginal é variável, dependendo do grau de redução da contratilidade uterina e da aderência placentária.

INVERSÃO UTERINA AGUDA

A tríade clássica consiste em dor aguda, hemorragia e choque.

EXAME FÍSICO

RETENÇÃO PLACENTÁRIA

- Útero com contração insatisfatória
- Ausência de expulsão da placenta ou expulsão incompleta da mesma.

INVERSÃO UTERINA AGUDA

- Depressão do fundo de útero (detectada na palpação do abdome)
- Localização do útero na vagina ou, até mesmo, fora dela
- Sinais de choque.

EXAMES COMPLEMENTARES

A ultrassonografia (US) pode confirmar o diagnóstico de retenção placentária. Se não for conclusiva, realizar ressonância magnética (RM).

CONDUTA

É importante individualizar: tratamento da *hemorragia* e da *retenção placentária*.

TRATAMENTO DA HEMORRAGIA

Quando não há sangramento, deve-se esperar, prudentemente, até uma hora, até que ocorra o secundamento. Enquanto isso, deve-se estimular o útero com massagem suave e usar ocitócicos.

Se a hemorragia for abundante, impõe-se a retirada imediata da placenta retida. A reposição do volume sanguíneo perdido visa evitar a anemia aguda e o choque hipovolêmico (ver Capítulo 26, *Choque*).

TRATAMENTO DA RETENÇÃO PLACENTÁRIA

Manobra de Credé

A *manobra de Credé* só deve ser feita com o útero contraído. Depois de praticado o cateterismo vesical, coloca-se o operador à direita. A mão esquerda, aposta à parede abdominal, segura o fundo do útero e corrige sua eventual anteflexão. Espera-se que o útero responda à estimulação provocada por pequena massagem para, em seguida, comprimi-la e empurrá-la para baixo, tendo-se previamente segurado o órgão entre o polegar, que se coloca na face ventral, e os outros dedos, pela face dorsal (Figura 18.1). A expressão deve ser cautelosa, do fundo uterino para baixo. Com o fim de evitar distensão ligamentária e do aparelho de sustentação do útero, pode-se, nesse instante, colocar a mão fechada dentro da vagina, com o objetivo de favorecer a ação do manuseio transabdominal. Fazem-se duas a três tentativas; frustradas, usar outro recurso, não se devendo insistir pelo perigo de favorecer dequitação incompleta, com retenção de cotilédones ou de membranas, inversão uterina e choque.

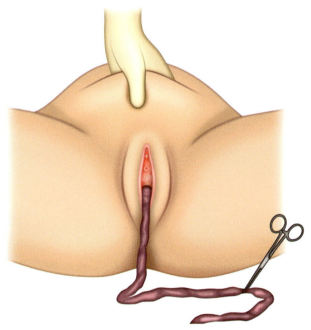

Figura 18.1 Manobra de Credé para o descolamento artificial da placenta. (Adaptada de Kerr JM, Moir JC. Operative Obstetrics. 5th ed. London: Ballière, 1949.)

Extração manual da placenta

Cumpridos os preceitos de assepsia e antissepsia, paciente anestesiada (narcose, preferentemente), inicia-se a intervenção introduzindo a mão direita na vagina, até penetrar no útero e atingir a placenta, seguindo-se, para isso, o cordão umbilical; a mão esquerda é colocada largamente espalmada, no fundo do útero, através da parede abdominal (Figura 18.2).

Identificada a borda da massa placentária, inicia-se a manobra do descolamento pela sua parte mais baixa, no plano de clivagem, que se busca como elemento inicial da operação. Mantendo-se perfeita coordenação entre os movimentos da mão externa e os da interna, insinuam-se progressivamente os dedos terreno acima, até separar completamente a placenta de toda a superfície inserida, para só então extraí-la.

Curetagem digital e pinça de ovo

Devem ser empregadas nos casos de dúvida após o descolamento, quando surgem suspeitas de retenção de restos ovulares, suscitadas pelo exame do órgão delivrado.

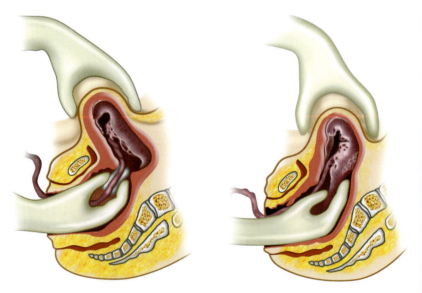

Figura 18.2 Extração manual da placenta. Guiada pelo cordão, a mão ascende na cavidade uterina; alcançada a placenta, procura sua borda e inicia a desinserção, desapegando-a do útero pelo plano de clivagem. O tempo seguinte, não representado, é a apreensão da placenta, dequitadura ultimada, completando a extração.

Histerectomia total

É o procedimento indicado no caso do acretismo placentário.

INVERSÃO UTERINA AGUDA
Profilaxia

Evita, seguramente, a maioria das inversões uterinas: obediência aos bons preceitos de assistência ao secundamento, evitando as trações *exageradas* do cordão. Recomenda-se somente tentar a expressão da placenta quando o útero estiver contraído.

Tratamento do choque

O tratamento do choque hipovolêmico pode ser visto no Capítulo 26, *Choque*, e a melhor maneira de tratar o choque neurogênico (bradicardia e hipotensão) é a desinversão do útero.

Manobra de redução manual (taxe)

A correção manual, imediata, da inversão é a primeira medida a instituir (Figura 18.3), com medicação uterolítica simultânea. A mão do obstetra apreende o útero, enquanto os dedos distendem a porção constritora e a palma faz pressão ao empurrar, para cima, o corpo invertido, seguindo a direção do eixo da pelve.

Tão logo o útero tenha reassumido a sua posição normal, suspende-se o agente uterolítico e ato contínuo inicia-se o ocitócico, enquanto o operador mantém o fundo uterino.

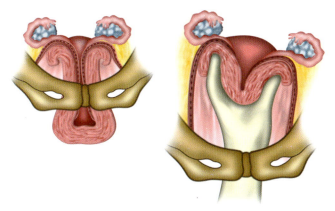

Figura 18.3 Inversão do útero e manobra da taxe para a sua correção. (Adaptada de Anderson JM, Etches D. Prevention and management of postpartum hemorrhage. Am Fam Physician. 2007; 75:875.)

Se a redução manual não for bem-sucedida, pode-se tentar o procedimento sob anestesia geral, e em último caso recorre-se à cirurgia.

Operação de Huntington

Após laparotomia, conduzida sob narcose para o relaxamento uterino, a reposição da víscera em suas relações normais faz-se pela preensão da zona invertida, por meio de pinças de garra aplicadas de cada lado da reborda que limita a zona invaginada; traciona-se o útero para cima, colocando-se outras pinças mais embaixo, e assim sucessivamente, até a desinversão total do órgão (Figura 18.4). Tamponamento (colunização) vaginal cerrado ou *balão de Bakri* durante algumas horas (ver Capítulo 10, *Hemorragia Pós-parto*).

> **ALERTA**
>
> Nem sempre é a manobra de extração manual da placenta é fácil; às vezes há aderências anômalas (*acretismo*), impossibilitando o término da manobra.
>
> Outra possível dificuldade é representada pelos *anéis de contratura*, formados em seguida às manipulações, e que cedem, ordinariamente, ao maior aprofundamento da anestesia.
>
> Muitos autores desaconselham a retirada da placenta antes da reposição do útero ao seu lugar. Opinam que a retirada da placenta com o útero invertido aumentaria o sangramento. Parece-nos difícil realizar a taxe com a placenta inserida.

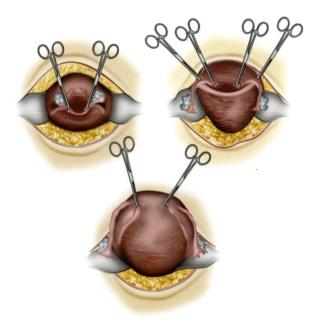

Figura 18.4 Operação de Huntington para a correção da inversão do útero.

Sofrimento Fetal Agudo

DESCRIÇÃO

O *sofrimento fetal agudo* é aquele que ocorre durante o parto. Uma das causas mais frequentes é a *taquissistolia* uterina (> 5 contrações/10 min), especialmente após o uso não judicioso de ocitócicos.

CATEGORIAS DA FREQUÊNCIA CARDÍACA FETAL

Os traçados da frequência cardíaca fetal (FCF) intraparto são classificados em 3 *Categorias* hierarquizadas: *Categoria I* (normal), *Categoria II* (indeterminada) e *Categoria III* (anormal) [*American College of Obstetricians and Gynecologists* (*ACOG*), 2009] (Figura 19.1).

DIAGNÓSTICO CLÍNICO

- Ausculta: bradicardia (< 110 bpm ou taquicardia (> 160 bpm)
- Mecônio.

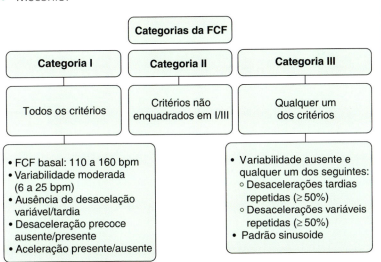

Figura 19.1 Sistema de interpretação da frequência cardíaca fetal (FCF) em 3 categorias. (Adaptada do American College of Obstetricians and Gynecologists. Management of intrapartum fetal heart rate tracings. Practice Bulletin nº 116. Obstet Gynecol. 2010, 116:1232.)

CONDUTA

MEDIDAS DE REANIMAÇÃO INTRAUTERINA

São descritas várias medidas de *reanimação intrauterina* levando em conta os traçados da FCF (ACOG, 2010) (Figura 19.2).

CONDUTA NO MONITORAMENTO INTRAPARTO

A *conduta* a ser instituída varia igualmente com as Categorias da FCF (ACOG, 2010) (Figura 19.3).

REANIMAÇÃO DO NEONATO

Ver Capítulo 39, *Reanimação Cardiopulmonar | Reanimação Neonatal*.

> **ALERTA**
> A eliminação de mecônio não necessariamente é sinal de sofrimento fetal (ocorre em cerca de 25% dos partos normais). É necessário que seja acompanhada de alterações na ausculta cardíaca.

Objetivos da reanimação intrauterina

Promover a oxigenação fetal e melhorar o fluxo uteroplacentário	Reduzir a atividade uterina	Aliviar a compressão umbilical
Alterações na FCF • Desacelerações tardias repetidas • Desacelerações prolongadas/bradicardia • Variabilidade ausente	**Alterações na FCF** • Taquissistolia com categoria II/III	**Alterações na FCF** • Desacelerações variáveis repetidas • Desacelerações prolongadas/braquicardia
Medidas • Decúbito lateral (D/E) • Oxigenação • Ringer com lactato 500 mℓ *bolus* IV • Reduzir frequências das contrações	**Medidas** • Descontinuar ocitocina/misoprostol • Tocolítico (terbutalina SC) • Decúbito lateral (D/E) • Ringer com lactato 500 mℓ *bolus* IV	**Medidas** • Reposicionamento materno • Amnioinfusão • Elevação da apresentação fetal aguardando a cesariana (prolapso do cordão)

Figura 19.2 Medidas de reanimação intrauterina. D/E = direita/esquerda; FCF = frequência cardíaca fetal; IV = via intravenosa; SC = via subcutânea. (Adaptada do ACOG, 2010 – *id.*, *ibid*.)

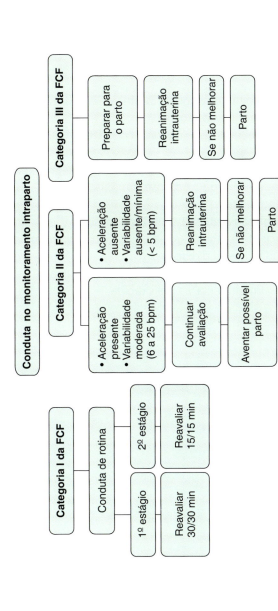

Figura 19.3 Conduta no parto monitorado de acordo com as três categorias da frequência cardíaca fetal (FCF). (Adaptada do ACOG, 2010 – id., ibid.)

Na sala de emergência

Paciente com sofrimento fetal agudo

- Realizar exame pélvico a fim de excluir prolapso de cordão umbilical
- Avaliar hipotensão materna (por síndrome de compressão da veia cava ou mesmo por hemorragia)
- Promover uma reanimação volêmica com 1.000 mℓ de Ringer com lactato, em 1 h
- Suspender a infusão de uterotônicos (ocitocina). Retirar, quando possível (como no caso de dinoprostona), misoprostol para indução de trabalho de parto
- Indicar oxigenoterapia (8 a 10 ℓ/min) sob máscara
- Orientar a paciente a modificar sua posição, notadamente se estiver em decúbito lateral direito
- Promover tocólise aguda com 0,25 mg de terbutalina SC
- Garantir o nascimento pela via mais rápida.

Toxemia Gravídica | Pré-eclâmpsia

DESCRIÇÃO

A *toxemia gravídica* é uma doença multissistêmica, habitualmente da segunda metade da gestação, caracterizada classicamente por *hipertensão arterial* e *proteinúria*. Nas formas graves ocorrem *crises convulsivas*, e a doença antes chamada *pré-eclâmpsia*, passa a ser denominada de *eclâmpsia*.

A toxemia gravídica é a doença mais importante em Obstetrícia. No Brasil ocorre em cerca de 10% das grávidas, principalmente primíparas, sendo a maior causa de morte materna e perinatal. A incidência é substancialmente influenciada pela paridade, sendo maior em nulíparas.

Aproximadamente, 70% dos distúrbios hipertensivos na gravidez são decorrentes da toxemia e 30% são consequentes à hipertensão arterial crônica.

CLASSIFICAÇÃO DA HIPERTENSÃO NA GRAVIDEZ

Adotamos a classificação da *Força-Tarefa sobre Hipertensão na Gravidez*, exarada pelo *American College of Obstetricians and Gynecologists* (*ACOG*), em 2013. A hipertensão arterial na gravidez é classificada em apenas 4 categorias:

- Pré-eclâmpsia/eclâmpsia
- Hipertensão arterial crônica (de qualquer causa)
- Hipertensão arterial crônica associada à pré-eclâmpsia
- Hipertensão arterial gestacional.

A Força-Tarefa eliminou a ocorrência de proteinúria para o diagnóstico de pré-eclâmpsia grave (Tabela 20.1). Se não houver proteinúria, a pré-eclâmpsia grave é diagnosticada como:

- Hipertensão arterial associada à trombocitopenia (contagem de plaquetas < 100.000/mm^3)
- Disfunção hepática (elevação das transaminases de 2 vezes a concentração normal)

- Desenvolvimento de insuficiência renal (creatinina sérica > 1,1 mg/dℓ ou a sua duplicação, se não houver outra doença renal)
- Edema agudo de pulmão
- Distúrbios cerebrais ou visuais.

Tabela 20.1 Critérios diagnósticos de pré-eclâmpsia.

Pressão sanguínea	Sistólica ≥ 140 mmHg ou diastólica ≥ 90 mmHg, em duas ocasiões espaçadas de no mínimo 4 h, após 20 semanas da gravidez, em mulher com pressão arterial prévia normal Sistólica ≥ 160 mmHg ou diastólica ≥ 110 mmHg, confirmada em intervalo curto (minutos) para iniciar a terapia anti-hipertensiva imediata
E	
Proteinúria	≥ 300 mg/24 h Relação proteína/creatinina ≥ 0,3 (ambas em mg/dℓ) Fita = 1+ (utilizada apenas ausentes os métodos quantitativos)
OU	
Na **ausência de proteinúria**, qualquer um dos seguintes:	
Trombocitopenia	Contagem de plaquetas < 100.000/mm^3
Insuficiência renal	Creatinina no soro > 1,1 mg/dℓ ou a sua duplicação, na ausência de outras doenças renais
Comprometimento da função hepática	Elevação das transaminases de duas vezes a concentração
Edema agudo do pulmão	
Sintomas cerebrais ou visuais	

ACOG, 2013.

SINAIS E SINTOMAS

O critério da pressão arterial está mantido segundo recomendações anteriores (ACOG, 2002).

A Força-Tarefa (ACOG, 2013) definiu *proteinúria* como excreção de proteína ≥ 300 mg/24 h de urina ou razão proteína/creatinina ≥ 0,3 (ambas medidas em mg/dℓ). O diagnóstico com base em *fita reagente* da proteinúria deve ser desencorajado, a menos que não se disponha dos métodos quantitativos; o ponto de corte é 1+.

Capítulo 20 Toxemia Gravídica | Pré-eclâmpsia

Em vista de recentes investigações que evidenciam a mínima correlação entre a concentração de proteína na urina e o prognóstico da pré-eclâmpsia, a proteína maciça (> 5 g/24 h) foi eliminada do diagnóstico da *pré-eclâmpsia grave*. O crescimento intrauterino restrito (CIR) também foi desconsiderado como sinal indicativo de pré-eclâmpsia grave (Tabela 20.2).

PRÉ-ECLÂMPSIA ASSOCIADA

Nas mulheres com hipertensão arterial crônica talvez o maior desafio seja reconhecer a pré-eclâmpsia associada, condição geralmente relacionada com desfechos adversos maternos e fetais (ACOG, 2013).

Há de se distinguir mulheres com pré-eclâmpsia associada sem manifestações clínicas graves (apenas hipertensão arterial e proteinúria), que necessitam apenas de observação, daquelas com pré-eclâmpsia associada grave (envolvimento sistêmico, além da hipertensão arterial e da proteinúria), nas quais está indicada a intervenção.

Sinais importantes para caracterizar a pré-eclâmpsia associada:

- Proteinúria
- Hemólise, elevação das enzimas hepáticas, trombocitopenia (síndrome HELLP)
- Doppler de artéria uterina anormal (incisura bilateral).

Tabela 20.2 Caracterização da pré-eclâmpsia grave (qualquer um destes sinais).

Pressão sistólica (PS) ≥ 160 mmHg ou pressão diastólica (PD) ≥ 110 mmHg, em duas ocasiões espaçadas de no mínimo 4 h, com a paciente em repouso no leito (a menos que tenha sido iniciado o anti-hipertensivo)

Trombocitopenia (contagem de plaquetas < 100.000/mm^3)

Comprometimento da função hepática caracterizada por aumento anormal das enzimas hepáticas (duas vezes a concentração normal), dor intensa no quadrante superior direito ou no epigástrio (não responsiva à medicação e/ou não explicada por outros diagnósticos)

Insuficiência renal progressiva (creatinina no soro > 1,1 mg/dℓ ou a sua duplicação, na ausência de outras doenças renais)

Edema de pulmão

Sintomas cerebrais ou visuais

ACOG, 2013.

SÍNDROME HELLP

Forma grave de pré-eclâmpsia caracterizada por hemólise, elevação das enzimas hepáticas e plaquetopenia. A *síndrome HELLP* se desenvolve repentinamente durante a gravidez e em cerca de 20% das gestantes com pré-eclâmpsia grave.

Tipicamente ocorre na segunda metade da gestação com dor no epigástrio ou no quadrante superior direito do abdome, sobretudo se associada a náuseas e vômitos. A gestante pode não apresentar hipertensão arterial nem proteinúria.

ECLÂMPSIA

A sintomatologia descrita para a pré-eclâmpsia grave associa-se a *convulsão* seguida de *coma*.

EXAMES COMPLEMENTARES

- Usualmente o nível adotado para caracterizar a *trombocitopenia* é a contagem de plaquetas < 100.000/mm^3
- A lesão/disfunção hepática é avaliada pela elevação no soro das transaminases hepáticas (2 vezes a concentração normal). A mais nefasta complicação hepática é o *hematoma subcapsular hepático*, especialmente a sua ruptura. O diagnóstico é confirmado por ultrassonografia (US) ou pela tomografia computadorizada (TC)
- A lesão eritrocitária evidenciada pela *hemólise* é o terceiro critério laboratorial da síndrome HELLP. O valor da *desidrogenase lática* (LDH) > 600 UI/ℓ e o esfregaço sanguíneo periférico exibindo eritrócitos fragmentados, com formas bizarras (*esquizócitos*), caracterizam o quadro laboratorial de *anemia hemolítica microangiopática*
- Doppler da artéria uterina
- Dilatação fluxo-mediada da artéria braquial (DILA)
- Marcadores bioquímicos: PAPP-A, PlGF.

CONDUTA

Parece-nos adequado do ponto de vista didático dividir o tratamento em (Figura 20.1): *pré-eclâmpsia leve* e *pré-eclâmpsia grave/eclâmpsia*.

Capítulo 20 Toxemia Gravídica | Pré-eclâmpsia

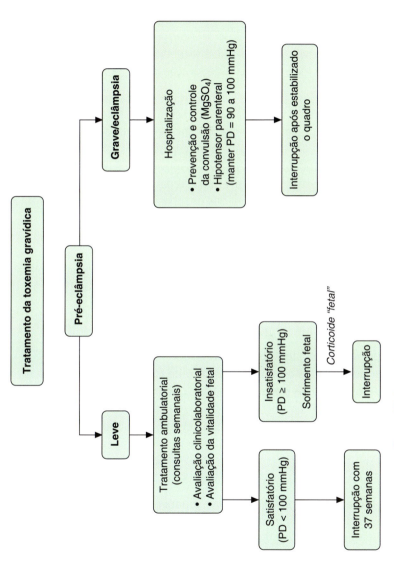

Figura 20.1 Conduta na toxemia gravídica. PD = pressão diastólica.

PRÉ-ECLÂMPSIA LEVE

Na *pré-eclâmpsia leve* (e na *hipertensão gestacional*), o tratamento é conservador até o feto chegar a 37 semanas (ACOG, 2013). Qualquer forma clínica de toxemia com o feto a termo obriga à interrupção da gravidez. *O processo toxêmico só é interrompido pelo parto.* Mesmo normalizada a pressão arterial (PA), a proteinúria e o edema desaparecidos, o feto corre risco, porque a depuração placentária é 50% inferior à normal.

As medidas a serem adotadas são:

- Tratamento ambulatorial com consultas semanais (*day care*)
- São recomendadas a avaliação da sintomatologia materna, para monitorar o agravamento da doença e dos movimentos fetais (diariamente pela paciente), mensurar a pressão arterial (2 vezes/semana) e a contagem de plaquetas e o nível das enzimas hepáticas (semanalmente) (ACOG, 2013)
- Na hipertensão arterial gestacional deve-se pesquisar proteinúria (semanalmente)
- A US seriada visa diagnosticar o CIR, e o Doppler da artéria umbilical, o sofrimento fetal.

Eis *medidas proscritas*, porque não interferem no curso clínico da doença e podem até ser nocivas:

- Repouso prolongado no leito (predispõe à trombose)
- Diuréticos e dieta hipossódica. A grávida toxêmica é hemoconcentrada, e os diuréticos podem precipitar a doença tromboembólica venosa (DTV)
- Os hipotensores orais também não devem ser utilizados, pois reduzem a perfusão uteroplacentária.

PRÉ-ECLÂMPSIA GRAVE/ECLÂMPSIA

Na *pré-eclâmpsia grave/eclâmpsia*, independentemente da idade gestacional, está indicada a interrupção da gravidez.

Eis medidas pertinentes (Figura 20.2):

- Em caso de *eclâmpsia* ou *síndrome HELLP*, a gestante deve ser imediatamente transferida para CTI. Durante ou logo após a convulsão, deve-se evitar a lesão materna (protetor de língua e contenção física), realizar a aspiração de vômitos (decúbito lateral), assegurar a

Capítulo 20 Toxemia Gravídica | Pré-eclâmpsia

desobstrução das vias aéreas e promover a oxigenação (8 a 10 ℓ de oxigênio por meio de máscara). Após a convulsão, a paciente passa a respirar, e a oxigenação raramente constitui problema. Todavia, hipoxemia e acidose maternas podem ocorrer em gestantes com crises convulsivas repetidas, assim como pneumonia aspirativa ou edema de pulmão (ACOG, 2013)
- Antes de interromper a gravidez, é fundamental estabilizar o quadro clínico durante 4 a 6 h, com sulfato de magnésio.

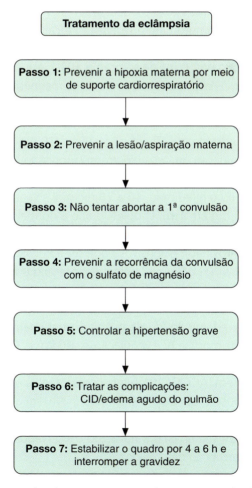

Figura 20.2 Tratamento da eclâmpsia. CID = coagulação intravascular disseminada.

O sulfato de magnésio, para prevenir ou tratar as crises convulsivas, *só será utilizado se houver decisão pelo parto*. O sulfato de magnésio é o tratamento de eleição em todo o mundo. A dose é de 4 a 6 g por via intravenosa (IV), diluída em 100 mℓ de soro glicosado a 5%, em *bolus* de 20 min; depois, 1 a 2 g/hora, para a manutenção. É fundamental observar alguns parâmetros clínicos que, uma vez ausentes, indicam a suspensão do medicamento:

- Reflexo tendinoso presente (embora hipoativo)
- Diurese > 25 a 30 mℓ/hora
- Frequência respiratória ≥ 16 incursões/min. A intoxicação por sulfato de magnésio compromete a respiração e causa parada cardíaca. Em casos de depressão respiratória, deve-se administrar 1 a 2 g de gliconato de cálcio IV (10 mℓ de solução a 10%), em cerca de 3 min para combater os efeitos tóxicos do sulfato de magnésio
- Cerca de 10% das gestantes com eclâmpsia têm convulsões recorrentes e, nestes casos, está indicado amobarbital de sódio (250 mg IV, em 3 a 5 min) ou diazepam, em infusão venosa (10 mg/hora)
- Para o tratamento da *crise hipertensiva* (pressão arterial ≥ 160/110) podem usadas hidralazina, 5 a 10 mg IV a cada 20 min (dose máxima de 30 mg) ou o nifedipino, 10 a 20 mg oral a cada 30 min (dose máxima de 50 mg em 1 h). O objetivo não é normalizar a pressão, mas mantê-la em níveis de 140-155/90-105 mmHg
- Em casos raros não responsivos pode ser administrado nitroprussiato de sódio (2 a 10 μg/kg/min) pelo menor tempo possível (até 4 h), por causa dos efeitos colaterais importantes na gestante e no concepto (intoxicação por cianeto)
- Em caso de edema agudo de pulmão o tratamento será furosemida IV, sulfato de morfina IV e ventilação assistida (ver Capítulo 31, *Edema Agudo do Pulmão*)
- A Força-Tarefa (ACOG, 2013) tem considerado a possibilidade do *tratamento conservador da pré-eclâmpsia grave*, em gestações entre 24 e 34 semanas para melhorar o prognóstico perinatal. Antes da viabilidade fetal (< 24 semanas) o tratamento conservador não está indicado, e sim a interrupção da gravidez
- Nos casos de pré-eclâmpsia grave a gestante é internada em hospitais terciários e a gravidez é interrompida após 24 a 48 h de corticoide.

SÍNDROME HELLP

- Dever ser usada a mesma conduta da pré-eclâmpsia grave
- A US e a TC confirmam o diagnóstico do hematoma subcapsular hepático. O tratamento é conservador no hematoma íntegro; em caso de ruptura, impõem-se a transfusão maciça e a imediata laparotomia
- Em caso de coagulação intravascular disseminada (CID), administra-se plasma fresco congelado e concentrado de hemácias; se a trombocitopenia for próxima de 20.000/mm^3, utilizam-se 6 a 10 unidades de concentrado de plaquetas, especialmente antes de cirurgia.

PRÉ-ECLÂMPSIA ASSOCIADA

De acordo com o quadro clínico, são seguidas as orientações gerais do tratamento da pré-eclâmpsia (ACOG, 2013).

PARTO

- Optamos pela cesariana, embora convenha lembrar que a indução pode ter bom êxito mesmo com o colo do útero desfavorável
- A cesariana é mandatória em fetos com menos de 1.500 g
- É notória hoje a preferência pela anestesia neuroaxial (raquianestesia ou peridural) se o quadro clínico permitir tempo suficiente de estabilização (ACOG, 2013), exceto na síndrome HELLP, na qual existe a possibilidade de hematoma se a queda de plaquetas for inferior a 50.000 ou 75.000/mm^3, quando recomendamos a anestesia geral.

PÓS-PARTO

- O tratamento com o sulfato de magnésio deve ser mantido no mínimo por 24 h após o nascimento e/ou após a última convulsão
- Aconselha-se o monitoramento da PA no hospital por no mínimo 72 h e novamente 7 a 10 dias após o parto (ACOG, 2013). Para as mulheres com hipertensão pós-parto persistente ≥ 150/100 mmHg, ao menos em duas aferições realizadas com intervalos de 4 a 6 h, indica-se a terapia anti-hipertensiva. A PA persistente ≥ 160/110 mmHg deve ser tratada dentro de 1 h. O fármaco de escolha é o nifedipino, 10 mg 4 vezes/dia, respeitando-se a dose máxima de 120 mg/dia.

PROGNÓSTICO

A taxa de mortalidade materna pode chegar a 20%, e a perinatal, a 35%. Pelo menos 20% das mulheres com síndrome HELLP exibirão alguma forma de toxemia em gravidez futura.

PREVENÇÃO

A *Society of Obstetricians and Gynaecologists of Canada* (*SOGC*, 2008) e a *OMS* (2011) recomendam a prevenção da pré-eclâmpsia com a utilização do ácido acetilsalicílico (aspirina) em baixa dose (100 mg/dia, à noite), com início antes de 16 semanas, de preferência antes de 12 semanas [*National Institute for Health and Care Excellence* (*NICE*), 2010/2012].

A prevenção da pré-eclâmpsia deve ser realizada levando em consideração fatores de risco clínicos e exames complementares (Figura 20.3).

A OMS (2011) também recomenda para a prevenção da pré-eclâmpsia a suplementação com cálcio durante a gestação (1,5 a 2,0 g/dia), mas apenas em áreas de baixa ingestão desse elemento, o que é referendado pelo ACOG (2013).

O repouso no leito e a restrição de sódio não devem ser aconselhados, pois de nada adiantam.

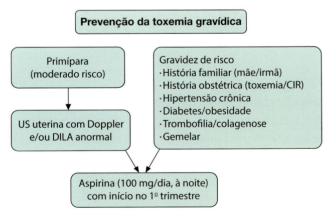

Figura 20.3 Prevenção da toxemia no 1º trimestre da gravidez com ácido acetilsalicílico. CIR = crescimento intrauterino restrito; DILA = dilatação fluxomediada da artéria braquial; US = ultrassonografia.

Capítulo 20 Toxemia Gravídica | Pré-eclâmpsia

Na sala de emergência

Pré-eclâmpsia grave
- Internação
- Dieta zero nas primeiras 6 h
- Obter acesso venoso e introduzir sonda vesical de demora
- Em todas as pacientes, realizar prevenção de eclâmpsia:
  - Dose de ataque: sulfato de magnésio: 4 g IV, em dose única (diluir 8 mℓ da solução a 50% em 42 mℓ de soro glicosado a 5% e ministrar, com bomba de infusão, em 10 min)
  - Dose de manutenção: sulfato de magnésio: 1 a 2 g/h IV (diluir 20 mℓ da solução a 50% em 480 mℓ de soro glicosado a 5% e ministrar, com bomba de infusão, 50 a 100 mℓ por hora)
  - Avaliar risco de intoxicação pelo magnésio:
    - Continuar a medicação se diurese > 30 mℓ/h
    - Frequência respiratória > 10 irpm
    - Reflexo patelar presente
  - Manter a medicação por 24 h após o parto
  - Antídoto do sulfato de magnésio: gluconato de cálcio 1 g IV, perfundidos em 10 min
- Usar hipotensor nas pacientes com pressão arterial sistólica (PAS) ≥ 160 ou pressão arterial diastólica (PAD) ≥ 110 mmHg:
  - Dose de ataque: hidralazina: 5 mg IV, em *bolus*, lentamente, durante 1 a 2 min, repetida a cada 15 min (diluir 1 ampola de 20 mg em água destilada – qsp 20 mℓ – e aplicar 5 mℓ)
  - A dose de *bolus* máximo é de 20 mg
  - Alvo terapêutico: manter PAD entre 90 e 100 mmHg
  - A queda na pressão sanguínea começa dentro de 10 a 30 min e dura de 2 a 4 h
  - Dose de manutenção (caso a PAD se estabilize em valores < 100 mmHg): hidralazina: 25 a 50 mg VO de 6/6 h (dose máxima de 200 mg/dia) e/ou metildopa 250 a 750 mg VO de 6/6 h (máximo de 3 g/dia)
- Avaliar a vitabilidade materna e fetal nas próximas 6 h. Com idade gestacional acima de 34 semanas, a gravidez deve ser interrompida. Em gestações com menos de 34 semanas e estando estabilizados mãe e feto, pode-se manter a paciente internada, sob criteriosa avaliação materna clínica e laboratorial diária e biofísica fetal semanal.

Seção 2

Doenças Intercorrentes na Gravidez

Acidente Vascular Cerebral

DESCRIÇÃO

O *acidente vascular cerebral* (AVC) pode ser classificado em:

- *AVC isquêmico*: cerca de 80% dos casos; causado por embolia ou trombose
- *AVC hemorrágico*: é subdividido em:
  - Hemorragia intracerebral (lesão parenquimatosa – hematoma intracerebral)
  - Hemorragia subaracnóidea (aneurisma).

A sua incidência na gravidez é de 34:100.000 partos, com taxa de mortalidade de 1,4:100.000 partos.

CAUSAS/FATORES PREDISPONENTES

- Cardiopatias (valvopatia reumática, persistência do forame oval, mixoma atrial, arritmias, cirurgia cardíaca)
- Toxicodependência (cocaína, heroína)
- Colagenoses
- Anemia falciforme
- Hipertensão arterial
- Diabetes melito
- Hiperlipidemia
- Fibrilação atrial
- Tabagismo
- Etilismo
- Inatividade física.

SINAIS E SINTOMAS

São muito variáveis, dependendo da extensão e da localização da lesão:

- Disfunção da palavra
- Incoordenação motora

- Borramento visual
- Nível reduzido da consciência
- Transtornos da marcha
- Paresia
- Paralisia.

EXAME FÍSICO

- Assimetria facial
- Déficits neurológicos focais
- Elevação da pressão arterial (PA)
- Sinais associados às doenças de base.

EXAMES COMPLEMENTARES

O diagnóstico é feito pela *tomografia computadorizada (TC)*, pela *ressonância magnética (RM)*, de preferência sem contraste, e pela *angiografia cerebral*.

DIAGNÓSTICOS DIFERENCIAIS MAIS COMUNS

- Eclâmpsia
- Transtornos metabólicos
- Crises convulsivas
- Enxaqueca
- Transtornos psicogênicos.

CONDUTA

- Suporte respiratório
- Oximetria
- Controlar PA
- Verificar temperatura corporal (febre é sinal de mau prognóstico)
- Monitoramento eletrocardiográfico.

Observação: recomenda-se tratar a hipertensão apenas quando os níveis tensionais forem > 180/105 mmHg.

ESQUEMA TERAPÊUTICO

O tratamento do AVC isquêmico é conduzido com:

- Trombolítico: ativador plasminogênico tecidual recombinante (rtPA por via intravenosa até 4 a 5 h após o início do quadro)
- Ácido acetilsalicílico dentro de 24 a 48 h
- Anticoagulante está contraindicado.

O tratamento do AVC hemorrágico consiste em cirurgia descompressiva; também estaria indicada em caso de edema cerebral maligno.

> **ALERTA**
>
> **Acidente vascular cerebral na eclâmpsia**
> A causa primária da lesão cerebral é a pressão de perfusão elevada (*encefalopatia hipertensiva*). Esse aumento da perfusão cerebral provoca "barotrauma" cerebral e edema vasogênico. O tratamento do AVC é o da eclâmpsia.

Apendicite e Colecistite Aguda

DESCRIÇÃO

APENDICITE

A *apendicite aguda* tem, na gravidez a mesma incidência da referida na população geral; mas a apendicetomia é a primeira causa (25%) de cirurgia não obstétrica incidindo em 1:1.000 a 1.500 gestações.

COLECISTITE

A vesícula biliar, por causa das modificações gravídicas, está hipotônica, dilatada e com bile viscosa (*lama biliar*).

Embora a gestante tenha predisposição a calculo biliar (1 a 3%), a colecistite é rara na gestação (0,1%). A colecistectomia é a segunda causa de cirurgia não obstétrica: 1:1.600 a 10.000 gestações.

CAUSAS

APENDICITE

A *apendicite* é causada por infecção ou obstrução por fezes ou gordura.

COLECISTISTITE

A *colelitíase* é a causa em cerca de 90% dos casos.

SINAIS E SINTOMAS

APENDICITE

O diagnóstico fica dificultado e há elementos a impedi-lo:

- Anorexia, náuseas e vômitos são comuns no 1º trimestre
- A síndrome dolorosa, na fossa ilíaca direita, não fica bem caracterizada em virtude da migração experimentada pelo apêndice, deslocado de suas relações anatômicas, e acompanhando a

ascensão do útero grávido, especialmente no 3º trimestre (Figura 22.1). Além disso, a defesa abdominal pode ficar prejudicada pelo relaxamento da musculatura.

COLECISTITE

Consistem em náuseas, vômitos e dor aguda na região epigástrica ou no hipocôndrio direito.

EXAME FÍSICO

APENDICITE

- O exame físico depende da localização do apêndice e de quando a paciente procura assistência médica. A paciente pode adotar posição fetal ou manter os membros inferiores fletidos
- Febre (aproximadamente 38°C, podendo chegar a 39°C na perfuração)
- Defesa voluntária (ou involuntária) à palpação do quadrante inferior direito do abdome
- Diminuição ou ausência de peristalse intestinal na peritonite difusa (pode ser normal na fase inicial)
- Sinal de Rovsing
- Sinal do psoas.

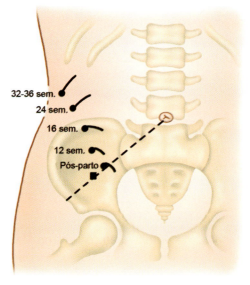

Figura 22.1 Diversas posições do apêndice, deslocado para cima com o crescimento uterino.

COLECISTITE

- Na gestante não é comum o achado do *sinal de Murphy* (dor à palpação no rebordo costal direito que surge na inspiração profunda)
- A gestante pode apresentar febre, taquicardia e taquipneia
- A icterícia é um evento incomum, mas, se encontrada, pode estar relacionada com obstrução das vias biliares por cálculos.

EXAMES COMPLEMENTARES

APENDICITE

- No *hemograma* pode ser encontrada leucocitose, o que é a comum na gestação normal, podendo dificultar o diagnóstico
- Se houver dor na fossa ilíaca direita, a ultrassonografia (US) é útil ao diagnóstico, mostrando o espessamento do apêndice (diâmetro externo de 6 a 7 mm) [*American College of Radiology* (*ACR*), 2013], muito embora o exame fique prejudicado no 3º trimestre da gravidez, pela dificuldade da insonação compressiva do ceco
- A *tomografia computadorizada* (*TC*) é o padrão-ouro para o diagnóstico da apendicite, mas seu uso tem restrições na gestação ao expor o feto à radiação
- São excelentes os resultados da *ressonância magnética* (*RM*) no diagnóstico da apendicite na gravidez (diâmetro externo > 7 mm), quando a US for inconclusiva. A RM reduz significativamente a taxa de laparotomia *branca*, sem elevar o risco de perfuração. Em pacientes sem apendicite aguda, a taxa de visualização de apêndice normal é muito maior com a RM (87%) do que com a US (< 2%), evitando a laparotomia desnecessária.

COLECISTITE

A *ultrassonografia* é o método diagnóstico de escolha.

DIAGNÓSTICOS DIFERENCIAIS MAIS COMUNS

- Massas anexiais (torção ou ruptura de cisto de ovário, abscesso tubo-ovariano)
- Gravidez ectópica
- Abortamento infectado.

Capítulo 22 Apendicite e Colecistite Aguda

CONDUTA

APENDICITE

- Colocar a paciente em dieta zero
- Iniciar hidratação venosa e reposição hidreletrolítica
- A *apendicectomia laparoscópica* tem sido considerada a opção preferida para a gestante (Figura 22.2).

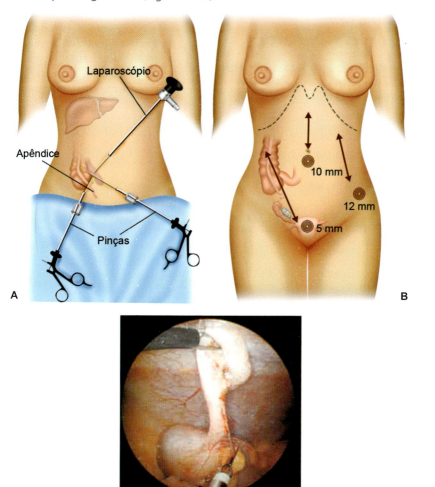

Figura 22.2 A. Posição dos trocanteres para a apendicectomia. **B.** Na gravidez, a colocação e a direção dos cateteres em vista do deslocamento do apêndice. **C.** Apendicectomia por via laparoscópica. Apêndice em posição habitual.

COLECISTITE

- Colocar a paciente em dieta zero
- Iniciar hidratação venosa e reposição hidreletrolítica
- A *colecistectomia laparoscópica* é o tratamento de escolha para a colecistite em qualquer trimestre da gravidez, sabendo-se que a postergação da cirurgia é agravante para o prognóstico materno.

ESQUEMA TERAPÊUTICO

Antibiótico peroperatório, geralmente a cefoxitina (cefalosporina de 2ª geração), 1 a 2 g por via intravenosa (IV) a cada 6 a 8 h, associada a um antianaeróbio, o metronidazol, 500 mg IV a cada 6 a 8 h, até que a paciente esteja afebril e normalizado o leucograma.

> **ALERTA**
>
> O diagnóstico de apendicite é muito difícil na gestação por causa da prevalência relativamente elevada de desconforto abdominal, das alterações anatômicas relacionadas com o aumento das dimensões do útero e da leucocitose fisiológica da gravidez. A ruptura do apêndice ocorre mais frequentemente em gestantes, sobretudo no 3º trimestre, portanto, é fundamental ter essa suspeita em mente e fazer exames seriados.

Asma Aguda

DESCRIÇÃO

A *asma* é uma das principais doenças crônicas que complicam a gravidez, ocorrendo em 8% das gestantes. É uma doença inflamatória crônica caracterizada por hiper-reatividade das vias respiratórias inferiores associada à limitação variável do fluxo de ar, que pode ser revertida espontaneamente ou com medicação.

CAUSAS

- Infecções
- Mudanças climáticas súbitas
- Poluição atmosférica
- Fármacos [ácido acetilsalicílico (AAS), dipirona, AINE]
- Corantes alimentares
- Exercícios físicos
- Alimentos
- Inalantes (ácaros no pó domiciliar, fungos, baratas)
- Ansiedade.

SINAIS E SINTOMAS

- Dispneia
- Tosse seca com expectoração escassa
- Sibilos
- Expiração prolongada
- Sensação de opressão torácica.

EXAME FÍSICO

Caracterizam a *asma aguda*:

- Piora rápida dos sinais e sintomas
- Se houver grande dificuldade respiratória, é impossível a conversação confortável, ou se os lábios estão azulados
- Se mesmo após o uso do inalador habitual não houver melhora ou esta for mínima.

EXAMES COMPLEMENTARES

- Espirometria
- Determinação do fluxo expiratório máximo
- Gasometria arterial
- Oximetria de pulso
- Hemograma completo.

DIAGNÓSTICOS DIFERENCIAIS MAIS COMUNS

- Doença pulmonar obstrutiva crônica (DPOC)
- Obstrução das vias respiratórias por corpo estranho
- Insuficiência cardíaca
- Tosse psicogênica
- Apneia do sono
- Embolia pulmonar
- Bronquiectasia.

CONDUTA

Recomenda-se que o tratamento para a asma aguda em gestantes seja tão agressivo quanto aquele realizado fora da gravidez.

Está indicada a *ventilação assistida* (ver Capítulo 39) e o *monitoramento fetal* (cardiotocografia – ver Capítulo 24).

ESQUEMA TERAPÊUTICO

Podem ser utilizados (Figura 23.1):

- Nebulização com agentes β_2-agonistas de curta duração (salbutamol)
- Corticosteroides intravenosos (metilprednisolona)
- Aminofilina intravenosa
- Anticolinérgicos inalatórios (brometo de ipratrópio)
- Se não houver resposta favorável a esses fármacos, usar adrenalina intramuscular (região anterolateral da coxa).

ALERTA

Lembrar a hiperventilação fisiológica da gestação ao interpretar a gasometria arterial.

Capítulo 23 Asma Aguda

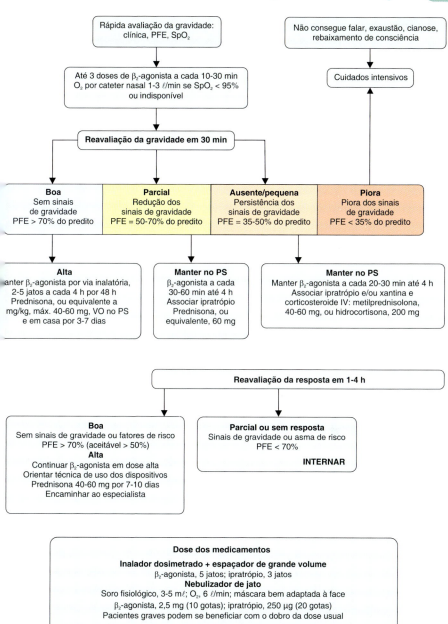

Figura 23.1 Algoritmo de tratamento da asma aguda em adultos. PFE = pico de fluxo expiratório; PS = pronto-socorro. (Diretrizes da Sociedade Brasileira de Pneumologia e Tisiologia.)

Na sala de emergência

Asma aguda moderada/grave na gestação
- Internar a paciente
- Ofertar oxigenioterapia (8 a 10 ℓ/min) sob máscara facial
- Nebulização (3 vezes em 1 h) com:
  - Soro fisiológico (4 mℓ)
  - Fenoterol (10 gotas)
- Prednisona VO 40 mg/dia
- Se não melhorar após 4 a 6 h, avaliar suporte do pneumologista
- Para manutenção, avaliar a associação formoterol + budesonida 12/400 µg 2 vezes/dia.

Cardiomiopatia Periparto

DESCRIÇÃO

A *cardiomiopatia periparto* é um tipo raro de cardiomiopatia dilatada relacionada com a gravidez em mulheres sem história pregressa de doença cardíaca. Sua incidência estimada varia entre 1/1.300 a 1/15.000 nascidos vivos. Está associada à elevada taxa de mortalidade materna devido a insuficiência cardíaca, arritmia ou embolia.

Os *critérios* que indicam a cardiomiopatia periparto são:

- Insuficiência cardíaca no último mês da gravidez ou nos primeiros 5 meses do pós-parto
- Inexistência de outra causa identificável de insuficiência cardíaca
- Disfunção ventricular esquerda à ecocardiografia [fração de ejeção (FE) < 45%].

CAUSAS

Os fatores de risco principais para a cardiomiopatia periparto são:

- Idade materna avançada (> 35 anos)
- Multiparidade (> 3 partos)
- Raça negra
- Pré-eclâmpsia
- Gravidez multifetal.

São consideradas causas:

- Miocardite viral
- Fatores genéticos e imunológicos
- Resposta inadequada ao estresse hemodinâmico
- Ativação de citocinas inflamatórias
- Tocólise prolongada
- Deficiências nutricionais
- Efeito deletério do fragmento *prolactina 16 kDa*.

SINAIS E SINTOMAS

É o quadro de insuficiência cardíaca aguda com importante síndrome edemigênica, arritmias e fenômenos embólicos que habitualmente se instala nos primeiros dias após o parto.

EXAME FÍSICO

- Palidez cutaneomucosa
- Pressão arterial (PA) normal ou baixa
- Estase jugular
- Refluxo abdominojugular positivo
- Estertores pulmonares (diagnóstico diferencial com edema pulmonar)
- Derrame pleural (mais frequente à direita)
- Deslocamento do *ictus cordis* (cardiomegalia)
- B3 (disfunção sistólica)
- B4 (disfunção diastólica)
- Sopros de regurgitação mitral e tricúspide [dilatação dos anéis das valvas atrioventriculares (AV)]
- Hepatomegalia e dor à palpação do fígado
- Esplenomegalia (insuficiência cardíaca grave)
- Edema de membros inferiores (simétrico, progressivo ao longo do dia, melhorando com o repouso e a elevação das pernas). *O peso da paciente pode aumentar até 15% antes de ocorrer edema visível.*

DIAGNÓSTICOS DIFERENCIAIS MAIS COMUNS

- Infarto do miocárdio
- Sepse
- Pré-eclâmpsia grave
- Embolia por líquido amniótico
- Tromboembolia pulmonar.

EXAMES COMPLEMENTARES

A *ecocardiografia* é o principal exame para o diagnóstico e para o controle da evolução da doença.

CONDUTA

- Redução do consumo de sal (3 a 4 g de NaCl/dia na insuficiência cardíaca leve a moderada e 2 g/dia na insuficiência cardíaca grave
- Abstinência de fumo
- Não consumir bebidas alcoólicas por causa da depressão da contratilidade miocárdica e da indução de arritmias
- Evitar consumo excessivo de líquido ou desidratação. Restrição hídrica se houver hiponatremia moderada ou grave
- Correção de obesidade, caquexia e hiperlipidemia
- Manter atividade física porque reduz atividade simpática e aumenta o fluxo sanguíneo para a musculatura periférica.

ESQUEMA TERAPÊUTICO

Cerca de 50% das pacientes se recuperam da insuficiência cardíaca (FE > 45%) dentro de 6 meses com o tratamento atual, especialmente β-bloqueadores e inibidores da enzima de conversão da angiotensina (IECA), estes últimos permissíveis apenas no pós-parto, pois são teratogênicos.

Mulheres com FE < 30% devem receber anticoagulação plena para evitar tromboembolia cardíaca. Pode-se dizer que 25% têm insuficiência cardíaca persistente, mas permanecem estáveis com a medicação, e 25% evoluem para o óbito.

A bromocriptina e a cabergolina inibem a secreção hipofisária de prolactina (PRL), sabidamente aumentada na cardiomiopatia periparto e, por esse motivo, vêm sendo indicadas no tratamento da cardiomiopatia periparto.

> **ALERTA**
>
> Aproximadamente 1 em cada 6 mulheres com cardiomiopatia periparto morre em um prazo de 7 anos. A taxa de mortalidade materna é 4 vezes maior nas mulheres negras em comparação com as brancas.
>
> Quando FE < 25%, por ocasião do diagnóstico da cardiomiopatia periparto, considerada-se sinal de mau prognóstico para uma nova gravidez e indicador importante para transplante cardíaco, mesmo para aquelas mulheres que eventualmente recuperam a FE.
>
> Evitar uso de IECA e espironolactona durante a gravidez.

Cetoacidose Diabética e Cetose de Jejum

DESCRIÇÃO

A *cetoacidose diabética* (*CAD*) é uma emergência grave que acomete cerca de 1 a 3% de todas as gestantes diabéticas, especialmente as do tipo 1. Embora a taxa de mortalidade materna seja baixa, a fetal varia entre 10 e 35%.

É preciso distinguir a *cetose de jejum* prolongado (com hipoglicemia) da CAD.

CAUSA

CETOACIDOSE DIABÉTICA

A causa é o diabetes melito não tratado, especialmente no ciclo gravídico, quando é grande a instabilidade do sistema hemoglicorregulador.

CETOSE DE JEJUM

As crises de hipoglicemia, consequentes do rígido controle glicêmico atualmente proposto, constituem a principal causa. Aproximadamente 70% das mulheres relatam episódios de hipoglicemia na gravidez.

A utilização de glicose pelo feto, associada à diminuição da ingesta subsequente a náuseas e vômitos, faz com que os níveis sanguíneos de corpos cetônicos nas gestantes, após uma noite de jejum, estejam aumentados de 2 a 3 vezes em relação a valores não gravídicos.

SINAIS E SINTOMAS

CETOACIDOSE DIABÉTICA

- Hiperventilação
- Hálito cetônico
- Desidratação
- Coma.

Capítulo 25 Cetoacidose Diabética e Cetose de Jejum

CETOSE DE JEJUM

Pode se manifestar por convulsões e perda da consciência.

EXAME FÍSICO

- Graus variáveis de desidratação
- Hálito cetônico
- Respiração de Kussmaul
- Graus variáveis de obnubilação na CAD.

EXAMES COMPLEMENTARES

CRITÉRIOS DIAGNÓSTICOS DE CETOACIDOSE DIABÉTICA

- Glicemia > 250 mg/dℓ
- pH arterial < 7,3
- Bicarbonato < 15 mEq/ℓ
- Cetonúria/cetonemia moderadas

CETOSE DE JEJUM

Não há hiperglicemia na cetose de jejum.

DIAGNÓSTICOS DIFERENCIAIS MAIS COMUNS

- Cetose diabética
- Cetose de jejum.

CONDUTA

- Avaliação clinicolaboratorial inicial: gasometria arterial, hemograma completo, exame de urina, glicose, ureia, creatinina, eletrólitos
- Iniciar hidratação venosa (e reposição de Na$^+$):
  - Em pacientes com CAD o déficit de líquido é habitualmente de 100 mℓ/kg, o que equivale a 6 a 10 ℓ
  - É importante repor 75% desse déficit em 24 h, e o restante deve ser completado em 48 h, com soro fisiológico (NaCl a 0,9%, na velocidade de 250 a 500 mℓ/h) até chegar à glicemia de 250 mg/dℓ

- Quando a glicemia alcançar 250 mg/dℓ, mudar para soro glicosado a 5% com NaCl a 0,45% (150 a 250 mℓ/h), com a dose de insulina adequada (0,05 a 0,1 unidade/kg/h) para manter a glicemia entre 150 e 200 mg/dℓ, até ser alcançado o controle metabólico
- Checar eletrólitos, ureia, creatinina e glicose a cada 2 a 4 h até estabilizar o quadro. Após a resolução da CAD, se a paciente estiver em dieta zero, continuar insulina por via intravenosa (IV) e suplementar com a insulina regular por via subcutânea (SC), se necessário. Após o início da alimentação, ajustar o regime de insulina em multidoses. Continuar a insulina IV até a insulina administrada por via SC alcançar níveis adequados no plasma

ESQUEMA TERAPÊUTICO

Insulina

Exceto para as formas leves de CAD, a IV é a preferida:

- Insulina regular: 0,15 unidade/kg em *bolus* IV
- Infusão de insulina: 0,1 unidade/kg/h
- Se a glicemia não cair para 50 a 70 mg/dℓ na 1ª hora, dobrar a infusão de insulina a cada hora até a glicemia chegar a 50 a 70 mg/dℓ.

Potássio

- Potássio > 5 mEq/ℓ: reposição de 20 mEq/ℓ
- Potássio 3 a 4 mEq/ℓ: reposição de 30 a 40 mEq/ℓ
- Potássio < 3 mEq/ℓ: reposição de 40 a 60 mEq/ℓ.

Se a hipopotassemia for significativa, o tratamento insulínico só deve ser iniciado quando K⁺ for > 3 mEq/ℓ, para evitar arritmias e parada cardíaca.

Bicarbonato (correção da acidose)

- pH < 6,9: bicarbonato (100 mEq) em 400 mℓ de H_2O (200 mℓ/h)
- pH 6,9 a 7,0: bicarbonato (50 mEq) em 200 mℓ de H_2O (200 mℓ/h)
- pH > 7,0: sem necessidade de reposição.

Repetir o bicarbonato a cada 2 h até pH > 7,0 e monitorar o K⁺.

ALERTA

Método prático de diferenciar a CAD do coma hipoglicêmico é administrar 2 ampolas de 50 mℓ de glicose a 50% rapidamente IV. Resolve o coma hipoglicêmico e não afeta a CAD.

As mulheres com diabetes melito gestacional (DMG) ou aquelas com diabetes melito tipo 2 (DM2) que mudaram para a terapia insulínica devem ser especialmente alertadas. Se necessário (crises de hipoglicemia ou episódios repetidos de ausência), reduzir as metas do controle glicêmico.

Capítulo 25 Cetoacidose Diabética e Cetose de Jejum

Na sala de emergência

Cetoacidose na gravidez
- Internar a paciente
- Solicitar hemograma completo, glicemia plasmática, ureia, creatinina, eletrólitos (sódio, potássio, cloreto), gasometria (pH, bicarbonato, *anion gap*, *base excess*), exame de urina (EAS), eletrocardiograma (ECG), radiografia tórax
- Oxigenioterapia sob máscara facial (5 a 7 ℓ/min)
- Promover 2 acessos venosos calibrosos
- Realizar sondagem vesical
- Orientar a paciente a assumir posição em decúbito lateral esquerdo caso esteja deitada
- Hidratação:
  - Soro fisiológico (NaCl a 0,9% – SF) (2.000 mℓ): correr em 1.000 mℓ/h (total de 2 h)
  - Calcular o sódio sérico corrigido: Na$^+$ + [(glicose – 100)/100]
  - Se Na$^+$ normal (135 a 145 mmol/ℓ) ou Na$^+$ alto (> 145 mmol/ℓ):
    - NaCl a 0,45%: 250 a 500 mℓ/h
  - Se Na$^+$ baixo (< 135 mmol/ℓ):
    - SF: 250 a 500 mℓ/h
  - Quando glicemia ≤ 200 mg/dℓ aternar a cada hora:
    - Solução glicosada (SG) a 5%: 150 a 250 mℓ/h
    - NaCl a 0,45%: 150 a 250 mℓ/h
  - Ter cuidado com edema agudo de pulmão (avaliar bem o débito urinário, notadamente nessa hidratação vigorosa)
- Insulinoterapia:
  - Insulina regualar IV *bolus* 0,1 U/kg
  - Insulina regualar IV contínua 0,1 U/kg/h
  - Se glicemia não ↓ 50 a 70 mg/dℓ na 1ª hora, dobrar dose insulina IV *bolus*
  - Quando glicemia ≤ 200 mg/dℓ, promover infusão de insulina 0,05 a 0,1 U/kg/h IV contínua até resolução da cetoacidose diabética na gravidez

(continua)

Na sala de emergência (continuação)

- Reposição eletrolítica:
  - Potássio sérico:
    - Avaliar se débito urinário é satisfatório (diurese 50 ml/h)
    - Se K^+ < 3,3 mEq/l: manter insulina e repor 20 a 30 mEq/h até K^+ > 3,3 mmol/l
    - Se K^+ 3,3 a 5,3 mEq/l: repor 20 a 30 mEq/h a cada 1.000 ml de SF, a fim de manter K^+ entre 4 e 5 mEq/l
    - Se K^+ > 5,3 mEq/l: não repor K^+ e checar níveis de K^+ a cada 2 h
  - Bicarbonato:
    - Se pH < 7:
      - Diluir 50 mmol $NaHCO_3$ em 200 ml de água destilada com 10 mEq KCl (infundir em 1 h)
      - Se após 1 h pH permanecer < 7,0, diluir 100 mmol $NaHCO_3$ em 400 ml de água destilada com 20 mEq KCl (infundir em 2 h) e repetir $NaHCO_3$ a cada 2 h até ph > 7,0 e monitorar K^+ sérico
- Critérios de resolução da cetoacidose diabética na gravidez:
  - Glicemia < 200 mg/dl
  - *Anion gap* (Na^+ + K^+) − (Cl^- + HCO_3^-) < 12 mEq/l
  - Bicarbonato sérico ≥ 18 mEq/l
  - pH venoso > 7,3.

Choque

DESCRIÇÃO

O *choque* é uma condição de intenso distúrbio hemodinâmico e metabólico, caracterizada por insuficiência do sistema circulatório em manter adequada perfusão aos tecidos.

CLASSIFICAÇÃO

Uma classificação etiopatogênica do *choque obstétrico* pode ser assim esquematizada:

- Choque hipovolêmico:
    - Por perda de sangue: gravidez ectópica, descolamento prematuro de placenta (DPP), placenta prévia/acreta, ruptura uterina, lacerações no trajeto, retenção placentária, inversão uterina aguda
    - Por perda de líquido extracelular: hiperêmese gravídica, íleo paralítico
- Choque distribuitivo:
    - Sepse: abortamento infectado, infecção puerperal, pielonefrite
    - Anafilaxia: embolia por líquido amniótico (ELA), reações de hipersensibilização
    - Neurogênico: inversão uterina aguda (fase inicial)
- Choque cardiogênico: infarto agudo do miocárdio, cardiomiopatia periparto
- Choque obstrutivo: tromboembolia pulmonar.

Por outro lado, a classificação do choque hipovolêmico associado à perda sanguínea pode ser vista na Tabela 26.1.

Na *embolia por líquido amniótico (ELA)* embora o termo sugira embolia dos pulmões, os distúrbios fisiopatológicos parecem ser aqueles da anafilaxia. Quando vigentes, mais tarde, defeitos da coagulação sanguínea, instala-se o choque do tipo hemorrágico.

Na *inversão uterina aguda* pode ocorrer inicialmente hipotensão grave sem perda de sangue considerável. Nesse cenário, o choque é rotulado de neurogênico de origem vagal com bradicardia por estiramento dos ligamentos uterinos, embora o habitual seja o sangramento desde o início do acidente, configurando o choque hipovolêmico.

Tabela 26.1 Classificação do choque hipovolêmico hemorrágico.

	Classe I	Classe II	Classe III	Classe IV
Perda sanguínea	≤ 750 ml	750 a 1.500 ml	1.500 a 2.000 ml	> 2.000
Porcentagem do volume sanguine perdido	15%	15 a 30%	30 a 40%	> 40%
Frequência do pulso	< 100	> 100	> 120	> 140
Pressão sanguínea	Normal	Normal a diminuída	Diminuída	Marcadamente diminuída
Estado mental	Normal a discretamente ansioso	Moderadamente ansioso	Ansioso e confuso	Confuso ou letárgico
Débito urinário	Normal	Reduzido	Mínimo	Nulo
Reposição de fluidos	Cristaloides	Cristaloides	Cristaloides e sangue	Cristaloides e sangue

SINAIS E SINTOMAS

- Dor torácica
- Confusão
- Tonteira
- Sensação de desmaio
- Pele fria e úmida
- Ansiedade ou agitação psicomotora
- Cianose periférica
- Oliguria ou anuria.

EXAME FÍSICO

- Perda da consciência
- Febre (no caso de choque séptico)
- Pulso fraco e rápido
- Hipotensão
- Cianose periférica
- Aumento da frequência respiratória.

CONDUTA

- Dois aspectos fundamentais norteiam o tratamento do choque obstétrico:
  - Atender à Regra VIP: Ventilation (administração de oxigênio), Infusion (ressuscitação líquida), Pump (administração de agentes vasoativos)
  - Assegurar a hemóstase tratando a causa cirúrgica do sangramento ou corrigindo a coagulação com fatores da coagulação
- *Acesso venoso* com agulha de grosso calibre (14 G) e *cateter venoso central*, para infusão de líquidos e de agentes vasoativos
- *Ressuscitação líquida*: é a mais importante indicação terapêutica do choque hemorrágico e deve ser imediatamente iniciada por meio de soluções cristaloides: Ringer com lactato, soro fisiológico (NaCl a 0,9%). A reposição será generosa, sabendo-se que apenas 20% da solução cristaloide permanece na circulação. Restituir a pressão arterial média a nível de 60 a 70 mmHg é o objetivo inicial, mas o nível deve ser ajustado para restaurar a perfusão tecidual medida pelo estado mental, aparência da pele. O volume e a velocidade da reposição volêmica podem ainda ser fornecidos pela pressão venosa central (PVC) de 6 a 10 cmH_2O (ou 3 a 6 mmHg com transdutor eletrônico), hematócrito $\geq$ 30% e volume urinário > 30 mℓ/h. A principal complicação da reposição líquida excessiva é o edema agudo de pulmão
- Os componentes sanguíneos devem suceder imediatamente as soluções cristaloide através do *plasma fresco congelado* (fatores da coagulação) e do *concentrado de hemácias*. Muitas vezes, na emergência extrema, administra-se o sangue de doador universal (O Rh negativo), o que não está isento de complicação
- *Vasoconstritor*: se a hipotensão for grave e permanecer mesmo após a administração de líquidos, o uso de vasopressor pode estar indicado, pelo menos temporariamente, sendo retirado quando a hivolemia for corrigida. A preferência é pela noradrenalina, predominantemente um α-adrenérgico, com modesta ação ß-adrenérgica capaz de ajudar a manter o débito cardíaco. A dose é de 0,1 a 2,0 µg/kg/min
- *Agentes inotrópicos:* dobutamina – 5 a 10 µg/kg/min
- *Ventilação assistida* (intubação orotraqueal) e *oxigenioterapia*, monitoradas pelo lactato sanguíneo < 1,5 mmol/ℓ (< 15 mg/dℓ) e pela saturação do oxigênio venoso misto (Sv_{O_2}) > 70%

- *Posição da paciente:* em decúbito lateral esquerdo de 15 a 30° para evitar a compressão da veia cava inferior e da aorta pelo útero grávido
- *Tratamento da condição subjacente:* se o sangramento é da cavidade uterina e o suficiente para determinar hipovolemia, o parto deve ser deflagrado qualquer que seja a maturidade fetal. No caso de DPP com o feto morto, o melhor é o parto vaginal, acelerado pela amniotomia. Se a cesariana for a exigência, no caso de placenta prévia ou de sofrimento fetal, corrigir possíveis defeitos da coagulação.

TRATAMENTO

Além das medidas gerais pertinentes a qualquer tipo de choque podem ser particularizados:

- Os corticoides não são mais utilizados
- Esquemas antibióticos preferenciais:
  - Ampicilina [2 g por via intravenosa (IV) a cada 6 h] + clindamicina (900 mg IV a cada 8 h) *ou*
  - Gentamicina (1,5 mg/kg IV a cada 8 h) + metronidazol (500 mg IV a cada 8 h)
- As pacientes podem necessitar de cirurgia, *que não deve ser postergada,* para esvaziar possível conteúdo ovular (aspiração a vácuo), drenar abscesso pélvico (colpotomia) ou extirpar órgão infectado (histerectomia).

Síntese | Quatro fases do tratamento do choque

- Há essencialmente *4 fases* do tratamento do choque, e os objetivos terapêuticos e o monitoramento necessariamente devem ser adaptados a essas fases (Figura 26.1)

	Sobrevivência	Otimização	Estabilização	Descalonamento
Fase foco	Obtenha mínimo aceitável de PA Medidas de suporte básico à vida	Providencie adequado suprimento de O_2 Otimize débito cardíaco S_{VO_2}, lactato	Providencie suporte orgânico Minimize complicações	Reduza agentes vasoativos Atinja balanço hídrico negativo

Figura 26.1 As 4 fases do tratamento do choque. (Adaptada de Vincent JL. De Backer D. Circulatory shok. N Engl J Med. 2013; 369:1726.) PA = pressão arterial; S_{VO_2} = saturação de oxigênio venoso.

- A *fase de sobrevivência* foca em atingir uma pressão arterial (PA) e débito cardíaco compatíveis com a sobrevida materna imediata, incluindo o monitoramento invasivo mínimo, quase sempre necessário
- A *fase de otimização* foca a disponibilidade de oxigênio celular e o monitoramento do débito cardíaco, Sv_{O_2} e nível de lactato no sangue
- A *estabilização* foca em prevenir a disfunção orgânica, mesmo após a estabilização hemodinâmica ter sido alcançada
- A *fase de descalonamento* foca em descontinuar paulatinamente os agentes vasoativos e promover medidas para alcançar balanço hídrico negativo.

ALERTA

No choque hemorrágico, a estimativa do sangue perdido é habitualmente inferior à real.

Coagulação Intravascular Disseminada

DESCRIÇÃO

Coagulação intravascular disseminada (*CID*) é uma síndrome adquirida, caracterizada pela ativação difusa da coagulação intravascular, resultando na formação e deposição de fibrina na microvasculatura.

A CID nunca é um achado isolado, ocorrendo em pacientes com sepse, doenças malignas, traumatismo, hepatopatia e anomalias vasculares. Também ocorre em pacientes com descolamento abrupto de placenta ou embolia por líquido amniótico.

CAUSAS

Existem diversas causas de acordo com a apresentação clínica:

- Aguda: descolamento prematuro da placenta (DPP), embolia por líquido amniótico (ELA), retenção de ovo morto e infecção intrauterina
- Crônica: pré-eclâmpsia (especialmente a síndrome *HELLP*) que complica.

SINAIS E SINTOMAS

- Hemorragia vaginal contínua, intensa ou moderada, durante ou após o parto
- Podem aparecer também gengivorragia, epistaxe, hemorragias digestivas, equimoses, hematomas e sangramento nos locais de punção.

EXAME FÍSICO

Não há formação de coágulos, mantendo-se o sangue liquefeito. Pode evoluir rapidamente para choque hemorrágico.

Capítulo 27 Coagulação Intravascular Disseminada

EXAMES COMPLEMENTARES

TESTE DE OBSERVAÇÃO DO COÁGULO (TESTE DE WEINER)

Avalia o nível de fibrinogênio. Consiste em retirar 5 ml de sangue do paciente e colocar em tubo de ensaio. Normalmente o sangue coagula em 8 a 10 min, e o coágulo permanece intacto. Se a concentração de fibrinogênio for baixa, geralmente < 150 mg/dl, o sangue não coagula ou, se o fizer, sofrerá lise parcial ou completa em 30 a 60 min.

RAZÃO FIBRINOGÊNIO/PROTEÍNA C REATIVA

Recentemente passou a ser considerada o melhor teste para o diagnóstico da CID, sobretudo na síndrome HELLP.

CRITÉRIOS DA ISTH

O critério diagnóstico da CID proposto pela *International Society of Thrombosis and Haemostasis (ISTH)* é o mostrado na Tabela 27.1. Dentro do sistema de contagem são utilizados exames tempo de protrombina (TP), contagem de plaquetas, fibrinogênio e D-dímero, que são avaliados e recebem pontuação de 0 a 3. A contagem total < 5 representa *CID não declarada* e a contagem ≥ 5 *CID declarada*.

Tabela 27.1 Critério da ISTH para predizer a CID declarada.

Variável	Valores de referência	Pontuação
Tempo de protrombina (TP)	Normal	0
	Prolongado (3 a 6 s)	1
	Muito prolongado (> 6 s)	2
Contagem de plaquetas	> 100 mil/mm^3	0
	50 a 100 mil/mm^3	1
	< 50 mil/mm^3	2
D-dímero	Normal (< 0,4 µg/ml)	0
	Elevado (0,4 a 4,0 µg/ml)	2
	Muito elevado (> 4,0 µg/ml)	3
Fibrinogênio	> 100 mg/dial	0
	< 100 mg/dial	1

ISTH = International Society of Thrombosis and Haemostasis; CID = coagulação intravascular disseminada. Contagem ≥ 5: CID declarada. (Adaptada de Windesperger & Lehner, 2013.)

CONDUTA

- Controle da hemorragia
- Reposição volêmica: soluções cristaloides (Ringer com lactato), 2 a 3 vezes o volume estimado das perdas sanguíneas, porque as soluções cristaloides permanecem menos tempo no compartimento vascular. Esse tratamento crucial é emergencial, enquanto se aguarda a administração dos componentes sanguíneos
- Plasma fresco congelado (PFC): contém todos os fatores da coagulação necessários e pode ser armazenado por até 1 ano (ver Tabela 27.2)
- Concentrado de hemácias: para cada 1 unidade de plasma fresco congelado são infundidas 4 a 6 unidades de concentrado de hemácias. Cada unidade eleva o hematócrito em cerca de 5%
- Concentrado de plaquetas: pode ser prescrito quando a contagem de plaquetas é muito baixa (< 20.000/mm^3), embora raramente seja necessário. Cada unidade aumenta de 5.000 a 10.000 plaquetas/mm^3
- Crioprecipitado: embora mais rico em fibrinogênio do que o PFC, não contém antitrombina e expõe a paciente a mais doadores, com seus possíveis efeitos adversos. Há quem o proponha se o fibrinogênio for < 100 mg/dℓ e houver indicação de cirurgia
- Tratamento da doença subjacente: na verdade, a parte mais importante do tratamento é o da doença de base.

ALERTA
Não usar agentes antifibrinolíticos.

Tabela 27.2 Tratamento com derivados sanguíneos.

Derivado	Volume (mℓ)	Efeito (por unidade)
Concentrado de hemácias	240	Aumento do Htc de 3% e da Hb de 1 g/dℓ
Plaquetas	50	Aumento das plaquetas de 5.000 a 10.000/mm^3
Plasma fresco congelado	250	Aumento do fibrinogênio de 10 mg/dℓ
Crioprecipitado	40	Aumento do fibrinogênio de 10 mg/dℓ

Htc = hematócrito; Hb = hemoglobina. (Adaptada de ACOG, 2006.)

Capítulo 27 Coagulação Intravascular Disseminada

Na sala de emergência

Hemorragia por coagulação intravascular disseminada

- Internação
- Dieta zero
- Indicar oxigenioterapia (8 a 10 ℓ/min) sob máscara facial
- Obter 2 acessos venosos calibrosos (Jelco 16 ou 18)
- Promover reanimação volêmica com infusão de Ringer com lactato 1.000 mℓ venoso em 10 min
- Colocar sonda vesical de demora, tipo Foley, número 16, 18 ou 20
- Coletar sangue para realizar hemograma completo com plaquetometria, fibrinogênio sérico e D-dímero, avaliação da função renal (ureia, creatinina, ácido úrico) e coagulograma completo
- Confirmada a coagulação intravascular disseminada, promover transfusão de plasma fresco congelado e concentrado de hemácias (para cada 1 unidade de plasma fresco congelado são infundidas 4 a 6 unidades de concentrado de hemácias. Cada unidade eleva o hematócrito em cerca de 5%)
- Avaliar necessidade de transfusão de plaquetas, notadamente em casos de plaquetopenia (< 20.000/mm^3); cada unidade aumenta de 5.000 a 10.000 plaquetas/mm^3
- Em caso de fibrinogênio < 100 mg/dℓ e havendo indicação de cirurgia, preferir a transfusão de crioprecipitado no lugar do plasma fresco congelado
- Tratar a doença de base.

Crise Tireotóxica

DESCRIÇÃO

A *crise tireotóxica* ("tempestade" tireotóxica) é uma complicação rara do hipertireoidismo que ocorre em 1% das pacientes, com taxas de mortalidade de aproximadamente 25%.

CAUSA

- Doença de Graves
- Síndrome de hipertireoidismo gestacional
- Hipertireoidismo trofoblástico
- Mutação do receptor do hormônio estimulante da tireoide (TSHR)
- Tireoidite pós-parto.

SINAIS E SINTOMAS

- Febre
- Taquicardia
- Distúrbios gastrintestinais: náuseas e vômitos, diarreia, icterícia
- Transtornos neurológicos: confusão, apatia, coma
- Hipertensão arterial seguida por hipotensão
- Choque.

EXAME FÍSICO

- Febre alta
- Taquicardia
- Agitação psicomotora
- Vômitos
- Diarreia
- Desidratação
- Confusão
- Torpor
- Arritmias cardíacas.

EXAMES COMPLEMENTARES

- Elevação de T4 livre (> 2 ng/dℓ) + supressão do hormônio estimulante da tireoide (TSH)

Capítulo 28 Crise Tireotóxica

- Leucocitose com desvio para esquerda, mesmo na ausência de infecção
- Hiperglicemia leve a moderada, mesmo na ausência de diabetes melito
- Desidrogenase láctica, transaminase glutâmico-oxalacética (TGO) ou aspartato aminotransferase (AST) e bilirrubinas elevadas como decorrência de disfunção hepática
- Cálcio pode estar elevado por causa de hemoconcentração ou dos efeitos dos hormônios tireóideos sobre os ossos.

DIAGNÓSTICOS DIFERENCIAIS MAIS COMUNS

Outras causas de síndrome adrenérgica, decorrentes de feocromocitoma, uso de cocaína etc.

CONDUTA

Medidas de suporte: UTI
- Oxigênio
- Hidratação venosa
- Correção de eletrólitos
- Antipiréticos
- Compressas frias.

ESQUEMA TERAPÊUTICO

- Agentes antitireóideos:
  - Propiltiouracila (PTU) 1 g por via oral (VO) ou por tubo nasogástrico, depois 200 mg a cada 6 h
  - Solução saturada de iodeto de potássio 2 a 5 gotas VO a cada 8 h (só administrar 1 a 2 h após PTU)
  - Corticoide: dexametasona 2 mg por via intravenosa (IV) a cada 6 h (4 doses)
- Controle da taquicardia materna (> 120 bpm):
  - ß-bloqueador: propranolol 1 mg/min IV ou 60 a 80 mg VO ou por tubo nasogástrico, a cada 4 h
- Controle da agitação psicomotora:
  - Fenobarbital, 30 a 60 mg VO a cada 6 a 8 h.

ALERTA

A crise tireotóxica *não* constitui indicação de interrupção da gravidez. O parto por outras indicações obstétricas só deve ser induzido após a compensação clínica da paciente, porque a cesariana ou o parto vaginal podem exacerbar a crise tireotóxica.

Na sala de emergência

Crise tireotóxica

Agentes antitireoidianos:

- Propiltiouracila: 600 a 1.000 mg/dia VO (melhor opção)
- Metimazol: 60 a 100 mg/dia VO
- Iodeto: 500 a 1.000 mg VO 6/6 h, após a inibição da síntese hormonal
- Propranolol: 40 mg VO 6/6 h, para controle dos sinais adrenérgicos (tremores, taquicardia, sudores)
- Hidrocortisona: 100 mg IV 8/8 h
- Sedação da paciente com benozdiazepínico: 10 mg VO ou IM até de 8/8 h.

Dengue

DESCRIÇÃO

É uma infecção endêmica nos países tropicais e subtropicais, inclusive na Índia. Geralmente acomete crianças com menos de 15 anos de idade, mas gestantes também podem ser afetadas.

CAUSAS

Arbovírus do gênero *Flavivirus* (família Flaviviridae). São conhecidos 4 sorotipos: DENV 1, DENV 2, DENV 3 e DENV 4.

Os vetores são mosquitos do gênero *Aedes*. A espécie *Aedes aegypti* é a mais importante na transmissão do dengue.

SINAIS E SINTOMAS

- Febre alta (39 a 40°C) de início súbito
- Cefaleia
- Dor retro-orbital
- Artralgia
- Mialgia
- Exantema
- Prostração
- Prurido cutâneo.

EXAME FÍSICO

Ver boxe *Classificação e tratamento* adiante.

EXAMES COMPLEMENTARES

Ver boxe *Classificação e tratamento* adiante.

DIAGNÓSTICOS DIFERENCIAIS MAIS COMUNS

- Síndromes febris: enteroviroses, *influenza*, hepatite viral, malária, febre tifoide, outras arboviroses

- Síndromes exantemáticas febris: rubéola, sarampo, escarlatina, exantema súbito, enteroviroses, mononucleose infecciosa, parvovirose, citomegalovirose
- Síndromes hemorrágicas febris: hantavirose, febre amarela, leptospirose, malária grave, riquetsioses
- Síndromes dolorosas abdominais: apendicite, abscesso hepático, abdome agudo, colecistite aguda
- Choque: meningococcemia, septicemia, meningite, síndrome do choque tóxico
- Síndrome de irritação meníngea: meningites virais, meningite bacteriana, encefalite
- Na gestação, principalmente nas formas graves de dengue, o diagnóstico diferencial deve incluir pré-eclâmpsia, síndrome *HELLP* e sepse.

> **ALERTA**
>
> A espécie *Aedes aegypti* também é transmissora do vírus da febre amarela e do vírus chikungunya.
> Existe risco de abortamento se a infecção acometer a gestante no 1º trimestre e de trabalho de parto prematuro no 3º trimestre.

CONDUTA E ESQUEMA TERAPÊUTICO

Ver boxe a seguir.

Classificação e tratamento

Vermelho – dengue grave

Uma ou mais das seguintes complicações:

- Choque compensado ou não
- Extravasamento plasmático mesmo sem choque (ascite, derrame pleural etc.)
- Hemorragia, hematêmese, melena
- Comprometimento sistêmico grave (fígado, sistema nervoso central, coração e outros)
- Comprometimento respiratório.

Classificação de risco → avaliação médica imediata. Internação hospitalar. Cuidados de terapia intensiva, se indicados.

Avaliação

História, exame clínico e investigação laboratorial básica (hemograma com contagem de plaquetas antes de iniciada hidratação). Glicemia e outros exames específicos, conforme avaliação clínica.

Atentar para sinais de choque hipovolêmico:

- Pulso rápido e fino
- Extremidades frias

Capítulo 29 Dengue

- Pele pálida e úmida (paciente sudorética)
- Enchimento capilar lento > 2 s
- Pressão arterial convergente (PA diferencial < 20 mmHg)
- Hipotensão postural (queda > 30 mmHg na aferição de pé em relação à aferição sentada)
- Agitação ou prostração importante
- Hipotermia.

Tratamento

- *Reposição volêmica*
- Dois acessos venosos calibrosos. Evitar punção de vasos profundos; preferir vasos compressíveis
- Cautela ao instalar cateter nasogástrico
- Hematócrito (hemoconcentração) a cada 2 h
- Rigorosa observação de enfermagem e reavaliação clínica constante na fase de expansão
- Avaliar necessidade de UTI (hematócrito em queda e choque, gravidade do comprometimento clínico, insuficiência respiratória etc.)
- *Havendo melhora clínica e laboratorial, tratar paciente como amarelo.*

Reposição volêmica

Fase de expansão. Ficar sob rigorosa observação clínica.

- Soro fisiológico (NaCl a 0,9%) ou solução de Ringer com lactato: 20 mℓ/kg em 30 min, máximo de 2.000 mℓ por etapa, podendo ser repetida até 3 vezes ou mais a critério clínico
- Se a resposta for inadequada, avaliar hemoconcentração. Se o hematócrito estiver em ascensão e houver choque persistente apesar da reposição volêmica adequada, utilizar expansores de volume → coloide sintético (Hisocel® ou similar) – 10 mℓ/kg/h
- Hematócrito em queda e choque: iniciar cuidados intensivos; investigar possível quadro hemorrágico associado
- Atenção na fase de reabsorção do volume extravasado:
  - Considerar a possibilidade de hiper-hidratação
  - Reduzir a velocidade e o volume infundido, de acordo com a avaliação clínica e laboratorial
- Monitorar hiponatremia e hipocalemia
- Depois da internação, seguir o protocolo do hospital.

Amarelo

Dengue *com sinais de alarme* ou que *pertença a grupo de risco clínico* (gestante) ou *social para complicações* (sinais de alarme assistenciais).

Sinais de alarme. Dor abdominal intensa e contínua; vômito persistente; hipotensão postural ou lipotimia; sonolência, agitação psicomotora ou irritabilidade; hepatomegalia; sangramento espontâneo das mucosas; diminuição da diurese (geralmente a paciente deverá urinar pelo menos 1 vez a cada 6 h); aumento do hematócrito concomitante à queda rápida das plaquetas.

Classificação de risco → alta prioridade para avaliação médica.

Avaliação

História, exame clínico e investigação laboratorial básica (hemograma com contagem de plaquetas antes de iniciada hidratação). Glicemia e outros exames específicos, conforme avaliação clínica.

Volume urinário horário nas primeiras 4 h.

Tratamento

- *Manter em leito de observação* (cadeira de hidratação ou maca em unidade com médico e enfermagem de plantão 24 h)
- Hidratação oral enquanto aguarda avaliação médica
- Hidratação oral nas pacientes dos grupos de risco *sem sinais de alarme*
- *Reposição volêmica em todas as pacientes com sinais de alarme*, depois da avaliação clínica e do hemograma
- Reposição volêmica conforme fase de manutenção nas pacientes sem sinais de alarme que não consigam ingerir líquidos
- Avaliação da necessidade de internação.

Reposição volêmica

Fase de expansão. Ficar sob rigorosa observação clínica.
- Soro fisiológico (NaCl a 0,9%) ou solução de Ringer com lactato: 20 mℓ/kg em 30 min, máximo de 2.000 mℓ por etapa, podendo ser repetida até 3 vezes ou mais, a critério clínico
- Reavaliação clínica constante, incluindo sinais vitais e perfusão periférica
- Repetir o hematócrito ao fim da fase de expansão e a cada 2 h, na fase de manutenção
- Manter sob rigorosa observação de enfermagem e clínica.

Fase de manutenção. Iniciar depois de observada melhora clínica e laboratorial com a fase de expansão. Reduzir gradualmente a infusão venosa.

Sinais de melhora clínica:

- Volume urinário adequado
- Queda do hematócrito abaixo do valor de base em paciente estável
- Se não houver melhora, classificar como *vermelho – dengue grave*.
- Hidratação: 25 mℓ/kg, de 6/6 h ou, a critério clínico, de 8/8 h ou de 12/12 h
  - A hidratação de manutenção deve ser realizada com solução glicosada a 5% (3/4 ou 2/3 da quantidade total) e soro fisiológico (1/4 ou 1/3 da quantidade total)
  - Acrescentar ao volume de manutenção de 20 a 50 mℓ/kg/dia se houver perdas anormais (metade com solução glicosada e metade com soro fisiológico).

Eletrólitos de manutenção
- Sódio: 2 a 3 mEq/kg/dia. Cada 20 mℓ de soro fisiológico contêm 3 mEq de sódio. Com a composição 1/4 ou 1/3 de soro fisiológico, oferece-se o sódio basal
- Potássio: 2 a 3 mEq/kg/dia, com o máximo de 5 mEq em cada 100 mℓ de solução.

Acompanhamento
- Avaliação dos sinais vitais e perfusão periférica (de hora em hora até o final da fase de expansão, passando para 4/4 h na fase de manutenção)
- Hemograma de controle a cada 4 h e antes da alta da observação
- Contagem de plaquetas a cada 12 h, glicemia e demais exames a critério clínico
- Avaliar volume urinário horário pelo menos nas primeiras 4 h
- A hidratação venosa pode ser substituída pela via oral após normalização do hematócrito, dos sinais vitais e do débito urinário.

Critérios de alta dos leitos de observação
- Pacientes dos grupos de risco com hematócrito e quadro clínico estáveis, sem sinais de alarme, podem ser liberadas para tratamento ambulatorial depois de período de observação de pelo menos 4 h
- Na gestante, observar especialmente a tolerância à ingesta de líquidos e alimentos. Em caso de intolerância, manter em leito de observação
- Pacientes submetidas à reposição volêmica, depois de compensadas, se não tiverem indicação de internação, devem ser mantidas em observação em leito ou cadeira de hidratação durante pelo menos 6 h antes da liberação para tratamento ambulatorial
- O tratamento ambulatorial deve ser conduzido da maneira descrita para as pacientes *verdes*.

Sinais e sintomas de hidratação excessiva
- Dispneia
- Ortopneia/taquipneia/Cheyne-Stokes
- Tosse de início súbito
- Terceira bulha (galope)
- Estertores crepitantes basais
- Edema pulmonar.

Critérios de internação hospitalar
- *Dengue grave:* extravasamento plasmático (ascite, derrame pleural etc.), hipovolemia, comprometimento orgânico grave, comprometimento respiratório, hemorragia, hematêmese, melena
- Recusa ou dificuldade de ingesta de líquidos e alimentos
- Plaquetas inferiores a 20.000/mm^3 independentemente de manifestações hemorrágicas
- Outros sinais de comprometimento de órgãos
- Impossibilidade de seguimento da paciente ou de seu retorno na unidade de saúde
- Doença de base descompensada.

Critérios de alta hospitalar
- Mais de 24 h em estado afebril, com hematócrito normal e hemodinamicamente estável
- Plaquetas em elevação ou acima de 20.000/mm³
- Ausência de sintomas respiratórios.

Verde

Classificação de risco → baixa prioridade para avaliação médica.
Observação: neste grupo, estão as pacientes que faziam parte do grupo amarelo e que foram liberadas para tratamento ambulatorial.

Avaliação
História, exame clínico e investigação laboratorial básica (hemograma com contagem de plaquetas).

Tratamento ambulatorial
- Hidratação oral: 60 a 80 mℓ/kg/dia, sendo 1/3 deste volume por soro de hidratação oral e 2/3 de líquidos variados. Oferecer os líquidos na proporção de 50% do volume diário pela manhã, 35% no período da tarde e 15% no período noturno
- *Repouso*
- *Sintomáticos:* paracetamol. Não utilizar ibuprofeno, anti-inflamatórios não hormonais e corticoides. Não aplicar medicação pela via intramuscular
- *Orientar pacientes e familiares:* repouso, meios de disseminação e prevenção, sinais de alarme para gravidade, especialmente no primeiro dia da redução da febre (defervescência)
- Em *pacientes incapazes do autocuidado*, incluindo a dificuldade de ingesta de líquidos, avaliar internação
- Pacientes com hematócrito estável e sem sinais de gravidade podem ser liberados para acompanhamento ambulatorial
- *Monitoramento* com revisão diária para avaliação da progressão da doença, atentando-se para:
  - Realizar hemograma com contagem de plaquetas no primeiro atendimento e a cada 48 h ou a critério clínico
  - Hemoconcentração (aumento do hematócrito)
  - Defervescência da febre (queda abrupta da temperatura)
  - Sinais de alarme (mesmo fora da fase crítica)
  - Retorno imediato à unidade de saúde caso ocorra qualquer um dos sinais de alarme ou em caso de desaparecimento da febre
  - Instruções escritas para casa (p. ex., usando o cartão de dengue).

Doença Tromboembólica Venosa

DESCRIÇÃO

A *trombose venosa profunda* (*TVP*) e a *tromboembolia pulmonar* (*TEP*) são conjuntamente referidas como *doença tromboembólica venosa* (*DTV*). A DTV é uma das principais causas de morbidade e de mortalidade materna. Em mulheres em idade fértil, aproximadamente metade de todos os acidentes trombóticos ocorre na gravidez.

CAUSAS

As situações em que prevaleçam um ou mais componentes da tríade de Virchow (estase venosa, lesão endotelial e estado de hipercoagulabilidade) são as propícias ao desenvolvimento da trombose.

SINAIS E SINTOMAS

TROMBOSE VENOSA PROFUNDA

A TVP pode ser oligossintomática ou então apresentar quadro clínico exuberante. O acometimento do sistema venoso profundo ocorre habitualmente nos membros inferiores, em locais sujeitos a fenômenos compressivos e estagnação sanguínea, como panturrilha (veia poplítea) e face interna da coxa (veia femoral comum).

Classicamente, dor e edema, em 85% dos casos no membro inferior esquerdo (*síndrome de May-Thurner*), caracterizam o quadro clínico da TVP.

TROMBOEMBOLIA PULMONAR

Manifestações sistêmicas – mal-estar, inquietação, febre, taquicardia, dispneia, tosse rebelde, hemoptise e dor torácica – caracterizam o quadro clínico da TEP.

EXAME FÍSICO

- Na TVP da panturrilha a dor pode ser provocada mediante a execução da dorsiflexão do pé (*sinal de Homans*)
- Diferença na circunferência das panturrilhas > 2 cm sugere TVP
- Membro edemaciado, com rubor, dor e empastamento
- Palpação de cordão endurecido no membro afetado
- Nas tromboses venosas pélvicas (veia ilíaca comum), além da dor à palpação do baixo-ventre e ao toque vaginal, podem ocorrer disúria, retenção de urina, tenesmo e desconforto à defecação. Além de o edema se iniciar na raiz da coxa (rizomélico), o membro inferior pode apresentar aspecto pálido, por vezes com manchas azuladas entremeadas, quadros clínicos conhecidos como *phlegmasia alba dolens* e *phlegmasia cerulea dolens*, e descritos com frequência no período puerperal, quando ainda era norma manter a puérpera em repouso prolongado no leito.

EXAMES COMPLEMENTARES

O diagnóstico clínico será sempre confirmado por exame de imagem no membro inferior, no caso *ultrassonografia compressiva* ou *duplex* (Doppler).

A confirmação da DTV na ultrassonografia (US) já conduz imediatamente ao tratamento anticoagulante, dispensando outros procedimentos de imagem.

Se houver suspeita de trombose venosa pélvica, mas a US for negativa/não esclarecedora, o exame de eleição será a *angiorressonância magnética (angioRM) pélvica* (Figura 30.1).

O diagnóstico da TEP pode ser confirmado por exames de imagem do tórax: *angiotomografia computadorizada (angioTC)*, inclusive com a opção para a *cintilografia de ventilação/perfusão (V/Q)*, se a US não for conclusiva para TVP.

A *heparina não fracionada (HNF)* deve ser monitorada pelo *tempo de tromboplastina parcial ativada (TTPa)* – 1,5 a 2,5 vezes o normal, 6 h da sua última administração.

Discute-se a necessidade de monitorar a enoxaparina, sob uso terapêutico, pelo antifator Xa, cujos níveis devem alcançar 0,6 a 1,0 U/mℓ, 4 a 6 h após a última injeção (ACOG, 2011).

Pacientes com esquema profilático não necessitam de monitoramento.

Capítulo 30 Doença Tromboembólica Venosa

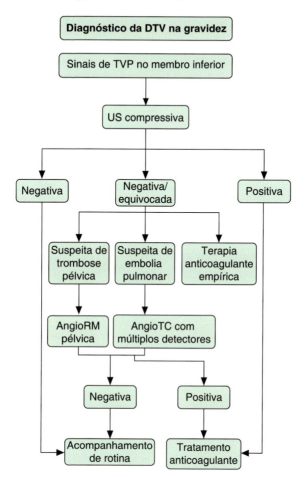

Figura 30.1 Diagnóstico da doença tromboembólica venosa (DTV) na gravidez. US = ultrassonografia; angioRM = angiorressonância magnética; angioTC = angiotomografia computadorizada.

CONDUTA

Mulheres recebendo anticoagulação terapêutica ou profilática com a *heparina de baixo peso molecular* (*HBPM*) devem substituí-la pela HNF, de meia-vida mais curta, no último mês da gravidez ou na iminência do parto.

No parto induzido, o tratamento anticoagulante deve ser suspenso 24 h antes.

Se o parto ocorreu espontaneamente, a reversão com o sulfato de protamina (1 mℓ neutraliza 1.000 UI de HNF) raramente é necessária e não será cogitada no esquema profilático.

Para as mulheres nas quais a terapia anticoagulante foi temporariamente descontinuada, estão indicadas as *meias elásticas de compressão graduada*.

PARTO

- O bloqueio neuroaxial não deve ser realizado antes de 10 a 12 h após a última dose profilática da HBPM e antes de 24 h após a última dose terapêutica
- A cesariana dobra o risco de DTV, por isso deve ser prescrita profilaxia mecânica (meias de compressão graduada ou aparelhos de compressão pneumática) se não for usada profilaxia farmacológica; parturientes com risco elevado devem manter ambos os procedimentos (ACOG, 2011).

PÓS-PARTO

- O tratamento anticoagulante deve ser reiniciado após o controle razoável da hemorragia – 4 a 6 h após o parto vaginal e 6 a 12 h após cesariana. Nesse intervalo, utilizar meias elásticas
- A enoxaparina ou a HNF são administradas por no mínimo 5 dias, concomitantemente com a varfarina, e depois descontinuadas quando for atingida a razão normatizada internacional (INR) terapêutica (entre 2,0 e 3,0) para anticoagulantes orais
- Para tratamentos de 4 a 6 semanas, o usual quando foi utilizada a heparina profilática

> **ALERTA**
>
> Mulheres com história de trombose que não foram completamente investigadas devem ser avaliadas para *síndrome antifosfolipídio* (SAF) e *trombofilias hereditárias*.
>
> Os anticoagulantes orais (varfarina) estão formalmente contraindicados na gravidez, pois ao contrário da heparina, atravessam a placenta e estão associados à *embriopatia varfarínica*, caracterizada por malformações fetais similares à *condrodisplasia punctata*, com hipoplasia nasal e calcificação puntiforme das cartilagens epifisárias dos ossos longos (observada em 5 a 10% dos fetos expostos entre 6 e 9 semanas da gravidez). Além disso, há o risco de hemorragia fetal, que persiste durante toda a gestação, com sequelas importantes no sistema nervoso central.
>
> **Contracepção hormonal**
>
> O risco de DTV em usuárias de pílula anticoncepcional contendo estrogênio aumenta de 35 a 99 vezes, por isso esse método contraceptivo está contraindicado no puerpério imediato, quer apresentem ou não trombofilia.
>
> Métodos alternativos devem ser procurados, como anovulatórios apenas de progesterona, implantes, dispositivo intrauterino (DIU), inclusive com progesterona e métodos de barreira.

durante a gestação, a substituição pela varfarina pode ser dispensada, porque sua dose leva até 2 semanas para ser ajustada
- Embora a HFN, a HBPM e a varfarina sejam excretadas no leite, a exposição do neonato é baixa e não modifica o seu perfil de coagulação, sendo, portanto, compatíveis com o aleitamento natural
- Mulheres que tiveram DTV na gravidez, especialmente no 3º trimestre, podem necessitar de varfarina por 3 a 6 meses após o parto.

ESQUEMA TERAPÊUTICO

O tratamento de eleição da DTV na gravidez é a HBPM. A HNF só será utilizada se não houver HBPM.

A HBPM (enoxaparina 1 mg/kg por via subcutânea de 12/12 h) é atualmente preferida para o tratamento da DTV porque sua dose e seu monitoramento são mais fáceis, além de provocar menos osteoporose e trombocitopenia do que a heparina regular. Além do seu alto custo, outra desvantagem da HBPM é que, no momento do parto, sua maior meia-vida é uma inquietante preocupação para a utilização da anestesia de condução e para o risco de sangramento no pós-parto.

Os esquemas do tratamento anticoagulante na gravidez estão exarados na Figura 30.2.

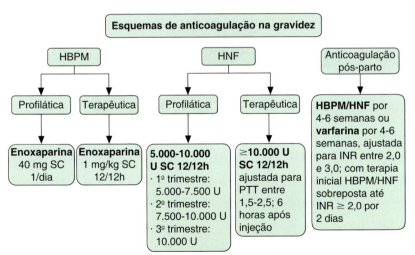

Figura 30.2 Esquemas de anticoagulação na gravidez. HBPM = heparina de baixo peso molecular; HNF = heparina não fracionada; INR = relação normatizada internacional; PTT = tempo de tromboplastina parcial; SC = via subcutânea. (American College of Obstetricians and Gynecologists. Thromboembolism in pregnancy. Practice Bulletin nº 123. Obstet Gynecol. 2013; 118:718.)

Edema Agudo do Pulmão

DESCRIÇÃO

O *edema agudo do pulmão* (*EAP*) é uma complicação grave que pode surgir durante a gestação ou o puerpério, com elevadas taxas de morbidade e mortalidade maternas e fetais (Figura 31.1).

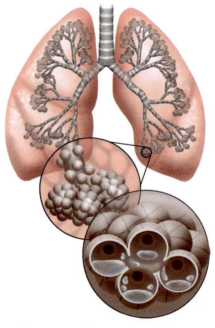

Figura 31.1 Edema agudo do pulmão.

CAUSAS

As causas mais comuns incluem:

- Uso de agentes tocolíticos
- Doença cardíaca prévia
- Hidratação excessiva
- Pré-eclâmpsia.

Capítulo 31 Edema Agudo do Pulmão

SINAIS E SINTOMAS

A principal manifestação é a dispneia intensa e súbita, associada a cefaleia, ortopneia, agitação psicomotora, tosse, expectoração rósea/espumosa.

Os achados mais comuns na ausculta pulmonar são os estertores crepitantes.

EXAME FÍSICO

- Dispneia
- Cianose
- Elevação da pressão arterial (PA)
- Roncos e sibilos associados a estertores difusos à ausculta pulmonar.

EXAMES COMPLEMENTARES

- Oximetria de pulso
- Monitoramento contínuo do eletrocardiograma (ECG) e da PA
- Pesquisa de proteinúria
- Gasometria arterial
- Ecocardiograma
- Radiografia de tórax.

DIAGNÓSTICOS DIFERENCIAIS MAIS COMUNS

- Síndrome de angústia respiratória do adulto (SARA)
- Pneumonia por aspiração
- Hipersecreção brônquica
- Asma
- Doença pulmonar obstrutiva crônica (DPOC)
- Edema pulmonar não cardiogênico
- Broncopneumonia.

CONDUTA

Será considerado apenas o EAP *cardiogênico*. As diretrizes são da *Advanced Cardiac Life Support* (*ACLS*).

Medidas gerais:

- Paciente mantida sentada e, se possível, com os membros inferiores pendentes, diminuindo, assim, o retorno venoso
- Oxigênio (oxigênio úmido, máscara facial, manter $SO_2 > 90\%$).

ESQUEMA TERAPÊUTICO

Medidas de primeira linha:

- Diurético: furosemida – 40 a 80 mg por via intravenosa (IV), dose inicial (alívio da dispneia e indução de diurese); se não houver resposta – 200 mg IV; dose máxima – 1.000 mg/dia IV
- Nitratos: dinitrato de isossorbida – 5 mg sublingual (SL), a cada 5 min (desde que PA sistólica > 90 mmHg); dose máxima – 30 mg SL
- Morfina: 2 a 4 mg IV, a cada 5 min
- Intubação orotraqueal/ventilação mecânica (se $SO_2 < 90\%$).

ALERTA

A ventilação com pressão positiva não invasiva (CPAP/BIPAP por máscara facial) é muito útil e pode protelar, ou até evitar, a intubação orotraqueal e a ventilação mecânica.

No EAP associado ao uso de tocolíticos, o tratamento consiste na suspensão do fármaco, administração de oxigênio e promoção da diurese.

Embolia por Líquido Amniótico

DESCRIÇÃO

A *embolia por líquido amniótico (ELA)*, ou embolia amniótica, é rara na gravidez, ocorrendo em cerca de 1:15.000 a 54.000 partos, mas é responsável por 5 a 15% da taxa de mortalidade materna nos países desenvolvidos; primeira causa na Austrália, segunda nos Estados Unidos e no Reino Unido.

A taxa de mortalidade perinatal nos casos fatais de ELA oscila entre 9 e 44%.

É frequente o comprometimento neurológico persistente em mães e crianças que sobrevivem.

CAUSA

Quando o líquido amniótico ganha acesso à circulação materna, habitualmente através das veias cervicais ou do local de inserção da placenta, a vasculatura pulmonar é exposta a material ativo imunologicamente. Isso resulta em intensa vasoconstrição no pulmão.

SINAIS E SINTOMAS

- Desponta parada cardiorrespiratória (PCR), sangramento, sofrimento fetal, com início repentino, em 70% dos casos durante o parto, antes do período expulsivo: (Tabela 32.1)
- Aproximadamente 90% das pacientes experimentam PCR. Das que sobrevivem, 45 a 50% exibem grave coagulopatia, 30 minutos a 4 horas mais tarde, acompanhada por atonia uterina.

EXAME FÍSICO

- Dispneia
- Palidez
- Taquicardia
- Pressão arterial (PA) de difícil ausculta.

Tabela 32.1 Sinais e sintomas da embolia por líquido amniótico (ELA).

Hipotensão
Sofrimento fetal
Edema agudo de pulmão e SARA
Parada cardiorrespiratória (PCR)
Cianose
Coagulação intravascular disseminada (CID)
Dispneia
Convulsão
Atonia uterina

SARA = síndrome de angústia respiratória aguda.

EXAMES COMPLEMENTARES

- Hemograma completo com contagem de plaquetas
- Fator RH e tipagem sanguínea
- Gasometria arterial
- Eletrólitos
- Coagulograma
- D-dímero
- Monitoramento cardíaco contínuo
- Oximetria de pulso
- Aferição contínua da PA.

DIAGNÓSTICOS DIFERENCIAIS MAIS COMUNS

Apresentados na Tabela 32.2.

CONDUTA

- O tratamento da ELA é puramente de suporte e consiste na administração de solução de cristaloides, agentes pressores/inotrópicos (adrenalina, noradrenalina, dopamina), reanimação cardiopulmonar (RCP), plasma fresco congelado, concentrado de hemácias, uterotônicos (derivados do *ergot*, misoprostol retal), tamponamento/balão intrauterino
- Na presença da PCR e feto viável está indicado o parto cesáreo imediato para melhorar o prognóstico neonatal. Se o tempo decorrido entre a PCR e o parto for de até 5 minutos, 90% dos neonatos nascem sem comprometimento neurológico.

ALERTA

Vinte e cinco por cento das mortes ocorrem na primeira hora após a internação em UTI.

Capítulo 32 Embolia por Líquido Amniótico

Tabela 32.2 Diagnóstico diferencial da embolia por líquido amniótico (ELA).

Causas obstétricas	Causas anestésicas	Causas não obstétricas
Descolamento prematuro da placenta (DPP)	Raque total	Tromboembolia pulmonar (TEP)
Ruptura uterina	Aspiração	Embolia gasosa
Atonia pós-parto	Reação anestésica local	Anafilaxia
Eclâmpsia		Sepse e choque séptico
Cardiomiopatia periparto		

Na sala de emergência

Embolia por líquido amniótico

- Realizar avaliação clínica contínua: monitoramento cardíaco e respiratório com oximetria de pulso (em casos mais graves, com avaliação da capnografia e da eletrocardiografia), monitoramento contínuo fetal (caso ainda não tenha ocorrido o parto) e colocação de um cateter venoso central para avaliar a hemodinâmica materna
- Promover cateterismo arterial para monitoramento da pressão arterial média, bem como a realização de gasometrias arteriais seriadas
- Obter 2 acessos venosos calibrosos (Jelco 16 ou 18)
- Colocar sonda vesical de demora, tipo Foley, número 16, 18 ou 20
- Indicar oxigenioterapia (8 a 10 ℓ/min) sob máscara facial e quando necessário, realizar intubação traqueal
- Tratar eventual instabilidade hemodinâmica materna com vasopressores, tais como dopamina, noradrenalina e suporte ionotrópico
- Tratar eventual hemorragia e coagulação intravascular disseminada conforme preconizado nos Capítulos 10 e 27, respectivamente
- Manter suporte clínico criterioso.

Estado de Mal Epiléptico

DESCRIÇÃO

O *estado de mal epiléptico* (*EME*) é uma convulsão de duração suficiente (arbitrariamente 30 min) para determinar uma condição epiléptica duradoura.

CAUSA

A epilepsia é responsável por 50% dos casos de EME, e a taxa de mortalidade global é de cerca de 15 a 20%.

DIAGNÓSTICOS DIFERENCIAIS MAIS COMUNS

- Álcool
- Drogas ilícitas (cocaína)
- Trauma
- Metabólicos/parada cardiorrespiratória
- Tumores
- Infecções do sistema nervoso central (SNC), incluindo as bacterianas, virais e parasitárias
- Doenças cerebrovasculares.

CONDUTA

MEDIDAS GERAIS

- A prioridade inicial é assegurar a desobstrução das vias respiratórias
- Aspiração contínua para evitar pneumonia aspirativa
- Virar a cabeça da paciente para o lado e afastar objetos cortantes ou contundentes
- Necessidade imediata de monitoramento eletroencefalográfico (EEG)
- Oxigênio sob máscara/nasal, podendo estar indicada a intubação orotraqueal (IOT)
- Oximetria de pulso (anormal $SO_2 < 95\%$)

Capítulo 33 Estado de Mal Epiléptico

- Obtenção de acesso venoso
- *Exames laboratoriais*: glicemia (capilar imediata), eletrólitos sanguíneos, magnésio, cálcio, testes de função hepática, hemograma completo, rastreamento toxicológico (quando não existir etiologia aparente para o EME), níveis sanguíneos das medicações epilépticas
- Se houver hipoglicemia (< 50 mg/dℓ): 100 mg de tiamina (história de etilismo) e 50 mℓ de glicose a 50%
- Na ausência de história de epilepsia: tomografia computadorizada (TC) ou ressonância magnética (RM) do cérebro, para afastar outras causas, por certo, após a estabilização do quadro epiléptico.

TRATAMENTO MEDICAMENTOSO

O tratamento medicamentoso do EME deve ser hierarquizado:

Benzodiazepínicos. Devem ser utilizados precocemente. Diazepam: em *bolus* por via intravenosa (IV) 10 mg (dose máxima: 40 mg).

Fenitoína. Pode ser utilizada no seguimento mesmo que as crises já tenham melhorado, em função da alta probabilidade de recidiva devido à meia-vida curta dos benzodiazepínicos. Dose: 10 a 20 mg/kg IV (velocidade de infusão: 100 mg/min).

Fenobarbital. Dose: 20 mg/kg IV (velocidade de infusão máxima: 1 mg/kg/min).

EME REFRATÁRIO

Se as crises não cederem com o diazepam, fenitoína ou fenobarbital, o quadro é considerado de *EME refratário*. Estão indicados:

Midazolam. Dose: 0,2 mg/h em infusão contínua IV.

Coma barbitúrico. Obrigatória a IOT. Duas opções:

- *Pentobarbital sódico.* Dose de ataque: 10 a 15 mg/kg em *bolus* IV; manutenção: 0,5 a 5 mg/kg/h
- *Tiopental sódico.* Dose de ataque: 3 a 5 mg/kg em *bolus* IV; manutenção: 3 a 5 mg/kg/h.

Anestésicos. Obrigatória a IOT. Duas opções:

- *Propofol.* Dose de ataque: 2 mg/kg em *bolus* IV; manutenção: 2 a 10 mg/kg/h
- *Lidocaína.* Dose de ataque: 1 a 2 mg/kg em *bolus* IV; manutenção: 1,5 a 3,5 mg/kg/h.

Na sala de emergência

Estado de mal epiléptico na gravidez (já feito o diagnóstico diferencial com convulsões eclâmpticas):

- Desobstruir as vias respiratórias e realizar aspiração contínua nelas
- Proteger a paciente de autolesões (mordedura de língua) e de traumas (quedas, cortes etc.)
- Indicar oximetria de pulso e monitoramento eletroencefalográfico
- Indicar oxigenioterapia sob máscara facial (8 a 10mℓ) (estando indicada a intubação orotraqueal em casos de $SO_2 < 95\%$
- Obter 2 acessos venosos calibrosos (*Jelco 16* ou *18*)
- Excluir hipoglicemia ou tratá-la com 100 mg de tiamina (história de etilismo) e 50 mℓ de glicose a 50%
- Tratamento específico do estado de mal epiléptico:
  - *1º passo*: diazepam em *bolus* por via intravenosa (IV) 10 mg (dose máxima: 40 mg)
  - Se não resolver, passar para o *2º passo*: fenitoína 10 a 20 mg/kg IV (velocidade de infusão: 100 mg/min) ou fenobarbital 20 mg/kg IV (velocidade de infusão máxima: 1 mg/kg/min)
  - Em caso de estado de mal epiléptico refratário, considere o *3º passo*: pedir ajuda a equipe de anestesistas. Midazolan 0,2 mg/h em infusão contínua IV. Alternativas vão incluir medicamentos anestésicos a ser administrados pelos anestesistas.

Hipertensão Arterial Crônica

DESCRIÇÃO

A *hipertensão* arterial *crônica* é aquela que antecede a gravidez ou que ocorre antes da 20ª semana de gestação e pode persistir até 12 semanas após o parto.

Cerca de 5% das gestantes apresentam hipertensão arterial crônica.

CAUSAS

São apresentadas na Tabela 34.1.

CLASSIFICAÇÃO

- A hipertensão arterial crônica durante a gravidez é atualmente classificada em *leve* [pressão arterial (PA) sistólica de 140 a 159 mmHg ou PA diastólica de 90 a 109 mmHg] e *grave* (PA sistólica ≥ 160 mmHg ou PA diastólica ≥ 110 mmHg) (Tabela 34.2)

Tabela 34.1 Causas mais frequentes de hipertensão crônica na gravidez.

Hipertensão arterial primária ou essencial
Hipertensão arterial secundária
  Renal
  - Glomerulonefrite
  - Nefrite intersticial
  - Rins policísticos
  - Estenose da artéria renal
  Endócrina
  - Diabetes melito
  - Feocromocitoma
  - Tireotoxicose
  - Doença de Cushing
  - Hiperaldosteronismo
  Vascular
  - Lúpus eritematoso sistêmico
  - Esclerodermia
  - Coarctação da aorta

Parte 1 Obstetrícia

Tabela 34.2 Diagnóstico da hipertensão crônica na gravidez.

Uso de medicação anti-hipertensiva antes de gravidez
Início da hipertensão antes de 20 semanas da gravidez
Persistência da hipertensão após 12 semanas de pós-parto
Critério
Leve: pressão sistólica de 140 a 159 mmHg ou diastólica de 90 a 109 mmHg
Grave: pressão sistólica ≥ 160 mmHg ou diastólica ≥ 110 mmHg

Adaptada do American College of Obstetricians and Gynecologists. Chronic hypertension in pregnancy. Practice Bulletin nº 125, Obstet Gynecol. 2012; 119:396.

- A hipertensão arterial crônica também pode ser classificada na gravidez como de *baixo risco* e de *alto risco*:
  - São de baixo risco as hipertensas leves, sem lesão em órgãos-alvo nem perdas fetais anteriores
  - São de alto risco aquelas com hipertensão arterial secundária, hipertensão arterial grave (níveis tensionais ≥ 160/110 mmHg), lesão em órgãos-alvo (disfunção ventricular esquerda, retinopatia, dislipidemia, acidente vascular cerebral) e história de perdas fetais
  - As gestantes de baixo risco que tenham seus níveis tensionais agravados (≥ 160/110 mmHg) ou apresentem *pré-eclâmpsia associada* passam para a categoria de alto risco (Figura 34.1).

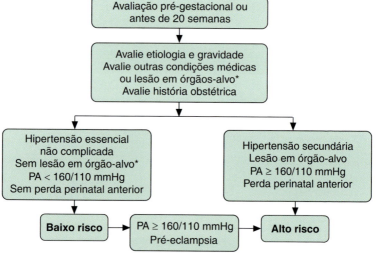

Figura 34.1 Avaliação inicial da grávida com hipertensão crônica. *Hipertrofia ventricular esquerda, retinopatia, lesão renal, acidente vascular cerebral, dislipidemia, idade materna > 40 anos. (Adaptada de Sibai B. Chronic hypertension in pregnancy. Obstet Gynecol. 2002; 100:369.)

SINAIS E SINTOMAS

Frequentemente assintomática, sendo detectada pela aferição da PA em todas as consultas.

EXAME FÍSICO

Devem ser pesquisados sinais de doença renal, diabetes melito, doença da tireoide, acidente vascular cerebral e insuficiência cardíaca.

EXAMES COMPLEMENTARES

PRIMEIRA CONSULTA E 2º E 3º TRIMESTRES

- Hemograma completo
- Ureia
- Creatinina
- Ácido úrico
- Potássio
- Proteína na urina de 24 h
- Eletrocardiograma (ECG)
- Ecocardiograma
- Oftalmoscopia
- Ultrassonografia (US) de abdome.

TERCEIRO TRIMESTRE

- Aspartato transaminase (AST) e alanina transaminase (ALT)
- Bilirrubina total e frações.

MONITORAMENTO FETAL

- A US realizada mensalmente após 26 semanas é útil para monitorar o crescimento fetal e surpreender o crescimento intrauterino restrito (CIR)
- Presente o CIR e/ou pré-eclâmpsia superajuntada a avaliação do feto pelo Doppler da artéria umbilical será obrigatória, 2 vezes por semana.

CONDUTA

Idealmente, a mulher com hipertensão arterial crônica deve ser avaliada antes da gravidez para diagnosticar possível envolvimento de órgãos-alvo. O objetivo primordial é reduzir os riscos maternos e alcançar a sobrevida fetal com qualidade. O tratamento instituído depende da classificação da paciente em baixo ou alto risco.

HIPERTENSÃO DE BAIXO RISCO

- Mulheres com hipertensão de baixo risco usualmente têm prognóstico obstétrico igual ao da população em geral
- O tratamento anti-hipertensivo é descontinuado na primeira consulta de pré-natal, pois não afeta a incidência de pré-eclâmpsia, descolamento prematuro da placenta (DPP) e parto pré-termo
- Não é recomendado o uso de diurético
- A ingesta de sódio deve ser de no máximo 2,4 g/dia
- A gestante deve ser aconselhada a não consumir bebidas alcoólicas e a abandonar o tabagismo, pois podem agravar o risco de DPP e de CIR.

HIPERTENSÃO DE ALTO RISCO

- Mulheres com insuficiência renal significante (creatinina ≥ 1,5 mg/dℓ), diabetes melito com complicação vascular (classes D, F, R), doenças do colágeno graves, miocardiopatia ou coarctação da aorta devem ter aconselhamento por especialista e cuidados redobrados
- O ideal é hospitalizar essas pacientes na consulta inicial para avaliar a função cardíaca e a renal, aventar o tratamento anti-hipertensivo e de outra medicação (insulina, drogas cardíacas e da tireoide etc.)
- O atenolol, beta-antagonista puro, mostrou-se ser responsável por CIR ao reduzir o fluxo uteroplacentário; não deve ser utilizado na gravidez.

ESQUEMA TERAPÊUTICO

Os inibidores da enzima conversora da angiotensina (IECA) administrados no 1º trimestre estão associados a anomalias fetais graves, em particular, malformações cardiovasculares e do sistema nervoso central, assim como prognóstico fetal adverso – CIR, oligoidramnia, morte fetal e neonatal. Igualmente os bloqueadores do receptor de angiotensina (BRA) têm sido associados a anomalias renais, dismorfismo e natimortalidade. *Os IECA e os BRA estão formalmente contraindicados em todos os trimestres da gravidez.*

- A terapia anti-hipertensiva dará preferência aos fármacos mostrados na Tabela 34.3 e será utilizada em mulheres com PA ≥ 160/110 mmHg.
- O objetivo do tratamento anti-hipertensivo é manter a PA sistólica < 150/100 mmHg, de modo a assegurar o fluxo sanguíneo uteroplacentário. Fica a mãe protegida contra acidentes vasculares e cerebrais, embora pareça não haver nenhuma melhora no prognóstico fetal
- Em mulheres com lesão em órgãos-alvo, como hipertrofia ventricular esquerda ou insuficiência renal, o objetivo é estabilizar a PA em *níveis normais*, reduzindo, assim, o risco de comprometimento de outros órgãos-alvo
- Mulheres com hipertensão leve, mas com lesão em órgãos-alvo (portanto de alto risco), também terão terapia anti-hipertensiva, pois há benefícios imediatos em baixar a PA nesse grupo de pacientes
- A *crise hipertensiva* é definida como o início agudo de grave PA sistólica ≥ 160 mmHg e/ou grave PA diastólica ≥ 110 mmHg na gravidez ou no pós-parto
- A hipertensão grave deve persistir por no mínimo 15 min quando será considerada uma emergência hipertensiva
- O objetivo do tratamento não é normalizar a pressão sanguínea, mas situá-la na faixa de 140-150/90-100 mmHg
- São considerados anti-hipertensivos de 1ª linha a hidralazina e o labetalol IV, assim como o nifedipino oral
- O fármaco de eleição de 2ª linha é o nitroprussiato de sódio, que será reservado para a extrema emergência e por curto espaço de tempo, na dependência de seus graves efeitos colaterais na mãe, no feto e no neonato
- Inexistente entre nós o labetalol, fizemos uma adaptação do ACOG (2015), considerando apenas a hidralazina e o nifedipino, apresentados na Figura 34.2
- Uma vez atingidos os níveis tensionais desejados, a pressão sanguínea será rigorosamente aferida, a curtos intervalos, durante 4 h.

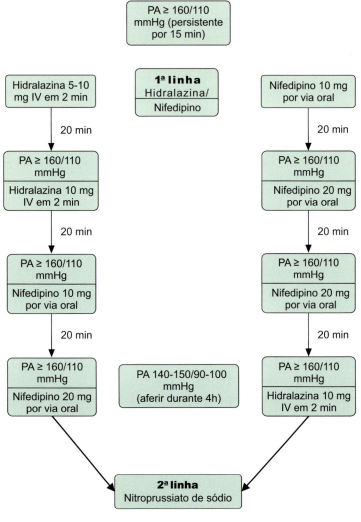

Figura 34.2 Tratamento da crise hipertensiva na gravidez e no pós-parto. PA = pressão arterial; IV = via intravenosa. (Adaptada do American College of Obstetricians and Gynecologists. Emergent therapy for acute-onset, severe hypertension during pregnancy and the post partum period. Committe opinion nº 623. Obstet Gynecol. 2015; 125:521.)

Tabela 34.3 Hipertensão crônica e gravidez: anti-hipertensivos.

Anti-hipertensivos	Dose inicial	Dose máxima
Tratamento agudo		
Hidralazina	5 a 10 mg por via intravenosa a cada 20 min	30 mg
Nifedipino	10 a 30 mg por via oral a cada 30 min	50 mg
Tratamento crônico		
Metildopa	0,5 a 3 g por via oral, 2 a 3 vezes/dia	2 g
Nifedipino	10 mg por via oral, 2 vezes/dia	180 mg/dia

PÓS-PARTO

- Não devem ser usados ergoderivados que podem agravar a hipertensão arterial. Opta-se pela ocitocina
- Mulheres com hipertensão crônica de alto risco têm predisposição para outras complicações: edema agudo do pulmão, encefalopatia hipertensiva, infarto do miocárdio e insuficiência renal. A PA será rigidamente controlada por, no mínimo, 48 h, com o uso da hidralazina IV
- Para as mulheres que estão amamentando, o fármaco ideal ainda é a metildopa, que parece ser a mais segura, pois é excretada no leite em baixas concentrações
- Os IECA e BRA não estão contraindicados, inclusive para lactantes.

> **ALERTA**
>
> As gestantes com hipertensão arterial leve sem complicações geralmente são candidatas ao parto vaginal a termo (após 39 semanas), porque a maioria mostra prognóstico favorável (ACOG, 2012). A cesariana é indicada por motivos obstétricos.
>
> As gestantes controladas com medicação devem dar à luz entre a 37ª e a 39ª semana.
>
> Nos casos de hipertensão grave de difícil controle, a gestação deve ser interrompida na 36ª a 37ª semana. A pré-eclâmpsia associada a envolvimento sistêmico equivale à pré-eclâmpsia grave e, a nosso ver, a gestação deve ser interrompida imediatamente, embora muitos indiquem conduta conservadora até 34 semanas em benefício fetal.

Na sala de emergência

Hipertensão crônica grave/crise hipertensiva na gravidez

- Internação
- Dieta zero nas primeiras 6 h
- Obter acesso venoso e introduzir sonda vesical de demora
- Usar hipotensor nas pacientes com PA sistólica ≥ 160 ou PA diastólica ≥ 110 mmHg:
  - Dose de ataque: hidralazina: 5 mg IV, em *bolus*, lentamente, durante 1 a 2 min, repetida a cada 15 min (diluir 1 ampola de 20 mg em água destilada – qsp 20 ml – e aplicar 5 ml)
  - A dose de *bolus* máximo é de 20 mg
  - Alvo terapêutico: manter PA diastólica entre 90 e 100 mmHg
  - A queda na PA começa dentro de 10 a 30 min e dura de 2 a 4 h
  - Se não houver melhora com a hidralazina, iniciar nifedipino 10 a 30 mg VO. Repetir após 45 min se necessário
  - Manutenção (caso a PA diastólica se estabilize em valores < 100 mmHg): hidralazina: 25 a 50 mg VO de 6/6 h (dose máxima de 200 mg/dia) e/ou metildopa 250 a 750 mg VO de 6/6 h (dose máxima de 3 g/dia)
- Avaliar risco de pré-eclâmpsia superajuntada e, nesses casos, realizar prevenção de eclâmpsia:
  - Dose de ataque: sulfato de magnésio: 4 g IV, em dose única (diluir 8 ml da solução a 50% em 42 ml de soro glicosado a 5% e ministrar, com bomba de infusão, em 10 min)
  - Dose de manutenção: sulfato de magnésio: 1 a 2 g/h IV (diluir 20 ml da solução a 50% em 480 ml de soro glicosado a 5% e ministrar com bomba de infusão 50 a 100 ml/h)
  - Avaliar risco de intoxicação pelo magnésio: continuar a medicação se diurese > 30 ml/h, frequência respiratória > 10 irpm, com reflexo patelar
  - Manter a medicação por 24 h após o parto
  - Antídoto do sulfato de magnésio: gluconato de cálcio 1 g IV, perfundidos em 10 min.

Infarto Agudo do Miocárdio

DESCRIÇÃO

O *infarto agudo do miocárdio* (*IAM*) tem rara ocorrência na gravidez (1:10.000 gestações), mas a mortalidade é elevada (10 a 20%).

CAUSA

A causa é a oclusão de uma artéria coronariana levando à necrose do miocárdio.

SINAIS E SINTOMAS

O quadro clínico é característico:

- Dor no peito
- Tonteira
- Sudorese
- Falta de ar
- Enjoo
- Palidez.

DIAGNÓSTICO

São considerados para o diagnóstico a positivação da enzima cardíaca *troponina I* (> 0,05 ng/mℓ) e as alterações no eletrocardiograma (ECG) de 12 derivações (*supradesnivelamento do segmento ST – STEMI* – Figura 35.1). O ECG é confirmatório em 80% dos casos de infarto.

CONDUTA E ESQUEMA TERAPÊUTICO

- ECG em 10 min
- Trombolíticos em até 30 min
- Insuflação do balão de angioplastia em até 90 min
- MONAB (ver boxe a seguir).

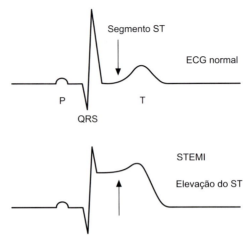

Figura 35.1 STEMI – supradesnivelamento do segmento ST.

MONAB

- **M**orfina
- **O**xigênio
- **N**itratos
- **A**cido acetilsalicílico (aspirina)
- **B**etabloqueador.

As medidas recomendadas (especialmente para pacientes com STEMI) são:

- ECG de 12 derivações (em até 10 min)
- Oxigênio sob máscara
- Oximetria de pulso
- Acesso venoso
- Ácido acetilsalicílico por via oral (VO) 200 mg
- Nitratos: dinitrato de isossorbida – 5 mg sublingual (SL), a cada 5 min [desde que pressão arterial (PA) sistólica > 90 mmHg], até total de 3 doses
- Morfina: 1 ampola (1 ampola = 10 mg = 1 mℓ) diluída em 9 mℓ de líquido – 2 a 4 mℓ por via intravenosa (IV) a intervalos de 5 a 15 min (até alívio da dor ou sinais de toxicidade)
- β-bloqueadores: propranolol – 1 mg IV, depois 1 mg IV a cada 5 min, até total de 5 mg
- Trombolítico (rtPA – alteplase; melhor prognóstico dentro de 30 min do infarto)
- Angioplastia coronária (melhor prognóstico dentro de 90 min do infarto).

ALERTA

Corrida contra o relógio: "tempo é músculo!"

Capítulo 35 Infarto Agudo do Miocárdio

Na sala de emergência

Paciente com supradesnivelo do segmento ST e hipótese de infarto agudo do miocárdio na gravidez

- Realizar um ECG de 12 derivações (em até 10 min)
- Iniciar oxigenioterapia (8 a 10 ℓ/min) sob máscara
- Monitorar a oximetria de pulso
- Acesso venoso único e calibroso
- Ácido acetilsalicílico 200 mg VO
- Dinitrato de isossorbida 5 mg SL, a cada 5 min (desde que PA sistólica > 90 mmHg), até total de 3 doses
- Morfina: 1 ampola (1 ampola = 10 mg = 1 mℓ) diluída em 9 mℓ de líquido – infundir 2 a 4 mℓ IV a intervalos de 5 a 15 min (até alívio da dor ou sinais de toxicidade)
- Propranolol 1 mg IV, depois 1 mg IV a cada 5 min, até total de 5 mg
- Trombolítico (rtPA – alteplase; melhor prognóstico dentro de 30 min do infarto)
- Angioplastia coronária (melhor prognóstico dentro de 90 min do infarto).

Influenza

DESCRIÇÃO

A *influenza* (gripe) é uma infecção viral aguda do sistema respiratório, de elevada transmissibilidade e ampla distribuição global, que costuma manifestar-se em surtos anuais de magnitude, gravidade e extensão variáveis.

A gravidez é fator de risco para o aumento da morbiletalidade materna e fetal, especialmente na *gripe suína* (*H1N1*).

MORTALIDADE

- Devido a menor capacidade residual funcional no pulmão e maior consumo de oxigênio, o risco de pneumonia grave é 7 vezes maior na gravidez; após 20 semanas é 13 vezes mais elevado
- A epidemia de gripe suína de 2009 nos Estados Unidos mostrou que 5% das mortes eram maternas, embora o número de grávidas representasse apenas 1% da população (CDC, 2014). Com tais números podemos concluir que o risco de morte por gripe suína está aumentado de 5 vezes na gravidez.

CAUSAS

O agente etiológico da gripe é o *Myxovirus influenzae*, também denominado vírus influenza. Os vírus influenza são subdivididos em tipos A, B e C, sendo que apenas os do tipo A e B têm relevância clínica nos seres humanos. Os vírus influenza A apresentam maior variabilidade e, portanto, são divididos em subtipos de acordo com as diferenças de suas glicoproteínas de superfície – hemaglutinina (H) e neuraminidase (N).

SINAIS E SINTOMAS

- Desenvolvimento súbito de febre alta
- Calafrios
- Mal-estar
- Cefaleia
- Mialgia
- Dor de garganta

- Artralgias
- Prostração
- Hiperemia das mucosas
- Aumento da secreção nasal hialina com rinorreia
- Lacrimejamento
- Tosse seca e fadiga.

MODO DE TRANSMISSÃO

- Perdigotos (tosse/espirros)
- Contato direto das mãos ou dos olhos com as mãos de portadores do vírus.

EXAME FÍSICO

- Febre > 37,8°C
- Hipotensão postural
- Mucosas secas
- Estertores crepitantes na ausculta pulmonar
- Sinais de *síndrome da angústia respiratória aguda* (*SARA*).

EXAMES COMPLEMENTARES

- Cultura de aspirados/*swabs* de nasofaringe
- Imunofluorescência de aspirados/*swabs* de nasofaringe
- Soro das fases aguda e convalescente (10 a 14 dias de intervalo)
- Reação em cadeia da polimerase (PCR)
- Testes rápidos.

DIAGNÓSTICOS DIFERENCIAIS MAIS COMUNS

- Resfriado
- Faringite
- Infecção das vias respiratórias superiores
- Meningite
- Pneumonia
- Mononucleose infecciosa
- Citomegalovirose
- Soroconversão aguda de infecção por HIV.

CONDUTA

A interrupção da gravidez por cesariana pode ser necessária em mulheres com SARA, para assegurar o suporte ventilatório (ver Capítulo 39, *Reanimação Cardiopulmonar | Reanimação Neonatal*).

ESQUEMA TERAPÊUTICO

O oseltamivir (Tamiflu®), administrado nas primeiras 48 h do início dos sinais/sintomas em grávidas com suspeita ou comprovação da doença, na dose de 75 mg 2/dia durante 5 dias, efetivamente evita a morte materna (Figura 36.1).

> **ALERTA**
>
> Todas as gestantes devem ser vacinadas contra a gripe, inclusive a H1N1 [*American College of Obstetricians and Gynecologists* (ACOG), 2013, 2014].
> **Observação:** são fatores de risco asma, doença pulmonar obstrutiva crônica (DPOC) e infecção pelo HIV.

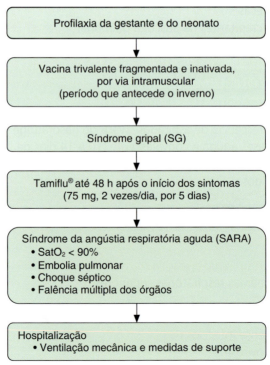

Figura 36.1 Conduta na gripe durante a gravidez. $SatO_2$ = saturação de O_2.

Capítulo 36 Influenza

Na sala de emergência

Influenza na gravidez
- Internação
- Acesso venoso calibroso
- Hidratação com soro fisiológico (NaCl a 0,9%) 1.000 mℓ IV – correr em 4 h
- Paracetamol 750 mg VO 8/8 h (até de 6/6 h, se necessário)
- Oseltamivir 75 mg VO 12/12 h, por 5 dias (não se deve aguardar confirmação laboratorial), independentemente da situação vacinal. O tratamento deve ser iniciado mesmo após 48 h do início dos sintomas.

Pielonefrite Aguda | Nefrolitíase

DESCRIÇÃO

A *pielonefrite aguda* incide em 1 a 2% das grávidas, e é uma das principais causas de hospitalização na gestação.

A maioria das infecções (90%) ocorre no 2º e no 3º trimestre, quando a hidronefrose fisiológica e a estase urinária são mais pronunciadas. São mais comuns à direita (50%), em 25% dos casos são bilaterais e nos 25% dos casos restantes ocorrem à esquerda.

Gestantes com *bacteriúria assintomática* (> 100.000 colônias/ml) correm risco 20 a 30 vezes maior de desenvolver pielonefrite do que aquelas sem bacteriúria. Por outro lado, 25 a 30% das gestantes com bacteriúria assintomática, se não forem tratadas, evoluem para a pielonefrite. Esse percentual cai para 1 a 4% se for utilizada terapêutica adequada.

CAUSAS

As alterações hormonais e fisiológicas da gravidez favorecem a ascensão de bactérias da bexiga para os rins, especialmente a hidronefrose com estase urinária.

SINAIS E SINTOMAS

Os sinais e sintomas da pielonefrite aguda são:

- Febre
- Calafrios
- Náuseas e vômito, mais raramente
- Manifestações de cistite – disuria e polaciuria.

EXAME FÍSICO

- Dor à punhopercussão no ângulo costovertebral
- Febre.

EXAMES COMPLEMENTARES

- Cultura de urina: exame de urina com fitas reagentes (detectam esterase leucocitária indicativa de piúria ou atividade redutora de nitrato). Além disso, pH > 7,5 é muito sugestivo de infecção urinária. Se houver hematúria, é discreta
- Ultrassonografia (US): descartar ou confirmar nefrolitíase. Lembrar que a hidronefrose da gestação dificulta a interpretação da US
- Tomografia computadorizada (TC).

DIAGNÓSTICOS DIFERENCIAIS MAIS COMUNS

- Vaginite
- Cistite
- Uretrite
- Doença inflamatória pélvica (DIP)
- Traumatismo geniturinário.

CONDUTA

As pacientes com pielonefrite aguda devem ser hospitalizadas e monitoradas quanto a insuficiência renal, sepse, choque, síndrome de angústia respiratória aguda (SARA) e parto pré-termo.

ESQUEMA TERAPÊUTICO

- As grávidas com bacteriúria assintomática/cistite serão tratadas com nitrofurantoína [100 mg 2 vezes/dia por via oral (VO), durante 5 dias]; uma boa opção é a fosfomicina (3 g VO, em dose única) (Figura 37.1)
- Será realizada cultura de urina após o tratamento, repetida mensalmente até o parto
- Tratados os casos de pielonefrite aguda (empiricamente até o resultado da cultura que em 70 a 85% das vezes revela *Escherichia coli*) com antibiótico venoso, cefalosporina de 2ª ou de 3ª geração, sendo boa opção a ceftriaxona, 1 a 2g por via intravenosa (IV)/dia (Figura 37.2)
- Após resposta adequada ao tratamento antibiótico e 24 a 48 h afebril, a grávida pode ter alta hospitalar e seguir regime de 10 dias com antibiótico oral: amoxicilina 500 mg 8/8 h

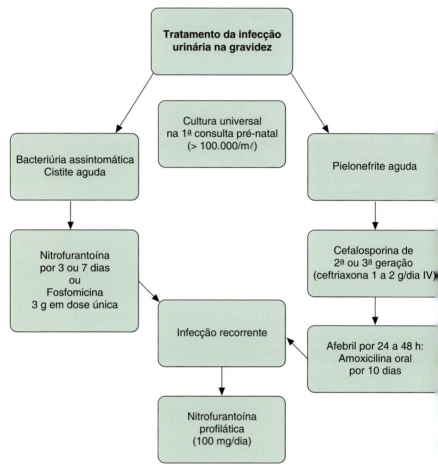

Figura 37.1 Tratamento da infecção urinária na gravidez. IV = via intravenosa.

- Está indicada a cultura da urina após o tratamento, exame que será repetido mensalmente até o fim da gestação
- Pacientes com infecção recorrente (6 a 8%) devem receber nitrofurantoína profilática (100 mg/dia) por toda a gravidez
- Mulheres que não respondem à antibioticoterapia IV em 72 h devem ser investigadas principalmente para a obstrução do sistema urinário, vale dizer, *nefrolitíase* (Figura 37.2).

ALERTA

A pielonefrite não tratada pode levar à insuficiência renal aguda, SARA (1 a 8%), septicemia (15 a 20%), choque e parto pré-termo.

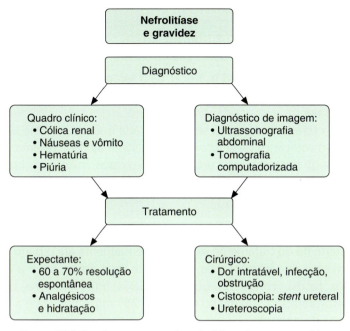

Figura 37.2 Conduta em casos de nefrolitíase durante a gravidez.

Na sala de emergência

Pielonefrite aguda
- Internação
- Acesso venoso calibroso para hidratação
- Soro fisiológico (NaCl a 0,9%) 1.500 ml IV – correr em 6 h
- Monitorar sinais vitais e débito urinário (não precisa sondar)
- Coletar urina para realizar urocultura e antibiograma (a bacterioscopia, imediata, pode orientar a antibioticoterapia empírica)
- Solicitar hemograma completo, ureia e creatinina. Em caso de suspeita de sepse, coletar hemocultura
- Iniciar antibioticoretapia empírica: cefuroxima 750 mg IV 8/8 h ou cefepime 2 g IV 8/8 h

(continua)

Na sala de emergência (continuação)

- Quando afebril por 48 h, trocar para terapia oral (preferencialmente com base no antibiograma), completando 10 a 14 dias de tratamento
- Falha terapêutica deverá ser considerada quando, mesmo após 3 dias completos de cefuroxima, a paciente ainda apresentar febre e/ou sintomatologia urinária; nestes casos, investigar obrigatoriamente: obstrução do trato urinário, infecção por bactéria do gênero pseudômonas, imunossupressão, infecção por bactérias multirresistentes
- Controle de cura deve ser feito com nova urocultura 7 dias após o término do tratamento, e depois mensalmente até o parto
- Em caso de recorrência de pielonefrite (que ocorre em 6 a 8% dos casos), considerar quimioprofilaxia antimicrobiana com nitrofurantoína 100 mg ou cefalexina 250 mg, à noite, até o término da gestação.

Reação Anafilática

DESCRIÇÃO

A *reação anafilática* ou *choque anafilático* é um evento grave, desencadeado instantes após contato com agente alergênico. É uma reação sistêmica e potencialmente fatal. Acontece quando há liberação súbita, em grande concentração, de histamina.

CAUSAS

Fármacos/substâncias:

- *Penicilina, cefalosporinas* e *sulfonamidas*. A penicilina é a causa mais comum de anafilaxia, não apenas entre os casos farmacoinduzidos
- *Relaxantes musculares.* Amplamente utilizados em anestesia geral, são responsáveis por 70 a 80% de todas as reações alérgicas nesse tipo de anestesia
- Sangue total, plasma e imunoglobulinas
- Contrastes radiológicos
- Qualquer outro fármaco ou substância.

SINAIS E SINTOMAS

O quadro clínico é caracterizado por:

- Prurido cutâneo acompanhado por urticária (lesões avermelhadas) e angioedema de lábios e olhos
- Dificuldade grave para a respiração (edema de glote)
- Queda da pressão arterial (PA), podendo chegar ao estado de choque
- Eventualmente, convulsões, vômito, diarreia.

DIAGNÓSTICOS DIFERENCIAIS MAIS COMUNS

O diagnóstico diferencial do choque anafilático será feito com os outros tipos de choque (ver Capítulo 26, *Choque*).

CONDUTA

- Ver Capítulo 39, *Reanimação Cardiopulmonar | Reanimação Neonatal*
- Adrenalina: a dose usual é de 500 µg (0,5 mℓ) de adrenalina a 1:1.000 por via intramuscular (região anterolateral da coxa) [*Royal College of Obstetricians and Gynaecologists* (*RCOG*, 2011)].

> **ALERTA**
>
> O choque anafilático é uma emergência médica na qual há risco eminente de morte se não houver tratamento imediato e adequado.

Reanimação Cardiopulmonar | Reanimação Neonatal

CID 10
CID 10: I46 | Parada cardíaca
CID 10: I46.0 | Parada cardíaca com reanimação bem-sucedida
CID 10: I46.9 | Parada cardíaca não especificada

DESCRIÇÃO

A *parada cardiorrespiratória* (*PCR*) é caracterizada pela perda da consciência, apneia/*gasping*, ausência de pulso (carotídeo), cianose e midríase.

A *reanimação cardiopulmonar* (*RCP*) após PCR ocorre em 1:30.000 gestações, com taxa de mortalidade materna de 6,9%.

CONDUTA

A reanimação cardiopulmonar (RCP) requer a ação integrada das seguintes ações [*American Heart Association* (*AHA*), 2010]:

- *Reconhecimento* imediato da PCR e *ativação* do serviço de emergência
- *RCP* precoce com ênfase nas compressões torácicas
- Desfibrilação rápida
- *Suporte avançado de vida* (*SAV*) efetivo
- Cuidados integrados pós-parada cardiorrespiratória.

SUPORTE BÁSICO DE VIDA

- A primeira etapa do *suporte básico de vida* (*SBV*) inclui contatar o *serviço de atendimento móvel de urgência* (*SAMU*) após o rápido reconhecimento da PCR
- A verificação da existência de pulso arterial deve ser realizada em < 10 s
- As diretrizes preconizadas em gestantes em PCR seguem a mesma doutrina recomendada às não grávidas. Todavia, deve-se atentar para algumas particularidades, decorrentes das alterações fisiológicas determinadas pela gravidez [*Royal College of Obstetricians and Gynaecologists* (*RCOG*), 2011]

Capítulo 39

- A compressão aortocava pelo útero grávido, após 20 semanas, reduz o débito cardíaco e a efetividade das compressões torácicas
- Após o diagnóstico de PCR, recomenda-se o deslocamento manual do útero da gestante para o lado esquerdo (inclinação de cerca de 15°) a fim de promover melhor retorno sanguíneo ao coração, sem comprometer as compressões torácicas (Figura 39.1)
- As diretrizes da AHA (2010) para a RCP recomendam a sequência C-A-B (*compressão torácica*, *vias aéreas* e *respiração*) (Figuras 39.2 e 39.3)
- A elevação do diafragma pelo útero grávido reduz a capacidade residual funcional e dificulta a ventilação
- A gestante corre risco aumentado de aspiração (RCOG, 2011)
- Uma RCP de alta qualidade inclui (Figura 39.4):
  - 30 compressões torácicas para 2 ventilações (30:2), o que caracteriza 1 ciclo de RCP
  - Mínimo de 100 compressões por minuto
  - Profundidade de 5 cm de afundamento da caixa torácica
  - Retorno do tórax à posição inicial após a compressão
  - Minimização das interrupções durante a massagem cardíaca
- Caso já exista um *desfibrilador externo automático* (*DEA*) no momento do colapso, a RCP deve ser realizada por 2 min antes da desfibrilação

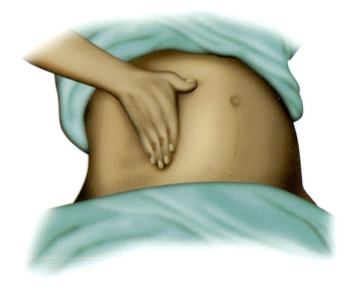

Figura 39.1 Deslocamento manual uterino.

Capítulo 39 Reanimação Cardiopulmonar | Reanimação Neonatal

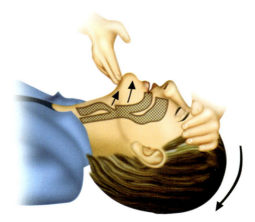

Figura 39.2 Precedendo a ventilação, a cabeça deve ser inclinada para trás, com o nariz apontando para o teto, evitando-se a hiperextensão do pescoço. (Ministério da Saúde, Febrasgo. Urgências e emergências maternas. 2000.)

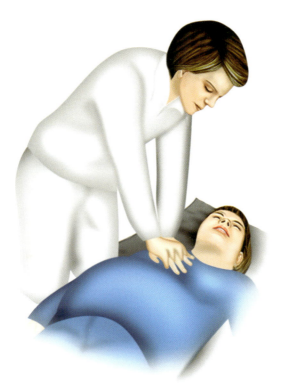

Figura 39.3 Massagem cardíaca externa. (Ministério da Saúde, Febrasgo. Urgências e emergências maternas. 2000.)

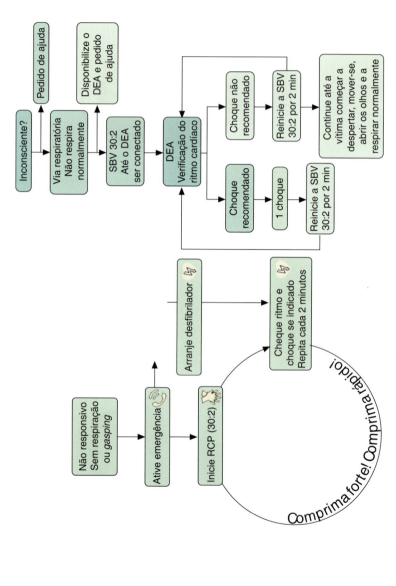

Figura 39.4 Fluxograma do suporte básico de vida (SBV). RCP = reanimação cardiopulmonar. DEA = desfibrilador externo automático.

Capítulo 39 Reanimação Cardiopulmonar | Reanimação Neonatal

- O início imediato das manobras de reanimação e a desfibrilação em até 3 a 5 min da PCR podem aumentar a sobrevida em até 75%
- Não se deve modificar a voltagem do choque em gestantes, sendo assim, com um desfibrilador monofásico, usam-se 360 J, e com o bifásico, 120 a 200 J
- A desfibrilação só está indicada para os chamados ritmos cardíacos "chocáveis": *fibrilação ventricular (FV)* ou *taquicardia ventricular (TV)* (Figura 39.5). São ritmos cardíacos "não chocáveis" a *atividade elétrica sem pulso (AESP)* e a *assistolia*
- Após a aplicação de um único choque, se não houver recuperação, são realizados 2 min de RCP (30:2), então o ritmo é checado novamente antes de um 2º choque (Figura 39.5).

SUPORTE AVANÇADO DE VIDA

- O SAV inclui medidas invasivas e uso de medicamentos (Figura 39.6)
- A obtenção de via respiratória pérvia por meio de *intubação orotraqueal (IOT)* é mais difícil de ser realizada na gravidez por causa de ganho de peso, mamas aumentadas, edema de laringe (RCOG, 2011)

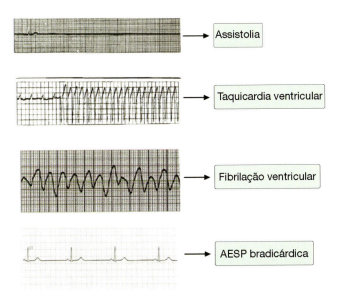

Figura 39.5 Ritmos cardíacos na parada cardiorrespiratória na gestante. AESP = atividade elétrica sem pulso.

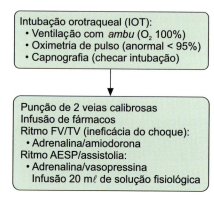

Figura 39.6 Suporte avançado de vida (SAV). FV = fibrilação ventricular; TV = taquicardia ventricular; AESP = atividade elétrica sem pulso.

- Após a IOT, deve ser iniciada a ventilação com *ambu*, utilizando oxigênio a 100%
- *Oximetria de pulso* (anormal: $SO_2 < 95\%$)
- A *capnografia quantitativa* está indicada para confirmar a posição correta do tubo orotraqueal, monitorando a qualidade da RCP
- Duas veias periféricas calibrosas acima do diafragma devem ser puncionadas para a infusão da medicação
- O uso de fármacos será iniciado se a aplicação do segundo choque não reverter a PCR, seguido por RCP de 2 min, e pode ser feito por duas vias: intravenosa (IV) e intraóssea (IO)
- A escolha do medicamento depende do ritmo cardíaco apresentado:
- Na FV/TV sem pulso as substâncias utilizadas são: adrenalina (1 mg IV a cada 3 a 5 min) e amiodarona (após a falha do vasopressor – 300 mg em *bolus*, depois 150 mg)
- Já nas gestantes com AESP/assistolia, para as quais não está indicada a cardioversão, opta-se pelo uso da adrenalina (1 mg IV a cada 3 a 5 min) ou da vasopressina (40 U por IV)
- A atropina não deve mais ser utilizada na AESP/assistolia
- Após a administração dos medicamentos por via IV, recomenda-se a infusão de 20 ml de soro fisiológico ou de água destilada, a fim de auxiliar a sua distribuição. Da mesma maneira, deve-se elevar o membro no qual foi infundida a medicação
- Os esforços da reanimação devem ser continuados até que haja decisão consensual da equipe multidisciplinar pela sua interrupção.

Capítulo 39 Reanimação Cardiopulmonar | Reanimação Neonatal

CESÁREA PERIMORTEM | REGRA DOS 4 MINUTOS

- A cesárea *perimortem* está indicada na gestação de > 24 semanas quando o útero grávido é grande a ponto de influenciar na hemodinâmica materna, dificultando os esforços da RCP, e é razoável a sobrevida fetal
- Recomenda-se sua indicação no 4º minuto da RCP sem pulso materno e consumada, no máximo, no 5º minuto de colapso, a fim de garantir os melhores resultados perinatais (Figuras 39.7 e 39.8)

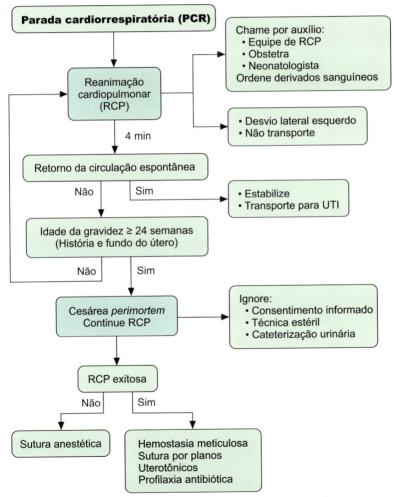

Figura 39.7 Fluxograma para parada cardiorrespiratória.

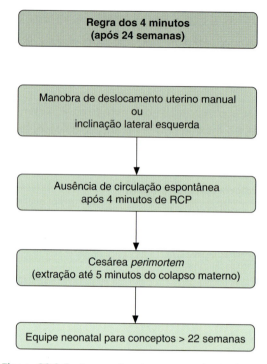

Figura 39.8 Cesárea *perimortem* – regra dos 4 minutos.

- Não é necessária técnica estéril ou ambiente cirúrgico: a cesárea *perimortem* é feita no local da reanimação. Sem circulação, a perda sanguínea é mínima e a anestesia não é necessária, sendo o bisturi o único instrumento indispensável
- Por outro lado, se a meta da cesárea *perimortem* não for atingida no 5º min, os esforços devem continuar, a fim de ultimar o parto, uma vez que pode haver sobrevida fetal até 15 a 20 min após o colapso materno, a despeito de piores resultados perinatais [*American College of Obstetricians and Gynecologists* (*ACOG*), 1999]
- Se for iminente a morte materna, a cesariana pode estar indicada após a viabilidade fetal (> 24 semanas).

Reanimação neonatal

A Figura 39.9 sumariza as etapas fundamentais da *reanimação neonatal*.

Capítulo 39 Reanimação Cardiopulmonar | Reanimação Neonatal

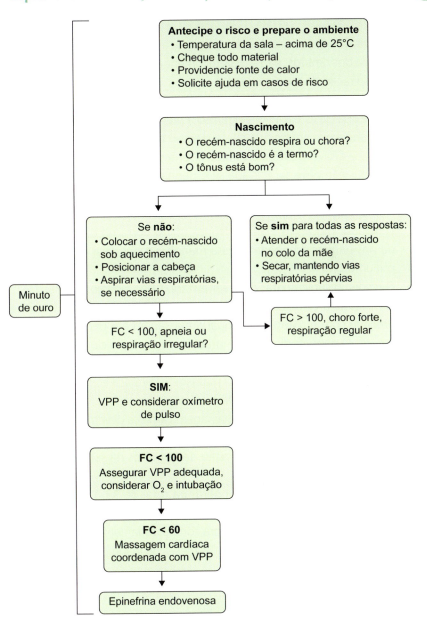

Figura 39.9 Fluxograma para reanimação neonatal. FC = frequência cardíaca; VPP = ventilação com pressão positiva. (Adaptada de AHA, 2015.)

Recomendações importantes

- A aspiração das vias respiratórias do neonato pelos obstetras, logo após a saída dos ombros, não é mais recomendada: não diminui a síndrome de aspiração de mecônio (SAM)
- Não é necessário aspirar a traqueia do neonato com líquido meconial, desde que ele esteja ativo e vigoroso. Porém, caso se mostre deprimido, em apneia ou com frequência cardíaca < 100 bpm, a traqueia deve ser aspirada através do tubo orotraqueal, antes de qualquer outra manobra
- A ventilação deve ser iniciada se o neonato tiver frequência cardíaca < 100 bpm, apneia ou respiração irregular
- Na *ventilação com pressão positiva (VPP)*, use sempre o balão ou o ventilador mecânico manual. Nunca utilize borracha de látex apertada nas narinas do noenato. Essa manobra é perigosa e pode causar pneumotórax
- O oxigênio suplementar deve ser evitado (use oxigênio a 21%)
- A massagem cardíaca sempre segue a VPP, ao contrário de como se procede com um adulto, no qual a massagem é o primeiro procedimento. O neonato deve estar intubado antes do início da massagem cardíaca
- A melhor maneira de realizar a massagem cardíaca é usando os polegares com as mãos envolvendo o tórax
- No neonato, a ventilação e a massagem cardíaca devem ser realizadas de maneira sincrônica na proporção de 3:1
- A melhor via para a administração de fármacos na sala de parto é a veia umbilical, de fácil acesso
- A hipotermia terapêutica (temperatura retal de 33 a 34°C durante 72 h, obtida com manta de esfriamento) do neonato asfixiado, em investigação recente (2014), melhora comprovadamente o desempenho neurológico desses infantes aos 18 meses de idade.

Capítulo 39 Reanimação Cardiopulmonar | Reanimação Neonatal

Na sala de emergência

Suporte básico de vida na parada cardíaca na gravidez

- Internação
- Suporte básico de vida:
  - Chamar ajuda
  - Pedir para contactar o SAMU
  - Avaliar o pulso arterial
  - Deslocamento do útero grávido para a esquerda
  - Reanimação cardiopulmonar (RCP):
    - 30 compressões torácicas para 2 ventilações (30:2), o que caracteriza 1 ciclo de RCP
    - Mínimo de 100 compressões por minuto com profundidade de 5 cm de afundamento da caixa torácica e retorno do tórax à posição inicial após a compressão
    - Manter a RCP por 2 min e utilizar o desfibrilador externo automático (nos casos de ritmos chocáveis *fibrilação ventricular* ou *taquicardia ventricular*)
    - Após a aplicação de um único choque, se não houver recuperação, são realizados 2 min de RCP (30:2), então o ritmo é checado novamente antes de um 2º choque.

Traumatismo na Gravidez

DESCRIÇÃO

O *traumatismo* é uma das causas mais importantes de morbidade e de mortalidade na gravidez. Está associado a abortamento, parto pré-termo, ruptura prematura das membranas (RPM), descolamento prematuro da placenta (DPP) e natimortalidade.

Estima-se que 1 em cada 12 gestantes sofram algum tipo de traumatismo. Os acidentes de automóvel são as causas mais comuns, 2/3 dos casos. Por outro lado, a violência doméstica alcança proporções epidêmicas [*American College of Obstetricians and Gynecologists (ACOG)*, 1999].

MORTALIDADE MATERNA

Necessitam de hospitalização 4,1:1.000 gestantes traumatizadas. O traumatismo é a causa *não obstétrica* mais importante de morte materna, geralmente não considerada no cálculo da *razão de mortalidade materna* (RMM). Incluída a morte materna não obstétrica, o traumatismo é responsável por 22 a 46% de todas as mortes maternas (ACOG, 1999).

MORTALIDADE FETAL

A morte fetal em decorrência do traumatismo materno está estimada em 3,7:100.000 nascimentos vivos. Por outro lado, o traumatismo materno que ameaça a vida da gestante está associado a 40 a 50% de perda fetal, enquanto o traumatismo materno menor, a 1 a 5% (ACOG, 1999).

CAUSAS

As principais causas de traumatismo na gravidez são:

- Acidente automobilístico
- Violência e assalto

Capítulo 40 Traumatismo na Gravidez

- Arma de fogo
- Arma branca
- Estrangulamento
- Exposição a tóxico
- Overdose de droga ilícita
- Envenenamento
- Queimadura
- Afogamento.

VIOLÊNCIA

Engloba a violência doméstica, homicídio e suicídio.

TRAUMATISMO FECHADO

A causa principal do traumatismo abdominal fechado é o acidente automobilístico.

Nas primeiras 13 a 14 semanas da gravidez, o útero está protegido pela pelve e é menos suscetível a uma lesão direta.

TRAUMATISMO PENETRANTE

Refere-se a lesões por projéteis de arma de fogo ou de arma branca. O abdome superior é o local mais comum para as lesões intestinais, porque o hipogástrio está protegido pelo útero grávido aumentado de volume. A lesão penetrante determina lesão intestinal em 10% dos casos, aumentando o risco de peritonite e perda gestacional.

EXAME FÍSICO

Constituem sinais do *traumatismo catastrófico* a *parada cardiorrespiratória (PCR)*, pressão arterial (PA) < 80/40 mmHg, frequência de pulso < 50 ou > 140 bpm, frequência respiratória < 10 ou > 24 incursões/min e frequência cardíaca fetal < 110 ou > 160 bpm.

EXAMES COMPLEMENTARES

- A avaliação laboratorial inicial inclui o hemograma completo, exame de urina, eletrólitos e glicose, grupo sanguíneo e fator Rh, coagulograma e rastreamento toxicológico. A hematúria macroscópica ou microscópica sugere fratura pélvica

- Os exames de imagem [radiografias, ressonância magnética (RM), tomografia computadorizada (TC)] não devem ser adiados, em consideração ao feto, se forem necessários para a correta avaliação materna (ACOG, 2004)
- A ultrassonografia (US) e a RM são os exames de preferência, pois não estão associados a efeitos nocivos fetais (ACOG, 2004); fazer uso do gadolínio apenas se for indispensável
- A US está indicada para datar a gravidez, localizar a placenta, determinar a extensão da lesão fetal e o volume do líquido amniótico, e diagnosticar se existe ou não hemorragia intraperitoneal.

CONDUTA

ATENDIMENTO PRÉ-HOSPITALAR/EMERGENCIAL

- O primeiro objetivo da assistência à gestante traumatizada deve ser o atendimento por *equipe de emergência*, que fará a avaliação dos sinais vitais e, no caso da PCR, a instituição imediata da *reanimação cardiopulmonar (RCP)* (ACOG, 1999) (ver Capítulo 39, *Reanimação Cardiopulmonar | Reanimação Neonatal*)
- *Calça pressurizada antichoque:* a princípio não deve ser insuflada no seu compartimento abdominal, no 2º ou 3º trimestre da gravidez, pois compromete a circulação uteroplacentária; será insuflada apenas no compartimento dos membros inferiores. Excepcionalmente, em casos de choques não responsivos, permite-se a insuflação do compartimento abdominal. A deflação só deve ocorrer no hospital após o tratamento intravenoso do choque
- A avaliação da coluna cervical deve ser realizada, pois a manipulação com fratura nesse local pode resultar em paralisia
- Recuperada, a gestante deve ser transferida para centro terciário especializado em traumatismo, para atendimento por equipe multiprofissional, especialmente obstétrica e pediátrica
- Outro princípio no transporte da gestante é o decúbito lateral esquerdo, a fim de evitar a compressão da veia cava inferior (ver Capítulo 39, *Reanimação Cardiopulmonar | Reanimação Neonatal*).

ATENDIMENTO HOSPITALAR

Choque hemorrágico
- É uma constante nos acidentes de automóvel determinantes de hemorragia intra-abdominal

Capítulo 40 Traumatismo na Gravidez

- Devido às modificações fisiológicas da gravidez, as grávidas só apresentam choque declarado quando perdem mais de 30% do volume sanguíneo ou > 2.000 mℓ
- O tratamento do choque foi amplamente discutido no Capítulo 26, *Choque*.

Cirurgia não obstétrica

- A equipe cirúrgica jamais deve deixar que o útero aumentado comprometa ou seja obstáculo para a adequada laparotomia exploradora indicada para a avaliação das lesões maternas não obstétricas
- Atualmente, o *lavado peritoneal diagnóstico* quase não é realizado; a US revela com grande precisão se existe ou não hemorragia intraperitoneal
- Se for necessária a *toracocentese*, a entrada deve se fazer 1 a 2 espaços intercostais acima do local usual (5º espaço intercostal), em face da elevação do diafragma pelo útero grávido.

Avaliação obstétrica materna e fetal

- Deve ser realizada após a estabilização do quadro materno
- O exame especular vaginal pode detectar sangramento, RPM e lacerações vaginais, especialmente se houver fratura pélvica

> **ALERTA**
>
> **Descolamento prematuro da placenta.** O DPP clínico ocorre em 40% dos traumatismos abdominais fechados maiores e em 3% dos menores, representando a principal causa de morte fetal.
>
> **Ruptura uterina.** Incide em menos de 1% dos traumatismos na gravidez, mas é obviamente muito grave para a mãe e para o feto.
>
> **Lesão fetal direta.** O traumatismo fechado abdominal ou pélvico pode resultar em lesão fetal direta: fratura, hemorragia e morte. A lesão fetal direta é rara (< 1%), devido à proteção do útero e do líquido amniótico.
>
> **Fratura pélvica.** São identificadas 3 causas para esta lesão: acidente automobilístico (73%), queda (13%) e atropelamento (13%). A taxa de mortalidade fetal é de 35%, comparada à materna de 9%.
>
> **Cinto de segurança e *airbag*.** O ACOG (1999) recomenda o uso de *cinto de segurança* para reduzir as taxas de mortalidade e morbidade materna e fetal. Inclusive a educação sobre o uso apropriado do cinto de segurança deve ser tema da assistência pré-natal (Figura 40.1). Quanto ao *airbag*, embora haja risco teórico de lesão fetal no 3º trimestre da gravidez, os benefícios maternos superam esse risco.
>
> **Cesárea *perimortem*.** A sobrevida fetal é improvável após 15 a 20 min da perda dos sinais vitais maternos (ACOG, 1999). Se os esforços da RCP falharem, após 24 semanas de gestação, em benefício da mãe e do feto, será realizada cesariana 4 min após a PCR (ACOG, 1999) (ver Capítulo 39, *Reanimação Cardiopulmonar | Reanimação Neonatal*). A cesárea *perimortem* também está indicada para salvar o feto viável quando a morte materna for iminente.

- O diagnóstico ultrassonográfico do DPP é desafiador no período imediato ao acidente, pois dificilmente detecta o hematoma retroplacentário (sensibilidade de 25%)
- A laparotomia exploradora pode provocar contrações uterinas e parto pré-termo após a recuperação anestésica
- Se não houver DPP, sangramento ou sofrimento fetal, devem ser administrados uterolíticos. São contraindicados os β-miméticos, devido a seus efeitos maternos indesejados (taquicardia, hipotensão), que podem mascarar o quadro clínico
- A atenção ao feto só é feita após a estabilização materna
- O *monitoramento eletrônico* fetal e da atividade uterina deve ser a regra após 20 semanas da gravidez, para predizer o DPP e avaliar o concepto (ACOG, 1999)
- A detecção de sofrimento fetal na cardiotocografia (desaceleração tardia) é o melhor indicador de DPP iminente

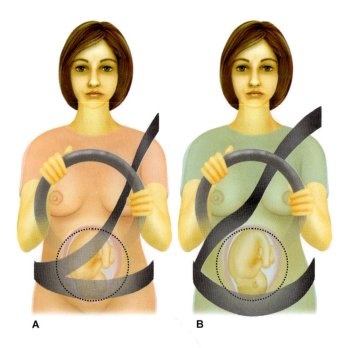

Figura 40.1 A. Colocação errada do cinto de segurança. **B.** Colocação correta do cinto de segurança – abaixo do útero, na região pubiana, e entre as mamas. (Adaptada de Brown HL. Trauma in pregnancy. Obstet Gynecol. 2009; 114:147.)

Capítulo 40 Traumatismo na Gravidez

- O DPP não ocorre em paciente traumatizada quando a atividade uterina mostra < 1 contração/10 min, durante 4 h de exame
- O tempo mínimo de monitoramento fetal após o traumatismo é de 4 h
- No 2º e no 3º trimestre, em vítimas de queimadura, o parto deve ser considerado em benefício fetal se a área afetada for > 50% da superfície corporal total
- Devido à possibilidade de hemorragia fetomaterna, administrar em gestantes Rh-negativas 300 μg da imunoglobulina anti-D, para evitar aloimunização materna
- Se o quadro clínico materno e fetal for estável por 24 h, a paciente pode ter alta.

Na sala de emergência

Tratamento do traumatismo na gravidez

Recomendações da *Society of Obstetricians and Gynaecologists of Canada* (*SOGC*) 2015:

- Toda mulher no menacme envolvida em um traumatismo deve ser considerada grávida até que se prove o contrário (por um teste urinário, hCG sérico ou ultrassonografia)
- Se a paciente estiver semiconsciente ou inconsciente, deve-se inserir uma sonda nasogástrica para prevenir a aspiração de conteúdo gástrico
- Iniciar oxigenioterapia (8 a 10 ℓ/min) sob máscara facial, a fim de manter a saturação de oxigênio acima de 95%
- Se for necessário realizar toracostomia (para drenagem de tórax), deve-se realizá-la 1 a 2 espaços intercostais acima do habitual
- Obter 2 acessos venosos calibrosos (com Jelco 14 ou 16)
- Reservar os vasopressores apenas para casos de hipotensão que não respondam à reanimação volêmica, pelos efeitos deletérios na perfusão uteroplacentária
- Se o fundo de útero estiver acima da cicatriz umbilical, ele deverá ser deslocado para a esquerda, a fim de melhorar o retorno venoso e, consequentemente, o fluxo uteroplacentário

(continua)

Na sala de emergência (*continuação*)

- Se houver necessidade de hemotransfusão, deve-se utilizar sangue O Rh negativo, a fim de evitar aloimunização anti-D, até que os resultados da prova cruzada atestem a compatibilidade sanguínea
- Transferir a paciente para a maternidade se o fundo de útero estiver acima de 23 cm e se estiver estável ou a uma unidade de emergência se o útero estiver menor do que isso ou se estiver instável, independentemente da idade gestacional.

Parte 2

GINECOLOGIA

Abdome Agudo Ginecológico

DESCRIÇÃO E CAUSAS

O *abdome agudo ginecológico* é caracterizado por dor abdominal súbita e aguda de causa ginecológica – torção anexial, ruptura de cistos ovarianos, perfuração simples e complicada do útero, degeneração miomatosa, gravidez tubária, abscesso pélvico – que causa irritação peritoneal, podendo levar ao quadro de choque. Tem mais incidência em mulheres jovens em idade fértil; em decorrência desse fato, o sistema genital dessas pacientes deve ser respeitado, devendo o médico abster-se de condutas cirúrgicas intempestivas, como laparotomias exploradoras, anexectomia ou histerectomia, possibilitando futuras reproduções.

FORMA HEMORRÁGICA

A maior incidência da forma hemorrágica é a gravidez ectópica, causa obstétrica amplamente abordada no Capítulo 9, *Gravidez Ectópica*. Neste caso também se inclui o *cisto hemorrágico do ovário*.

FORMA INFECCIOSA

A *doença inflamatória pélvica* (*DIP*) representa qualquer processo infeccioso que envolva o sistema genital superior feminino, como endometrite, salpingite, abscesso tubo-ovariano e peritonite pélvica. O *abscesso tubo-ovariano* foi a mais frequente complicação no Serviço de Ginecologia do *Hospital da Mulher Mariska Ribeiro* (*HMMR*).

A principal causa de DIP é por ascensão bacteriana a partir de contaminação vaginal pelo canal endocervical. Durante a menstruação há modificação do pH vaginal, momento oportuno para o início do quadro.

Segundo o *Ministério da Saúde* (*MS*, 2006) e o *Centers for Disease Control and Prevention* (*CDC*, 2010), os agentes mais comuns são a *Chlamydia trachomatis* e a *Neisseria gonorrhoeae*.

FORMA ISQUÊMICA

Representada pela *torção de cisto de ovário*.

DIAGNÓSTICOS DIFERENCIAIS MAIS COMUNS

- Cisto de ovário roto
- Gravidez ectópica
- Cólica nefrética
- Torção anexial
- Diverticulite
- Apendicite
- Perfuração uterina.

SINAIS E SINTOMAS

A dor é referida no baixo-ventre e frequentemente no ombro. Pode estar associada a náuseas e vômito; menos frequentemente a quadros diarreicos.

De acordo com a *OMS*, o diagnóstico da DIP baseia-se em três *critérios obrigatórios* (critérios *major*) e outros *critérios adicionais* (critérios *minor*), que podem ser clínicos, laboratoriais e ultrassonográficos, conforme apresentado na Tabela 41.1.

FORMA ISQUÊMICA

Representada pela *torção de cisto de ovário.*

Tabela 41.1 Critérios para o diagnóstico da DIP. (Adaptada da OMS.)

Critérios obrigatórios
Dor à palpação do baixo-ventre
Dor à palpação dos anexos
Dor à mobilização cervical
Critérios adicionais
Temperatura > 38°C
Leucocitose > 10.500/mm^3
Secreção vaginal purulenta, com odor característico ao exame especular e grande quantidade de leucócitos na microscopia
Velocidade de hemossedimentação > 15 mm/h
Aumento da proteína C reativa
Material purulento evidenciado por culdocentese ou laparoscopia
Cultura do material positiva para *Neisseria gonorrhoeae* ou *Chlamydia trachomatis*
Abscesso tubo-ovariano observado na ultrassonografia

Capítulo 41 Abdome Agudo Ginecológico

EXAME FÍSICO

O exame físico nas formas infecciosa e hemorrágica mostra dor à palpação do baixo-ventre e à mobilização do colo do útero.
Na forma isquêmica, o exame físico não é revelador.

EXAMES COMPLEMENTARES

- Tomografia computadorizada (TC) para diagnóstico diferencial de apendicite
- Videolaparoscopia é o padrão-ouro, por permitir a coleta de material para diagnóstico definitivo
- O diagnóstico do cisto hemorrágico do ovário é feito por ultrassonografia (US), que mostra padrão reticular do coágulo (imagem em *teia de aranha*). O Doppler colorido não exibe vascularização no hematoma
- Na forma isquêmica de abdome agudo, a US mostra ovário aumentado de volume com estroma amorfo (aspecto de *vidro despolido*) e pequenos cistos periféricos (Figura 41.1). Se a US pélvica não for conclusiva, está indicada a US abdominal.

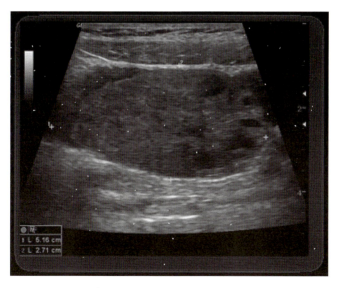

Figura 41.1 Ultrassonografia de torção de cisto de ovário com aspecto de *vidro despolido*.

CONDUTA E ESQUEMA TERAPÊUTICO

CISTO HEMORRÁGICO DO OVÁRIO

O tratamento depende do quadro clínico: observação ou laparoscopia/laparotomia para proceder a hemostasia se houver ruptura.

DOENÇA INFLAMATÓRIA PÉLVICA

Forma leve | Ambulatorial com antibióticos por 15 dias

- Abstinência sexual e retirada do dispositivo intrauterino (DIU) quando presente (controverso)
- A paciente deverá ser reavaliada em 72 h para possível internação
- Segundo recomendações do MS (2006), apresentados na Tabela 41.2.

Tabela 41.2 Tratamento ambulatorial da DIP leve (MS, 2006).

Esquema 1	Ceftriaxona 250 mg, IM, dose única	+	Doxiciclina 100 mg VO de 12/12 h, por 14 dias	+	Metronidazol 500 mg VO, de 12/12 h, por 14 dias
Esquema 2	Ofloxacino 400 mg VO de 12/12 h, por 14 dias	+	Doxiciclina 100 mg VO de 12/12 h, por 14 dias	+	Metronidazol 500 mg VO, de 12/12 h, por 14 dias

IM = via intramuscular; VO = via oral.

Forma grave | Internação

Avaliar *internação* nas seguintes situações:

- Presença de massa complexa ou abscesso tubo-ovariano
- Gravidez
- Toda paciente adolescente
- Imunodeficiência
- Diagnóstico incerto e emergência cirúrgica
- Sintomas gastrointestinais (náuseas e vômito)
- História pregressa de procedimentos operatórios ou diagnósticos
- Resposta inadequada à terapia ambulatorial
- Peritonite nos quadrantes superiores
- Existência de DIU
- Perfuração simples e complicada do útero
- Segundo as recomendações do CDC (2010), apresentadas na Tabela 41.3.

Capítulo 41 Abdome Agudo Ginecológico

Tabela 41.3 Tratamento da DIP grave em caso de internação (CDC, 2010).

Esquema 1	Cefotetana 2 g IV, de 12 em 12 h ou Cefoxitina 2 g IV, de 6/6 h	+	Doxiciclina 100 mg VO ou IV, de 12/12 h
Esquema 2	Clindamicina 900 mg IV, de 8/8 h	+	Gentamicina Dose de ataque: de 2 mg/kg de peso IV ou IM Dose de manutenção: 1,5 mg/kg, de 8/8 h Dose única diária de substituição: 3-5 mg/kg
Esquema alternativo	Ampicillina/sulbactam 3 g IV, de 6/6 h	+	Doxiciclina 100 mg VO ou IV, de 12/2 h

IV = via intravenosa; VO = via oral; IM = via intramuscular.

O CDC não especifica o tratamento dos parceiros, mas informa que eles devem ser tratados empiricamente com esquemas efetivos para ambos os patógenos mais comuns (gonococo e clamídia), independentemente da etiologia da DIP ou do patógeno isolado na paciente infectada.

Tratamento cirúrgico

A *videolaparoscopia* é indicada quando não há resposta ao tratamento parenteral após 72 h e em casos de dúvida diagnóstica. Permite o diagnóstico e o estadiamento da DIP, além de possibilitar a coleta de material para exames microbiológicos. Além disso, possibilita a lavagem da cavidade peritoneal, retirando patógenos, *debris* teciduais e material necrótico, diminuindo o comprometimento a longo prazo das estruturas reprodutivas e a formação de aderências. Também possibilita aspirar exsudatos na cavidade e romper as aderências existentes.

A *laparotomia* está indicada em casos de emergência, quando há instabilidade hemodinâmica (p. ex., ruptura de abscesso tubo-ovariano).

FORMA ISQUÊMICA | TRATAMENTO CIRÚRGICO

- Videolaparoscopia: a cirurgia imediata retorna o fluxo vascular com preservação do ovário e da tuba uterina
- Laparotomia: na indisponibilidade da videolaparoscopia.

> **ALERTA**
>
> A doxiciclina por via intravenosa é muito dolorosa, pode desencadear flebite e tem biodisponibilidade semelhante à via oral, por isso deve ser preferido o uso da doxiciclina oral.

Anticoncepção de Emergência

DESCRIÇÃO

A *anticoncepção de emergência* (*AE*) é um método que pode ser usado pelas mulheres para evitar uma gravidez indesejada depois de uma relação sexual desprotegida, na qual pode ter ocorrido falha de um método anticoncepcional, ou em caso de estupro.

DIAGNÓSTICO

- Relato de falha da proteção anticoncepcional
- Vítimas de violência sexual.

CONDUTA

São utilizadas as chamadas *pílulas do dia seguinte*.

REGIME DO LEVONORGESTREL

Ingerir 2 comprimidos de 0,75 mg em dose única, até 72 h após o coito desprotegido. Eficácia: > 99% de proteção caso o coito tenha ocorrido dentro de 24 h. **É o esquema preferido.**

Pílula do dia seguinte

Levonorgestrel 0,75 mg

REGIME DE YUZPE

Ingerir 2 comprimidos de um anticoncepcional oral com 50 µg de etinilestradiol e 250 µg de levonorgestrel, nas primeiras 72 h após o coito desprotegido, repetidos 12 h após a primeira tomada (total de 4 comprimidos). Eficácia: alta, em torno de 98%, caso o coito tenha ocorrido nas 24 h anteriores. Há alguns efeitos colaterais, como náuseas e vômito, retenção hídrica e cefaleia.

No caso de falha, a incidência de defeitos congênitos não é diferente da população em geral.

Cervicites

DESCRIÇÃO

Cervicites são infecções do sistema genital feminino que acometem o epitélio glandular do colo uterino.

CAUSA

Os microrganismos responsáveis pelas cervicites são *Chlamydia trachomatis* e *Neisseria gonorrhoeae*.

SINAIS E SINTOMAS

CERVICITE POR CLAMÍDIA

- Secreção mucopurulenta, com ou sem sangramento cervical
- Caso haja ascensão das bactérias para o sistema genital feminino, pode evoluir para uretrite, salpingite e doença inflamatória pélvica (DIP).

CERVICITE POR GONOCOCO

- Corrimento amarelado, abundante e sem odor
- Pode acometer concomitantemente estruturas vizinhas, como as glândulas de Bartholin e as glândulas parauretrais.

EXAME FÍSICO

O achado clínico característico consiste em secreção mucopurulenta saindo pelo orifício cervical. Outro sinal possível de ser encontrado é o sangramento espontâneo que pode aparecer ao coletar material da endocérvice.

EXAMES COMPLEMENTARES

CERVICITE POR CLAMÍDIA

A cultura, feita em células vivas (McCoy), é o padrão-ouro, mas pouco prático e de difícil execução.

CERVICITE POR GONOCOCO

- O exame a fresco da secreção cervical pode ajudar no diagnóstico, sendo encontrados incontáveis leucócitos
- A bacterioscopia evidencia diplococos gram-negativos intracelulares
- O método diagnóstico padrão-ouro é a cultura em meio de Thayer-Martin.

CONDUTA

- Quando o diagnóstico é apenas um achado na colpocitologia (cervicite inespecífica), sem os dados clínicos descritos, nenhum tratamento é aconselhado
- É recomendado o tratamento sistemático de todas as pacientes que apresentem secreção mucopurulenta saindo pelo canal cervical
- Como é comum a infecção concomitante por clamídia e gonococo, aconselha-se um esquema antibiótico efetivo para ambos
- Na Figura 43.1 estão listados os esquemas propostos pelo *Centers for Disease Control and Prevention* (*CDC*, 2015).

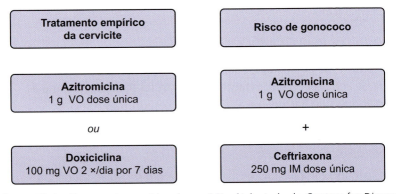

Figura 43.1 – Tratamento empírico da cervicite. (Adaptada do Centers for Disease Control and Prevention – CDC. Sexually transmitted diseases. Treatment guidelines, 2015. MMWR. 2015; 64:1.)

Colpites

DESCRIÇÃO

Colpites são as infecções do sistema genital feminino que acometem o epitélio escamoso estratificado que reveste as paredes vaginais e a ectocérvice.

Os principais sinais e sintomas encontrados em casos de colpite são: corrimento, prurido ou irritação na região genital e odor atípico.

CAUSAS

Os microrganismos mais comuns encontrados como responsáveis pelas colpites são:

- Fungos (90% dos casos são causados por *Candida albicans*)
- Bactérias anaeróbicas (vaginose bacteriana)
- Protozoários (*Trichomonas vaginalis*).

VAGINOSE BACTERIANA

Causada por um desequilíbrio da microbiota vaginal, que leva a um predomínio de bactérias anaeróbicas, em especial *Gardnerella vaginalis*, *Mobiluncus* sp., *Prevotella*, sp.

COLPITE POR TRICÔMONAS

É causada pelo *Trichomonas vaginalis*, um protozoário, aeróbico, flagelado. É um patógeno transmitido por via sexual. O homem, na maioria das vezes, é um portador assintomático.

SINAIS E SINTOMAS

VAGINITE POR CANDIDA

Prurido é o sintoma mais frequente. Mas também pode haver corrimento branco, em grumos, tipo *leite coalhado*, sem odor característico, disúria externa e ardência.

VAGINOSE BACTERIANA

O sintoma mais comum é o odor fétido na região genital, que piora quando há alcalinização do meio vaginal (durante a menstruação ou após relação sexual). Pode ocorrer também corrimento branco, fino e homogêneo, habitualmente em pequena quantidade. Não há sintomas inflamatórios ou irritativos, sendo esse fator importante para o diagnóstico diferencial com outras colpites.

EXAME FÍSICO

VAGINITE POR CANDIDA

Ao exame clínico podem ser encontrados: edema da vulva e do introito vaginal, lesões escarificadas provocadas por coçadura, hiperemia da mucosa vaginal e secreção vaginal espessa e floculada aderida na mucosa.

VAGINOSE BACTERIANA

O *American College of Obstetricians and Gynecologists* (*ACOG*, 2006) recomenda que o diagnóstico seja clínico, preenchendo três dos critérios apresentados na Tabela 44.1.

Tabela 44.1 Critérios para o diagnóstico da vaginose bacteriana (*ACOG*, 2006).

1. pH do líquido vaginal > 4,5
2. Achado de células indicadoras (*clue cells*)
3. Teste das aminas positivo
4. Conteúdo vaginal homogêneo, não inflamatório

COLPITE POR TRICÔMONAS

A queixa mais comum é o corrimento amarelo-esverdeado, muitas vezes abundante. Pode haver associação com odor fétido, porém menos intenso que o encontrado na vaginose bacteriana. É comum a ocorrência de sinais inflamatórios, como irritação, ardência e prurido genital.

EXAMES COMPLEMENTARES

VAGINITE POR CANDIDA

A citologia a fresco é uma forma eficiente para confirmar o diagnóstico. Ao se colocar uma gota de hidróxido de potássio a 10%, podem ser visualizadas hifas facilmente. A verificação do pH vaginal constata acidez (< 4,5).

VAGINOSE BACTERIANA

Ao exame, a secreção vaginal encontrada é homogênea, não aderida às paredes vaginais e normalmente em pequeno volume.

O *sniff teste*, ou *teste das aminas*, consiste em pingar uma gota de KOH 10% em uma lâmina com secreção vaginal. Nos casos de vaginose bacteriana, será desprendido um odor intenso e fétido, característico desse quadro.

Na citologia corada pelo Gram serão encontradas células indicadoras (*clue cells*) e poucos leucócitos e haverá ausência de lactobacilos. As células indicadoras, que são características dessa infecção, consistem em células epiteliais soltas com um grande número de bactérias agregadas em sua superfície (Figura 44.1).

COLPITE POR TRICÔMONAS

No exame ginecológico evidencia-se vagina com hiperemia difusa e secreção que pode variar de fluida a espessa, de cor amarela ou esverdeada. Quando usado o colposcópio, a hiperemia se apresenta pontilhada (*base*), devido a pequenos focos de hemorragia subepitelial.

O pH vaginal normalmente é > 5. O teste das aminas pode ser positivo, mesmo que fracamente. Na microscopia a fresco é evidenciado o protozoário, móvel, com quatro flagelos anteriores.

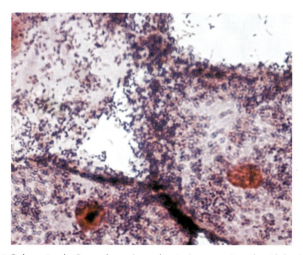

Figura 44.1 Coloração de Gram de vaginose bacteriana mostrando células indicadoras (colonizadas por *Gardnerella vaginalis*) no esfregaço vaginal.

CONDUTA E ESQUEMA TERAPÊUTICO

VAGINITE POR CANDIDA

Na Tabela 44.2 encontram-se os esquemas mais utilizados no tratamento.

VAGINOSE BACTERIANA

O tratamento consiste no uso de metronidazol ou da clindamicina, nos esquemas descritos na Tabela 44.3.

COLPITE POR TRICÔMONAS

O agente preferido para o tratamento é o metronidazol por via oral. Pode ser administrado em dose única (2 g) ou fracionada: 250 mg, 3 vezes/dia por 7 dias, ou 500 mg, 2 vezes/dia, também por 7 dias.

> **ALERTA**
>
> Na tricomoníase, que é uma *doença sexualmente transmissível* (*DST*), o tratamento do parceiro é obrigatório.

Tabela 44.2 Esquemas recomendados para o tratamento da colpite por fungos.

Agente	Apresentação	Dose
Nistatina	100.000 UI creme vaginal	1 aplicador à noite por 14 dias
Clotrimazol	1% creme vaginal	5 g por 7 a 14 dias
	100/500 mg óvulo vaginal	1/dia por até 7 dias
Miconazol	2% creme vaginal	5 g/dia por 7 dias
	100/1.200 mg óvulo vaginal	1 vez/dia, por 7 dias
Fenticonazol	2% creme vaginal	5 g/dia por 7 dias
Tioconazol	2% creme vaginal	5 g/dia por 3 dias
	6,5% creme vaginal	Dose única
Terconazol	0,4% creme vaginal	5 g/dia por 7 dias
	0,8% creme vaginal	5 g/dia por 3 dias
	80 mg óvulo vaginal	Por 3 dias
Cetoconazol	400 mg comprimido	VO, por 5 dias
Itraconazol	200 mg comprimido	VO, por 3 dias
Fluconazol	150 mg comprimido	Dose única

VO = via oral.

Tabela 44.3 Esquemas recomendados para o tratamento da vaginose bacteriana.

Agente	Dose
Primeira escolha	
Metronidazol comprimido	500 mg/dia VO, por 7 dias
Metronidazol 0,75% creme vaginal	5 g/dia por 5 dias
Clindamicina 2% creme vaginal	5 g/dia por 7 dias
Esquemas alternativos	
Tinidazol comprimido	2 g VO 1 vez/dia, por 2 dias
Tinidazol comprimido	1 g VO 1 vez/dia, por 5 dias
Clindamicina comprimido	300 mg VO 2 vezes/dia, por 7 dias
Clindamicina óvulo vaginal	100 mg/dia, por 3 dias

VO = via oral.

Emergências com o DIU

DESCRIÇÃO

O *dispositivo intrauterino* (*DIU*) é um dos métodos contraceptivos mais utilizados no mundo todo. Seu uso tem aumentado, principalmente após o lançamento dos dispositivos com levonorgestrel.

A possibilidade de gravidez com o DIU é de 1:200 casos. **Importante:** cerca de 6% das gestações com DIU são ectópicas.

Aproximadamente 5% das mulheres "expulsam" o DIU durante o primeiro ano de uso.

CAUSA

DIU E INFECÇÃO

A principal causa é a contaminação da cavidade endometrial na hora da inserção do DIU. Se a infecção ocorrer 3 a 4 meses após a inserção, a causa mais provável é a doença sexualmente transmissível (DST), não associada à colocação do DIU. Quando a infecção ocorre logo após a inserção, a causa é polimicrobiana, derivada da microbiota endógena do canal cervicovaginal, com predominância de anaeróbios.

DIU E PERFURAÇÃO

A perfuração ocorre em 1:1.000 procedimentos de inserção.

DIAGNÓSTICO

DIU E GRAVIDEZ

- β-hCG
- Ultrassonografia (US) (Figura 45.1).

COMPLICAÇÕES DA RETENÇÃO DO DIU NA GRAVIDEZ

- Infecção
- Abortamento (50 a 60%)
- Parto pré-termo.

Capítulo 45 Emergências com o DIU

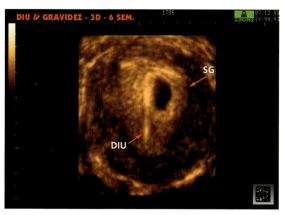

Figura 45.1 DIU e gravidez de 6 semanas na ultrassonografia 3D. SG = saco gestacional.

SINAIS E SINTOMAS

RETENÇÃO DO DIU NA GRAVIDEZ

Dor em caráter de cólica no hipogástrio, corrimento e/ou sangramento vaginais.

DIU E INFECÇÃO

O quadro clínico pode variar desde endometrite leve até abdome agudo (ver Capítulo 43, *Cervicites*).

DIU E PERFURAÇÃO

Dor abdominal e sangramento uterino.

EXAME FÍSICO

EXPULSÃO DO DIU

Ao exame especular não são encontrados os fios do DIU saindo pelo orifício cervical.

EXAMES COMPLEMENTARES

EXPULSÃO DO DIU

A US confirma a ausência do DIU na cavidade uterina.

DIU E GRAVIDEZ

A US confirma esse diagnóstico de gravidez e da persistência do DIU.

DIU E PERFURAÇÃO

- US
- Radiografias da pelve e do abdome.

CONDUTA

RETENÇÃO DO DIU NA GRAVIDEZ

Retirar o DIU se o fio estiver visível ao exame especular e *a gestação for inferior a 12 semanas* (após essa data não só os fios dificilmente estarão visíveis, como a extração do DIU se fará com grande disrupção do saco gestacional) [*Royal College of Obstetricians and Gynaecologists* (*RCOG*), 2013].

Há um pequeno risco de abortamento com a extração do DIU.

EXPULSÃO DO DIU

Quando o DIU estiver parcialmente eliminado, o mesmo deve ser retirado. Afastadas as possibilidades de gravidez ou de infecção, um novo DIU pode ser colocado. Nesse caso é recomendada a profilaxia antibiótica.

DIU E INFECÇÃO

A conduta é semelhante à recomendada para o tratamento da doença inflamatória pélvica (DIP), com o cuidado na retirada do DIU, apenas quando houver níveis séricos adequados de antibiótico (ver Capítulo 41, *Abdome Agudo Ginecológico*).

Se não houver infecção endometrial, mas cultura positiva para clamídia ou gonococo ou sinais clínicos de vaginose bacteriana, não há necessidade de retirada do DIU, porém deve haver adequado tratamento dessas infecções (ver Capítulos 43, *Cervicites*, e 44, *Colpites*).

> **ALERTA**
> DIU e gravidez: pensar sempre em gravidez ectópica.

DIU E PERFURAÇÃO

A extração deve ser feita por:
- *Laparoscopia*: DIU na cavidade pélvica ou abdominal
- *Histeroscopia*: DIU embebido no miométrio.

Mastites Não Puerperais

DESCRIÇÃO

As *mastites não puerperais* são processos inflamatórios da glândula mamária originados por diferentes mecanismos e com quadros clínicos diversos.

MASTITE PERIAREOLAR RECIDIVANTE/ABSCESSO SUBAREOLAR RECORRENTE

É um processo inflamatório da região central da mama (aréola e papila), com evolução crônica, que pode evoluir para abscesso ou fístula. Tem forte associação com tabagismo e acomete mulheres em idade entre 35 e 50 anos.

CAUSAS

MASTITE PERIAREOLAR RECIDIVANTE/ABSCESSO SUBAREOLAR RECORRENTE

As bactérias mais comumente encontradas são as anaeróbicas, podendo também ser encontrado *Staphylococcus aureus*.

MASTITE POR ECTASIA DUCTAL

É causada pela estase de secreções, consequente da dilatação dos ductos terminais.

TUBERCULOSE MAMÁRIA

É uma patologia rara na mama. Na maioria das vezes é secundária à tuberculose pulmonar.

SINAIS E SINTOMAS

MASTITE PERIAREOLAR RECIDIVANTE/ABSCESSO SUBAREOLAR RECORRENTE

- Encontra-se área de processo inflamatório (rubor, calor e dor) na região periareolar, que aparece de modo intermitente, com períodos assintomáticos

- Pode ser formado pequeno abscesso (1 a 3 cm) na mesma região
- Com a repetição do quadro pode haver formação de nódulo na mesma localização e inversão da papila
- A formação de fístula cutânea, na região periareolar, com drenagem de material sebáceo-purulento, pode também ser intermitente, com períodos de fechamento espontâneo.

MASTITE POR ECTASIA DUCTAL

- Pode se apresentar como mastite crônica localizada nos ductos terminais, geralmente com secreção papilar estéril
- Com o tempo, o processo inflamatório pode levar à fibrose tecidual com retração ou desvio da papila
- O fluxo papilar geralmente é espesso, amarelado e sebáceo.

TUBERCULOSE MAMÁRIA

- Mastite crônica, fistulizante, com formação de vários abscessos locais que não respondem à antibioticoterapia de largo espectro
- As fístulas são de difícil tratamento, com evolução crônica.

EXAMES COMPLEMENTARES

TUBERCULOSE MAMÁRIA

- Pode ser realizada a cultura para o bacilo de Koch (BK)
- A biopsia da lesão revela lesões granulomatosas caseosas típicas
- O PPD é reator, e a radiografia de tórax pode revelar sequelas de tuberculose pulmonar
- Como nem sempre o diagnóstico laboratorial é fácil, pode-se optar pela prova terapêutica.

CONDUTA

MASTITE PERIAREOLAR RECIDIVANTE/ABSCESSO SUBAREOLAR RECORRENTE

- Na fase aguda, quando há o processo inflamatório, o tratamento é clínico
- Devem ser prescritos antibióticos, levando em consideração os agentes causais. O esquema recomendado é metronidazol 500 mg por via

oral (VO) de 8/8 h por 7 a 10 dias, associando cefalexina 500 mg VO de 6/6 h pelo mesmo período, ou clindamicina 150 mg VO de 6/6 h por 7 a 10 dias
- O tratamento definitivo é o cirúrgico, com ressecção da área acometida, incluindo o ducto comprometido. Vale lembrar que essas pacientes devem ser encorajadas a abandonar o tabagismo, para evitar recidivas em outros ductos ou na mama contralateral.

MASTITE POR ECTASIA DUCTAL

- No quadro agudo, é aconselhado tomar medidas higiênicas
- Antibióticos serão utilizados apenas nos casos mais exuberantes, com sinais flogísticos mais evidentes
- O tratamento definitivo consiste na ressecção cirúrgica dos ductos terminais.

> **ALERTA**
> Investigação para possível malignidade pode ser necessária, usualmente por mamografia e possível biópsia.

TUBERCULOSE MAMÁRIA

O tratamento deve ser realizado por médico especialista (pneumologista) com antibióticos antibacilares.

Mioma Parido

DESCRIÇÃO

É o *mioma submucoso/pediculado* que se exterioriza pelo canal cervical.

CAUSA

O mioma submucoso pode ter pedículo alongado e, por meio de contrações uterinas, pode passar pelo orifício cervical, alcançando o canal vaginal ou até se exteriorizar, ultrapassando a vulva.

SINAIS E SINTOMAS

- Pode ser assintomático, porém geralmente está associado a sangramento vaginal de variável intensidade e dor tipo cólica
- A paciente pode se queixar de "pressão" na região do períneo.

EXAME FÍSICO

- A colocação do espéculo no canal vaginal pode ser dificultada em algumas situações, mas quando possível, evidencia uma massa friável e sangrante no canal vaginal
- Dependendo do tamanho, pode não ser possível ver o pedículo e sua relação com o orifício cervical
- Ao toque genital a massa é palpada e muitas vezes seu pedículo é identificado.

EXAMES COMPLEMENTARES

As *ultrassonografias pélvica* e *transvaginal* podem ser muito úteis e acessíveis para se fazer o diagnóstico. Têm a função de encontrar a localização do pedículo na cavidade uterina e de outras anomalias uterinas associadas.

CONDUTA

- A conduta vai depender da idade e do desejo de gestar da paciente
- Pode-se tentar a *miomectomia*, com torção do pedículo

Capítulo 47 Mioma Parido

- Deve-se fazer uma avaliação da cavidade uterina posterior, por *histeroscopia*, para verificar e se necessário proceder com a completa retirada do pedículo e de possíveis outros miomas com o potencial de evoluir de modo semelhante
- Se a paciente não desejar uma gestação futura, pode ser realizada a *histerectomia total*, por via vaginal ou laparoscópica.

ALERTA

Em caso de mioma parido, jamais realizar a histerectomia por via abdominal. O tumor é potencialmente infectado e há risco de pelviperitonite.

Sangramento Uterino Anormal

DESCRIÇÃO

O *sangramento uterino anormal* (*SUA*) é uma queixa comum nos consultórios e emergências ginecológicas. Trataremos apenas das causas ginecológicas, sendo as obstétricas descritas na Parte 1 deste livro.

CAUSAS

As causas do SUA variam de acordo com diversos fatores, como idade da paciente, uso de medicamentos e alterações anatômicas.

SANGRAMENTO UTERINO ANOVULATÓRIO

Ocorre devido à ausência de ovulação e consequentemente da produção de progesterona.

USO DE MEDICAMENTOS HORMONAIS

Qualquer substância com ação hormonal pode causar sangramento anormal. O uso de anticoncepcional hormonal oral ou por outras vias (adesivo, anel vaginal e intramuscular) pode estar associado ao SUA. Na maioria das vezes o sangramento é limitado aos primeiros meses de uso.

FATORES ENDÓCRINOS

As disfunções tireoidianas (hipo/hipertireoidismo) estão associadas a alterações no ciclo menstrual. Outras disfunções são as hipofisárias (hiperprolactinemia) e a falência ovariana precoce.

CAUSAS ANATÔMICAS

Os miomas uterinos e os pólipos endometriais comumente causam sangramento excessivo, embora na maioria das vezes sejam assintomáticos.

DISTÚRBIOS HEMATOLÓGICOS

Trombocitopenias, doenças hepáticas e anormalidades na coagulação.

NEOPLASIAS

Tumores cervicais, endometriais e, apesar de mais raros, vaginais podem causar sangramento anormal.

INFECÇÕES

Cervicites, endometrites e doença inflamatória pélvica (DIP) podem se manifestar com sangramento vaginal.

SINAIS E SINTOMAS

- O sangramento pode estar relacionado com o ciclo menstrual, como sangramento menstrual excessivo (menorragia) e com maior duração
- Nas causas anovulatórias são comuns períodos de amenorreia seguidos por sangramento anormal
- Em outras situações pode não haver relação com o ciclo menstrual (metrorragia), sendo causadas por neoplasias ou pólipos.

EXAME FÍSICO

- Deve ser realizado exame clínico completo, com palpação da tireoide
- O exame ginecológico é fundamental, sendo os exames da vulva e especular importantes para verificar a origem do sangramento (uterino, vaginal ou uretral)
- O toque genital tem sua importância na identificação de alterações anatômicas, como os miomas volumosos.

EXAMES COMPLEMENTARES

- Hemograma completo para avaliar anemia e trombocitopenia
- β-hCG para afastar sangramento relacionado à gestação
- Coagulograma para identificar distúrbios da coagulação
- Ultrassonografia (US) por via transvaginal é importante para avaliar anomalias anatômicas do útero e alterações endometriais
  - Em caso de menacme vale verificar as recomendações da *Society of Obstetricians and Gynaecologists of Canada* (*SOGC*, 2013) apresentadas adiante

- Em caso de pós-menopausa, nas pacientes sem terapia hormonal, a espessura do endométrio < 5 mm é considerada normal
- Na pós-menopausa está indicada a biopsia de endométrio nas pacientes com sangramento e espessura do endométrio ≥ 5 mm
- É realizada histeroscopia para um melhor estudo da cavidade uterina, podendo ser associada a biopsia direcionada quando são encontradas anormalidades. Na histeroscopia podem ser identificados pólipo, mioma submucoso e hiperplasia endometrial.

CONDUTA E ESQUEMA TERAPÊUTICO

- O tratamento será instituído dependendo da causa diagnosticada
- Em situações de emergência, em que o sangramento ocorre em grandes quantidades, podem ser usados contraceptivos orais combinados. Um esquema efetivo é o uso dos monofásicos, a cada 6 h, por 4 a 7 dias. Após esse período, deve ser reduzida a dose, de forma gradual, havendo sangramento de supressão
- Em casos mais graves, em que ocorre anemia importante e pode desencadear instabilidade hemodinâmica, deve ser realizada a internação da paciente e estabilização com reposição volêmica. O tratamento consiste em estrogênios conjugados na dose de 25 a 40 mg por via intravenosa (IV), a cada 6 h, ou 2,5 mg por via oral (VO), a cada 6 h
- Em caso de insucesso desses tratamentos hormonais, deve ser considerado o diagnóstico de causa tumoral ou anatômica
- Nos sangramentos anovulatórios, a médio prazo, pode ser feito o uso de anticoncepcionais hormonais combinados, caso não haja contraindicações, como tabagismo e fatores trombogênicos
- O uso de anti-inflamatórios não hormonais, como ácido mefenâmico e ibuprofeno, além de antifibrinolíticos, como o ácido tranexâmico, pode ser útil
- Recentemente um tratamento que tem se mostrado muito efetivo e com poucas contraindicações é o uso do dispositivo intrauterino (DIU) com levonorgestrel
- O tratamento cirúrgico está indicado se não houver melhora com o tratamento medicamentoso e nas causas anatômicas. Podem ser realizadas ablação do endométrio (ver item *Recomendações*, a seguir), embolização da artéria uterina, polipectomia histeroscópica e, em casos extremos, histerectomia (Figura 48.1).

Capítulo 48 Sangramento Uterino Anormal

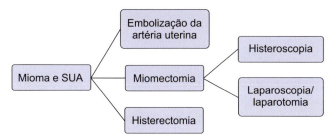

Figura 48.1 Tratamento do sangramento uterino anormal (SUA) causado por mioma. (Society of Obstetricians and Gynaecologists of Canada. Abnormal uterine bleeding in pre-menopausal women. J Obstet Gynaecol Can. 2013; 35:51.).

RECOMENDAÇÕES

- Avaliação do endométrio pela US transvaginal (SOGC, 2013):
  - O endométrio é mensurado pela espessura máxima anteroposterior do eco visualizado ao longo do eixo longitudinal do útero
  - A espessura do endométrio normal na menacme é de 4 mm na fase folicular e de até 16 mm na fase secretória
- Avaliação do mioma (SOGC, 2013):
  - A localização do mioma pela US é essencial para seu tratamento adequado
  - A histeroscopia diagnostica miomas submucosos ou intracavitários
  - Os miomas submucosos e intracavitários estão associados a grandes sangramentos uterinos.

Violência Sexual

CID 10

CID 10: T74 | Síndromes de maus-tratos
CID 10: T74.2 | Abuso sexual
CID 10: Y05 | Agressão sexual por meio de força física
CID 10: Y07.0 | Outras síndromes de maus-tratos pelo esposo ou companheiro
CID 10: Y07.8 | Outras síndromes de maus-tratos por pessoa especificada
CID 10: Y07.9 | Outras síndromes de maus-tratos por pessoa não especificada

DESCRIÇÃO

Violência sexual é a prática não consensual de sexo, imposto por meio de violência ou grave ameaça de qualquer natureza por ambos os sexos. Consiste em penetração da vagina ou do ânus de uma ou mais vítimas por um ou mais indivíduos, ou a tentativa com produção de lesões.

CAUSA

- Afeta comumente as mulheres e, na maioria das vezes, ocorre no espaço doméstico
- Menos de 10% dos casos chegam às delegacias
- A maior parte da violência é praticada por parentes
- Resulta em sequelas físicas e psicológicas. A vítima pode ficar mais vulnerável a prostituição, doença sexualmente transmissível (DST) e uso de drogas ilícitas.

DIAGNÓSTICO

Anamnese com foco na violência alegada.

EXAME FÍSICO

Exame físico geral com objetivo de rastreio de lesões que demandem correção cirúrgica.

EXAMES COMPLEMENTARES

- β-hCG
- VDRL
- Sorologia para hepatites B e C
- Sorologia para HIV
- Coleta com *swab* de secreção vaginal e retal para pesquisa de clamídia, gonococo, micoplasma e do DNA do agressor.

CONDUTA

Devem ser instituídas as *profilaxias* e a *anticoncepção de emergência*, descritas adiante. Também deve ser realizada uma *notificação* do caso de acordo com as normas estabelecidas em cada estado. A notificação se faz pela ficha do *SINAN*, encaminhando para a *CAP* de referência e, quando necessário (menor de idade), uma cópia para o *Conselho Tutelar*.

PROFILAXIA

HIV

Em caso de penetração e exposição ocorrida idealmente há menos de 24 h, o prazo máximo para a *profilaxia pós-exposição sexual* (*PEP sexual*) é de 72 h.

O esquema deve ser mantido durante 4 semanas, por 28 dias consecutivos [Tabela 49.1 – Ministério da Saúde (MS), 2012].

A incidência do HIV nessa situação é de 0,8 a 1,6%. O risco biológico da transmissão do HIV é influenciado por fatores como exposição sexual (anal, vaginal ou oral), existência de outras DSTs, exposição a secreções (esperma) e/ou sangue.

Hepatite B

Não vacinadas ou com esquema vacinal desconhecido:

- Imunoglobulina humana anti-hepatite B [0,06 mg/kg por via intramuscular (IM) no músculo glúteo [em dose única, no máximo até 14 dias após a violência, embora se recomende o prazo de 48 h
- Vacina anti-hepatite B (músculo deltoide) com 0, 1 e 6 meses (MS, 2012).

Tabela 49.1 Profilaxia do HIV (MS, 2012).

1ª escolha	Apresentação	Via de administração	Posologia
Zidovudina (AZT) + lamivudina (3TC)	300 mg/150 mg	VO	1 comprimido a cada 12 h (café da manhã e jantar)
Lopinavir/ritonavir (LPV/r)	200 mg/50 mg	VO	2 comprimidos a cada 12 h (café da manhã e jantar)

VO = via oral.

Doenças sexualmente transmissíveis

Clamídia, gonococo, micoplasma, tricomoníase

Azitromicina 1 g por via oral (VO) em dose única, associada a ceftriaxona 500 mg IM em dose única, e metronidazol 2 g VO em dose única.

Sífilis

Penicilina G benzatina 2,4 milhões UI IM (1,2 milhão UI em cada nádega) em dose única.

Anticoncepção de emergência

Levonorgestrel 0,75 mg, 2 comprimidos em dose única.

ACOMPANHAMENTO

- 30 dias: tratar novos sintomas e verificar o uso correto da medicação. Coletar sangue para VDRL
- 90 dias: coletar sangue para VDRL, sorologia para HIV e hepatites B e C, citopatológico do colo uterino e colposcopia
- 180 dias: repetir sorologia para HIV e hepatites B e C.

ALERTA

Recomenda-se a leitura da *Norma Técnica Prevenção e Tratamento dos Agravos Resultantes da Violência Sexual contra Mulheres e Adolescentes*, do Ministério da Saúde, 3ª edição atualizada e ampliada, 2012.

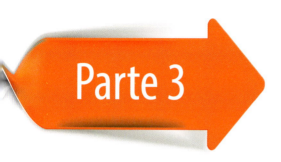

MEDICAMENTOS

Ícones, Siglas e Abreviaturas

Ícone/Sigla	Significado	Sigla	Significado
🔴	Medicamentos	FV	Fibrilação ventricular
(laranja)	Proibido na gravidez	Gt.	Gota
(amarelo)	Indicado apenas quando o benefício supera os riscos	IAM	Infarto agudo do miocárdio
		ICC	Insuficiência cardíaca congestiva
(verde)	Pode ser usado na gravidez		
		IM	Via intramuscular
↑	Aumento	IO	Via intraóssea
↑↑	Grande aumento		
↓	Redução	IV	Via intravenosa
×	Vez(es)	LP	Liberação prolongada
		MAO	Monoamina oxidase
AAS	Ácido acetilsalicílico	PA	Pressão arterial
ACTH	Hormônio adrenocorticotrófico		
		Pom.	Pomada
AINE	Anti-inflamatório não esteroide	PTT	Tempo de tromboplastina parcial
Amp.	Ampola(s)	RCP	Reanimação cardiopulmonar
AZT	Azidotimidina	SC	Via subcutânea
BAV	Bloqueio atrioventricular		
BD*	*Bis in Die* (2 vezes em 1 dia)	SNC	Sistema nervoso central
		Sol.	Solução
Cáps.	Cápsula(s)	Sol. inj.	Solução injetável
Comp.	Comprimido(s)		
Comp. revest.	Comprimido(s) revestido(s)	Sol. nebuliz.	Solução para nebulização
Comp. retard.	Comprimido de liberação retardada (lenta)	Suposit.	Supositório
		Susp.	Suspensão
Comp. *spandets*	Comprimido(s) expandido(s) (para uso de 12/12 h)	TEP	Tromboembolia pulmonar
		TV	Taquicardia ventricular
DPOC	Doença pulmonar obstrutiva crônica	TVP	Trombose venosa profunda
ECA	Enzima conversora da angiotensina	VO	Via oral
		VR	Via retal
Eferv.	Efervescente	Xpe.	Xarope
Emb.	Embalagem	XR**	Liberação estendida (*extended release*)
Fr.	Frasco		

*Os medicamentos com a sigla BD devem ser tomados 2 vezes/dia. São aqueles que, em suas versões "normais", devem ser tomados 3 vezes/dia (a cada 8 h) e, nas versões BD, apenas 2 vezes (a cada 12 h), o que facilita a adesão ao tratamento e a correta utilização destes medicamentos. **Extended release*: significa *liberação estendida*, que tem como objetivo manter a liberação do fármaco por um período maior de tempo. Neste tipo, a liberação é suficientemente lenta para que seja possível estender o intervalo entre as doses por 2 vezes ou mais.

Categoria de risco na gravidez

Categoria de risco na gravidez	Conceito
A	Em estudos controlados em mulheres grávidas, o fármaco não demonstrou risco para o feto no primeiro trimestre de gravidez. Não há evidências de risco nos trimestres posteriores, sendo remota a possibilidade de dano fetal
B	Os estudos em animais não demonstraram risco fetal, mas também não há estudos controlados em mulheres grávidas; ou então, os estudos em animais revelaram riscos, mas que não foram confirmados em estudos controlados em grávidas
C	Não foram realizados estudos em animais nem em grávidas; ou então, os estudos em animais revelaram risco, mas não existem estudos disponíveis realizados em mulheres grávidas
D	O fármaco demonstrou evidências positivas de risco fetal humano, no entanto os benefícios potenciais para a mulher podem, eventualmente, justificar o risco, como por exemplo, em casos de doenças graves ou que ameaçam a vida, e para as quais não existam outras substâncias mais seguras
X	Em estudos em animais e mulheres grávidas, o fármaco provocou anomalias fetais, havendo clara evidência de risco para o feto que é maior do que qualquer benefício possível para a paciente

Fonte: Agência Nacional de Vigilância Sanitária (Anvisa).

ANALGÉSICOS E ANTIPIRÉTICOS

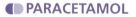 PARACETAMOL

Analgésico, antipirético [para-aminofenol (derivado), acetaminofeno].
Categoria B de risco na gravidez.

APRESENTAÇÃO
- **Paracetamol**[Biosintética]: comp. revest. de 750 mg; emb. com 20 e 200 comp.
- **Paracetamol**[Germed]: sol. oral de 200 mg/mℓ, fr. com 10 mℓ, 15 mℓ e 20 mℓ; comp. revest. de 500 mg, emb. com 4, 10, 15, 16, 20, 30, 40, 60 (HOSP), 100 (HOSP) ou 200 (HOSP) comp.; comp. revest. de 750 mg, emb. com 20 comp.; pó para preparação extemporânea, cada 5 g do pó contém 500 mg de paracetamol; cartuchos com 1, 5, 10, 16, 20, 24, 25, 50, 80, 100 e 120 sachês contendo 5 g.
- **Paracetamol**[Medleu]: comp. revest. de 750 mg, emb. com 20, 100 ou 200 comp.

- **Tylecetamol**^{Sandoz}: comp. solúvel de 750 mg, emb. com 12, 20, 100, 150 ou 200 comp.
- **Trimedal D&F**^{Novartis}: comp.: 750 mg/100 comp.
- **Tylenol**$^{Janssen-Cilag}$: comp. revest.: 500 mg/20-100-200 comp. e 750 mg/20-200 comp.; gotas: sol. oral: 200 mg/mℓ (emb. com 15 mℓ).

INDICAÇÃO. Dor leve a moderada e redução de febre.

POSOLOGIA
- Dose habitual: 500 a 1.000 mg; 3 a 4 ×/dia
- Não ingerir mais do que 4 g/dia
- Tratamento prolongado: não exceder 2,6 g/dia.

INTERAÇÃO MEDICAMENTOSA
- Paracetamol + AZT: ↑ risco de neutropenia
- Paracetamol + diazepam: ↓ efeitos do paracetamol
- Paracetamol + fenitoína:
    ◦ ↑ risco de hepatoxicidade do paracetamol
    ◦ ↓ efeito terapêutico do paracetamol
- Paracetamol + isoniazida: ↑ risco de hepatoxicidade
- Paracetamol + metoclopramida: ↑ absorção do paracetamol.

ANALGÉSICOS POTENTES

MORFINA, SULFATO DE
Analgésico opioide [alcaloide de papoula; agonista opioide].
Categoria C de risco na gravidez.

ALERTA
A morfina é excretada no leite materno. Por essa razão, deve haver muito cuidado na administração a lactantes.

APRESENTAÇÃO
- **Dimorf**^{Cristália}: comp. 10 e 30 mg/50 comp.; cáps.: 30, 60 e 100 mg/60 cáps.; sol. inj.: amp. (1 mℓ): 0,1 mg/mℓ/5-10-50 amp., 0,2 mg/mℓ/50 amp. e 10 mg/mℓ/5-50 amp.; amp. (2 mℓ): 1,0 mg/mℓ/50 amp.; sol. oral: 10 mg/mℓ, fr. de 60 mℓ + conta-gotas graduado
- **Dimorf LC**^{Cristália}: cáps. com grânulos de liberação cronogramada de 30, 60 e 100 mg, emb. com 6 blisteres com 10 cáps.

INDICAÇÃO. Dor intensa aguda ou crônica (p. ex., associada ao IAM); sedação pré-operatória; adjunto da anestesia. Utilizado para dor que não responde a outros analgésicos narcóticos sistêmicos.

POSOLOGIA
- Dose habitual: a dose adequada varia muito de paciente para paciente. A dose deve ser titulada e ajustada de acordo com a resposta

- Dor intensa: 30 a 60 mg/dose a cada 4 h, se necessário. Em geral esta dose não deve ser usada por mais de 10 dias
- Analgesia: 2 a 5 mg/dose IV lenta. Na dor intensa pode-se chegar a 10 mg/70 kg de peso
- IM: 5 a 20 mg/70 kg de peso
- VO: 5 a 30 mg/dose 6 ×/dia
- Dose máxima: 75 mg/dose. Formulações de liberação cronogramada de 12/12 h.

Interação medicamentosa
- Morfina + benzodiazepínicos: ↑ efeitos depressores centrais
- Morfina + cimetidina: ↑ efeitos tóxicos da morfina
- Morfina + clorpromazina: somação dos efeitos depressores do SNC
- Morfina + fenobarbital: somação dos efeitos depressores do SNC
- Morfina + rifampicina: ↓ concentração plasmática de morfina.

TRAMADOL, CLORIDRATO DE

Analgésico opioide [codeína (análogo sintético); agonista que atua nos receptores de opioides no sistema nervoso].
Categoria C de risco na gravidez.

Alerta
Tramadol não deve ser usado por lactantes, sendo importante analgésico para pós-operatório ginecológico. Seu uso na gravidez deve ser feito pelo menor tempo possível, limitado à dose única.

Apresentação
- **Anangor**^{Biosintética}: cáps. de 50 mg, bem com 10 cáps.; sol. inj. 50 mg/mℓ, emb. com 6 amp. de 1 mℓ; sol. inj. 100 mg/2 mℓ, emb. com 6 amp. de 2 mℓ.
- **Cloridrato de tramadol**^{EMS Sigma Pharma}: sol. oral 100 mg/mℓ, fr. com 10 e 15 mℓ
- **Cloridrato de tramadol**^{Halex Istar}: sol. inj. com 50 mg/mℓ; caixa com 100 amp. de vidro de 1 mℓ e 2 mℓ
- **Cloridrato de tramadol**^{Germed}: cáps. de 50 mg, emb. com 10 cáps.; sol. inj. com 50 mg/mℓ, emb com 6 amp. de 1 mℓ
- **Cloridrato de tramadol**^{Medley}: cáps. de 50 mg. emb. com 10 cáps.
- **Dorless**^{União Química}: cáps. de 50 mg. emb. com 10 cáps.; sol. inj. com 50 mg/mℓ, emb. com 6 amp. de 1 mℓ; sol. oral 100 mg/mℓ, fr. com 10 mℓ
- **Sensitram**^{Libbs}: comp. revest. de 100 mg/30 comp.
- **Tramadon**^{Cristália}: cáps.: 50 mg/10 e 100 cáps.
- **Tramal**^{Pfizer}: cáps.: 50 mg/10 cáps.; comp. retard.: 100 mg/10 comp.; gotas: 100 mg/mℓ em 10 mℓ; amp. (1 e 2 mℓ): 50 mg/mℓ.

Parte 3 Medicamentos

INDICAÇÃO. Utilizado no tratamento de dor moderada à intensa, de caráter agudo, subagudo ou crônico.

POSOLOGIA
- Dose habitual: 50 a 100 mg 4 a 6 ×/dia. Comp. retard.: 100 mg/dose, 2 a 3 ×/dia. Cáps.: 1 a 2 cáps. em dose única ou 50 mg/dose, até 8 ×/dia
- Dose máxima: 400 mg/dia ou 100 mg de 6/6 h
- Analgesia em queimados: 0,6 a 1 gota/kg/dose VO, 3 ×/dia (da preparação com 2,5 mg/gota).

INTERAÇÃO MEDICAMENTOSA
- Não deve ser combinado com inibidores da MAO: risco de vida com repercussão sobre o SNC e as funções respiratória e cardiovascular
- Tramadol + derivados de cumarínicos (varfarina): há relatos de ↑ do tempo de protrombina com risco de sangramento e de equimoses
- Tramadol + carbamazepina: ↓ efeito analgésico e duração da ação
- Tramadol + anticonvulsivantes: ↑ risco de convulsão
- Tramadol + depressores do SNC: ↑↑ os efeitos no SNC
- Tramadol + serotoninérgicos: ↑ risco de toxicidade de serotonina.

ANESTÉSICOS LOCAIS

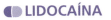 LIDOCAÍNA

Anestésico local de ação intermediária [anestésico tipo amida].
Categoria B de risco na gravidez.

APRESENTAÇÃO
- **Sensimil tm**^{Claris}: sol. inj. com 20 mg de cloridrato de lidocaína/mℓ, fr. de 30 mℓ
- **Xylestesin**^{Cristália}: sol. inj.: amp. (1%): 10 mg/mℓ, fr. de 10 amp. com 20 mℓ (sem e com epinefrina); amp. (2%): 20 mg/mℓ, fr. de 10 amp. com 20 mℓ (sem e com epinefrina).
- **Xylocaina**^{AstraZeneca}: sol. inj. com 20 mg de cloridrato de lidocaína/mℓ (fr. com 50 mℓ).

INDICAÇÃO. Anestesia por infiltração dental; anestesia por bloqueio de nervos periféricos.

POSOLOGIA
- Anestesia por infiltração ou bloqueio de nervo: 20 a 100 mg (1 a 5 mℓ solução 2%, com epinefrina ou norepinefrina). Não exceder 7 mg/kg de peso ou 500 mg de lidocaína com epinefrina.

INTERAÇÃO MEDICAMENTOSA
- Lidocaína (injetável) + amiodarona: náuseas, vômitos, palpitações
- Lidocaína (injetável) + amprenavir: ↑ níveis sanguíneos de lidocaína.

ANESTÉSICOS TÓPICOS DE CONTATO

LIDOCAÍNA
Anestésico de mucosa [anestésico tipo amida].
Categoria B de risco na gravidez.

APRESENTAÇÃO
- **Xylestesin 2%**^{Cristalia}: geleia de cloridrato de lidocaína (10 unidades de 10 g)
- **Xylocaína**^{AstraZeneca}: geleia 2%: 20 mg (emb.: bisnaga com 30 g); pomada 5%: 50 mg/g (emb.: bisnaga com 25 g); *spray* 10%: 100 mg/ml (fr. com 50 ml).

INDICAÇÃO.
Afecções da cavidade oral; aftas; anestesia local (mucosas); estomatite aftosa recorrente; alívio temporário da dor associada a queimaduras leves e abrasões da pele.

POSOLOGIA
- Geleia: por via uretral:
  - Em homens: deve ser instilada lentamente até que o paciente tenha a sensação de tensão ou até ter usado quase a metade do conteúdo do tubo. Aplica-se, então, uma pinça peniana por alguns minutos, após o qual o restante da geleia pode ser instilado
  - Em mulheres: instilar 3 a 5 g da geleia
- Pomada: 1 a 5 g por aplicação. Dose máxima: 20 g/dia
- *Spray*: 1 a 5 aplicações na área a ser anestesiada.

INTERAÇÃO MEDICAMENTOSA
- Como a lidocaína tópica pode causar metemoglobnemia, não combinar com agentes indutores de metemoglobinemia (sulfonamidas, dapsona, anilina, cloroquina, nitratos).

ANTIÁCIDOS | INIBIDORES DA BOMBA DE PRÓTONS

OMEPRAZOL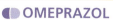
Antiulceroso [inibidor da bomba de prótons].
Categoria C de risco na gravidez.

APRESENTAÇÃO
- **Esogastro**^{EMS}: comp. revest. de 20 mg, emb. com 28 comp.; comp. revest. de 40 mg, emb. com 7, 14 e 28 comp.
- **Esomeprazol**^{Legrand}: comp. revest. de 20 mg, emb. com 14 e 28 comp.
- **Esomeprazol**^{Legrand}: comp. revest. de 40 mg, emb. com 14 e 28 comp.
- **Gastrium**^{Aché}: cáps. de 20 mg/7-14-28-56 cáps.; cáps. de 40 mg/7 e 28 cáps.

- **Loprazol**[Teuto]: cáps. de 20 mg/7-14 e 28 cáps.
- **Losec Mups**[AstraZeneca]: comp. com 10, 20 e 40 mg de omeprazol magnésico/7-14 comp.
- **Peprazol**[Libbs]: cáps.: 20 mg/28 cáps.

INDICAÇÃO. Esofagite de refluxo; síndrome Zollinger-Ellison; úlcera duodenal; úlcera gástrica.

POSOLOGIA
- Úlcera duodenal: 20 mg/dia, antes do café da manhã, por 2 a 4 semanas
- Úlcera gástrica e esofagite de refluxo: 20 mg/dia, antes do café da manhã, por 4 a 8 semanas
- Síndrome de Zollinger-Ellison: iniciar com 60 mg/dia, em dose única, antes do café da manhã
- Posologias superiores a 80 mg/dia devem ser fracionadas (2 ×/dia).

INTERAÇÃO MEDICAMENTOSA
- Omeprazol + atazanavir: ↓ níveis plasmáticos de atazanavir
- Omeprazol + cetoconazol: ↓ absorção de cetoconazol
- Omeprazol + itraconazol: ↓ absorção de itraconazol
- Omeprazol + diazepam: prolongamento da eliminação do diazepam
- Omeprazol + fenitoína: prolongamento da eliminação da fenitoína.

ANTIÁCIDOS | INIBIDORES H$_2$

RANITIDINA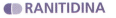

Antiulceroso [agonista dos receptores H$_2$ da histamina].
Categoria B de risco na gravidez.

APRESENTAÇÃO
- **Antak**[GlaxoSmithKline]: comp. revest.: 150 e 300 mg/10-20 comp.; comp.: 150 mg (10 comp.); sol. inj.: 25 mg/mℓ (emb. com 5 amp. de 2 mℓ); xpe.: 150 mg/10 mℓ (fr. com 120 mℓ)
- **Cloridrato de ranitidina**[Sandoz]: comp. revest. de 150 mg/10-20 comp.; comp. revest. de 300 mg/10-20 comp.
- **Cloridrato de ranitidina**[Medley]: comp. revest. de 150 mg/10-20 comp.
- **Cloridrato de ranitidina**[EMS]: comp. revest. de 150 mg/20 comp.
- **Label**[Aché]: comp.: 150 mg/20 comp.; xpe.: 15 mg/mℓ (fr. com120 mℓ)
- **Neosac**[Neo Química]: comp. revest.: 150 e 300 mg/20 comp.
- **Ranitil**[EMS]: comp. revest.: 150 mg/20 comp. e 300 mg/10 comp.

INDICAÇÃO. Esofagite de refluxo; síndrome de Zollinger-Ellison; úlcera gástrica; úlcera duodenal.

Posologia
- Esofagite de refluxo: VO: 150 mg 2 ×/dia ou 300 mg 1 ×/dia (à noite), durante 8 a 12 semanas. Em casos de esofagite moderada a grave, a dose pode ser aumentada para 150 mg, 4 ×/dia, por até 12 semanas
- Síndrome de Zollinger-Ellison: VO: dose inicial: 150 mg 3 ×/dia, podendo ser aumentada, se necessário
- Úlceras duodenal e gástrica:
  - VO: 150 mg 2 ×/dia ou 300 mg 1 ×/dia (à noite), aumentar esta dose se necessário, durante 4 a 8 semanas
  - IV: lenta (durante 2 min): 50 mg/dose 3 a 4 ×/dia, diluídos em 20 mℓ; infusão (IV) intermitente: velocidade de 25 mg/h, durante 2 h, 3 a 4 ×/dia
  - IM: 50 mg 3 a 4 ×/dia.

Interação medicamentosa
- Ranitidina + aminofilina: ↑ efeitos da aminofilina
- Ranitidina + entecavir: ↑ níveis sanguíneos de ranitidina e do entecavir
- Ranitidina + tenofovir: ↑ efeitos da ranitidina e do tenofovir.

ANTIÁCIDOS MINERAIS

HIDRÓXIDO DE ALUMÍNIO
Antiácido mineral.
Categoria C de risco na gravidez.

Apresentação
- **Aludroxil**^{Sanval}: comp. mastigável com 300 mg de hidróxido de alumínio, 24 comp.; susp. oral com 62 mg de hidróxido de alumínio/mℓ, frasco com 100 e 200 mℓ
- **Biodrox**^{Biofarma}: comp. mastigável com 230 mg de hidróxido de alumínio, 100 comp.; susp. oral com 230 mg de hidróxido de alumínio/5 mℓ, fr. com 120 mℓ
- **Aziram**^{União Química}: comp. mastigável: 230 mg/10 comp.; susp. oral: 61,5 mg/mℓ (emb. de 150 mℓ)
- **Pepsamar**^{Sanofi}: comp. mastigável: 230 mg/50-200 comp.; susp. oral: 62 mg/mℓ.

Indicação. Pirose; duodenite; esofagite; gastrite; hérnia de hiato; úlcera péptica.

Posologia. Dose habitual: 2 a 4 comp. mastigáveis, a intervalos de 2 ou 4 h, cerca de 1 h após cada refeição.

INTERAÇÃO MEDICAMENTOSA
- Hidróxido de alumínio + dolutegravir: ↓ absorção de dolutegravir
- Hidróxido de alumínio + paricalcitol: ↑ níveis sanguíneos de alumínio.

ANTIARRÍTMICOS

LIDOCAÍNA
Antiarrítmico [inibidor dos canais de sódio e potássio].
Categoria B de risco na gravidez.

APRESENTAÇÃO
- **Xylestesin**^{Cristália}: sol. inj.: amp. (1%): 10 mg/mℓ, fr. de 10 amp. com 20 mℓ (sem e com epinefrina); amp. (2%): 20 mg/mℓ, fr. de 10 amp. com 20 mℓ (sem e com epinefrina).

INDICAÇÃO. Fármaco de eleição para arritmias ventriculares (resultantes de IAM, intoxicação digitálica, cateterismo cardíaco, cirurgia cardíaca).

POSOLOGIA. Como antiarrítmico [nos casos de FV ou TV sem pulso (após tentativa de desfibrilação, RCP e administração de vasopressores)]: administração IV ou IO: 1 a 1,5 mg/kg. Pode-se repetir 0,5 a 0,75 mg/kg a cada 5 a 10 min (*bolus*). Dose máxima cumulativa: 3 mg/kg. Infusão contínua: 1 a 4 mg/min. Não há ajuste para insuficiência renal.

INTERAÇÃO MEDICAMENTOSA
- Lidocaína + amiodarona: náuseas, vômitos, palpitações
- Lidocaína + amprenavir: ↑ níveis sanguíneos de lidocaína.

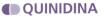 QUINIDINA
Antiarrítmico [bloqueador dos canais de sódio e potássio; classeIa].
Categoria C de risco na gravidez.

APRESENTAÇÃO
- **Quinicardine**^{Farmsa}: comp.: 200 mg/20 comp.

INDICAÇÃO. Arritmias ventriculares (recorrentes, com risco de vida, como TV); fibrilação atrial; *flutter* atrial; taquicardia paroxística de Bouveret.

POSOLOGIA. 400 mg a cada 6 h (sob monitoramento eletrocardiográfico), após 4 ou 5 tomadas, a dose deve ser aumentada cautelosamente.

INTERAÇÃO MEDICAMENTOSA
- Quinidina + inibidores da anidrase carbônica: ↓ eliminação renal de quinidina
- Quinidina + bicarbonato: ↓ eliminação renal de quinidina
- Quinidina + tiazídicos: ↓ eliminação renal de quinidina
- Quinidina + amiodarona: ↑ níveis sanguíneos de quinidina
- Quinidina + cimetidina: ↑ níveis sanguíneos de quinidina
- Quinidina + fenobarbital: ↑ eliminação hepática de quinidina.

ANTICOAGULANTES

DALTEPARINA

Antitrombótico; anticoagulante [heparina de baixo peso molecular; origem suína].
Categoria B de risco na gravidez.

APRESENTAÇÃO
- **Fragmin**[Pfizer]: sol. inj.: 12.500 UI (emb. com 10 seringas de 0,2 mℓ – 2.500 UI); 25.000 UI/mℓ (emb. com 10 seringas de 0,2 mℓ – 5.000 UI).

INDICAÇÃO. Tromboembolismo pulmonar (profilaxia); trombose venosa profunda (profilaxia e tratamento).

POSOLOGIA. Dose habitual: 2.500 UI, SC, 2 h antes da cirurgia e 2.500 UI SC 8 a 12 h após a cirurgia, até mobilização da paciente (em geral, 5 a 7 dias ou mais). Dose máxima: 18.000 UI/dia.

INTERAÇÃO MEDICAMENTOSA
- Dalteparina + AINE: ↑ risco de sangramento
- Dalteparina + cetoprofeno: ↑ risco de sangramento
- Dalteparina + tipranavir: ↑ risco de sangramento.

ENOXAPARINA

Antitrombótico; anticoagulante [heparina de baixo peso molecular; origem suína].
Categoria B de risco na gravidez.

ALERTA
A via IM não é recomendada.

APRESENTAÇÃO
- **Clexane**[Sanofi]: sol. inj. (SC): 20 mg/0,2 mℓ (emb. com 2 ou 10 seringas); 40 mg/0,4 mℓ (emb. com 2 ou 10 seringas); 60 mg/0,6 mℓ (emb. com 2); 80 mg/0,8 mℓ (emb. com 2); 100 mg/1 mℓ (emb. com 2)
- **Endocris**[Cristália]: sol. inj. (IV): 20 mg/0,2 mℓ (emb. com 10 seringas); 40 mg/0,4 mℓ (emb. com 10 seringas); 60 mg/0,6 mℓ (emb. com 2); 80 mg/0,8 mℓ (emb. com 2)
- **Enoxalow**[Blau]: sol. inj.inj. (IV): 20 mg/0,2 mℓ; 40 mg/0,4 mℓ; 60 mg/0,6 mℓ 80 mg/0,8 mℓ; 100 mg/1 mℓ (emb. com 1 ou 10 seringas)
- **Versa**[Eurofarma]: sol. inj. (SC): 20 mg/0,2 mℓ (emb. com 2 ou 6 seringas); 40 mg/0,4 mℓ (emb. com 2 ou 6 seringas); 60 mg/0,6 mℓ (emb. com 2); 80 mg/0,8 mℓ (emb. com 2).

INDICAÇÃO. Tromboembolismo pulmonar (prevenção); trombose venosa profunda (prevenção e tratamento), IAM sem onda Q, angina instável.

Posologia
- Profilaxia para TVP: 40 mg/24 h, SC ou IV, por 6 dias a 14 dias
- Tratamento para TVP: 1,5 mg/kg/dose/dia ou 1 mg/kg/dose de 12/12 h SC ou IV, durante uma média de 10 dias
- IAM/angina: 1 mg/kg de 12/12 h, SC ou IV, administrada concomitantemente com ácido acetilsalicílico oral (100 a 325 mg, 1 ×/dia), por 2 a 8 dias
- Obesas: dose máxima de 100 mg.

Interação medicamentosa
- Não associar a AINE, heparina.

HEPARINA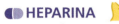
Anticoagulante.
Categoria C de risco na gravidez.

Apresentação
- **Hemofol**^{Cristalia}: sol. inj. 5.000 UI/mℓ (uso IV), caixas com 25 fr-amp com 5 mℓ; sol. inj. 5.000 UI/0,25 mℓ (uso SC), caixas com 25 amp. de 0,25 mℓ
- **Hepamax-S**^{Blau}: sol. inj.: 5.000 UI/mℓ (emb. com 1, 25 e 100 amps. ou fr.-amp. de 5 mℓ)
- **Heptar**^{Eurofarma}: 5.000 UI/mℓ (emb. com 50 fr.-amp. de 5 mℓ)
- **Liquemine**^{Roche}: sol. aquosa para uso SC, amp. de 0,25 mℓ com 5.000 UI, caixa com 25 amp.

Indicação. Coagulação intravascular disseminada; tromboembolia; tromboembolia pulmonar; trombose venosa profunda; síndromes coronarianas agudas.

Posologia
- Prevenção do tromboembolismo: 5.000 UI, SC, 2 h antes da cirurgia e a seguir a cada 12 h, por aproximadamente 7 dias
- Coagulação intravascular disseminada: 25 a 50 UI/kg, IV, a cada 4 h. Descontinuar o uso do produto se não houver melhora em 4 a 8 h
- Síndromes coronarianas agudas: ataque 60 UI/kg + infusão contínua a 12 UI/kg/h. Checar tempo de tromboplastina parcial a cada 4/6 h. Alvo: 1,5 a 2 × o valor basal
- Profilaxia de TVP: 5.000 UI a cada 8 a 12 h
- TEP: 80 UI/kg de ataque.

Interação medicamentosa
- Heparina + salicilatos, AINEs, anticoagulantes orais, antagonistas da vitamina K, dipiridamol e corticosteroides: ↑↑ recíproca
- Heparina + anti-histamínicos, digitálicos e tetraciclinas: ↓ efeitos da heparina.

Parte 3 Medicamentos

ANTICONVULSIVANTES

DIAZEPAM

Sedativo diazepínico de ação longa, ansiolítico, anticonvulsivante.
Categoria C de risco na gravidez.

Alerta
Não deve ser utilizado durante a gravidez e a amamentação, exceto sob orientação médica. Exemplos de indicação na gravidez/aleitamento: crises convulsivas subentrantes (estado de mal epiléptico), surtos psicóticos e IAM na gravidez.

Apresentação
- **Calmociteno**^{Medley}: comp. de 5 e 10 mg, emb. com 28 comp.
- **Compaz**^{Cristália}: comp.: 5 mg e 10 mg/200 comp.; sol. inj. 5 mg/mℓ, emb. com 50 amp de 2 mℓ
- **Diazepam**^{Santisa}: sol. inj. 5mg/mℓ: emb. com 100 amp de 2 mℓ.
- **Diazepam**^{Ranbaxy}: comp. de 5 e 10 mg, emb. com 20 comp.
- **Diazepam** ^{eoQuímica}: comp. de 5 e 10 mg, emb. com 30 comp.
- **Diazepam**^{EMS}: comp. de 5 e 10 mg, emb. com 30 comp.
- **Diazepam**^{Legrand}: comp. de 5 e 10 mg, emb. com 20 comp.
- **Dienpax**^{Sanofi}: comp.: 10 mg/20 comp.
- **Kiatrium**^{Gross}: comp. de 5 e 10 mg, emb. com 20 e 30 comp.
- **Valium**^{Roche}: comp.: 5 e 10 mg/20-30 comp.; sol. inj.: 10 mg/2mℓ/50 amp.

Indicação.
Sedação; pré-operatório; tratamento do estado de excitação associado a ansiedade e pânico; epilepsia e crises convulsivas (inclusive decorrentes de tétano); tratamento de eclâmpsia.

Posologia
- Sedação: 10 e 30 mg IV
- Pré-operatório: 10 e 20 mg IM, 1 h antes da indução anestésica
- Excitação:
  - IV: 0,1 e 0,2 mg/kg
  - VO: dose inicial: 5 a 10 mg; dependendo da gravidade: 5 a 20 mg/dia (cada dose não deve ultrapassar 10 mg)
- Epilepsia: 0,15 e 0,25 mg/kg IV (dose máxima: 3 mg/kg/24 h)
- Crise convulsiva decorrente de tétano: 0,1 e 0,3 mg/kg IV em intervalos de 1 a 4 h ou gota/gota (3 e 4 mg/kg/24 h)
- Eclâmpsia: 10 e 20 mg IV (dose máxima: 100 mg/24 h)

Interação medicamentosa
- Diazepam + neurolépticos, ansiolíticos, antidepressivos e hipnóticos: ↑↑ a ação dos mesmos
- Diazepam + levodopa: ↓ efeito terapêutico da levodopa.

LAMOTRIGINA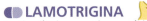

Antiepilético; anticonvulsivante [feniltriazina].
Categoria C de risco na gravidez (apresentação de liberação imediata) e D para as apresentações de liberação estendida.

Alerta
Não deve ser usada durante a gravidez, exceto se os benefícios potenciais para a mãe superarem os possíveis riscos para o feto em desenvolvimento.

Este medicamento não deve ser usado nos 3 primeiros meses de gestação.

Apresentação
- **Lamictal**^{GlaxoSmithKline}: comp.: 25, 50 e 100 mg/30 comp.
- **Lamitor**^{Torrent}: comp.: 25, 50, 100 mg/30 comp.
- **Neural**^{Cristália}: comp.: 25, 50, 100 mg/30-200 comp.

Indicação. Epilepsia (tratamento de crises parciais e crises tônico-clônicas generalizadas, não controladas com outros antiepilépticos); transtorno bipolar.

Posologia
- Sem ação adjuvante de derivado de valproato:
  - Primeiras 2 semanas: 25 mg/dia VO
  - 3ª e 4ª semana: 50 mg/dia VO
  - 5ª semana em diante: 100 a 200 mg/dia VO divididos em 2 tomadas
- Com valproato:
  - Primeiras 2 semanas: 25 mg VO em dias alternados
  - 3ª e 4ª semana: 25 mg/dia VO
  - 5ª semana em diante: 100 a 200 mg/dia VO divididos em 2 tomadas
- Transtorno bipolar:
  - Primeiras 2 semanas: 25 mg/dia VO
  - 3ª e 4ª semana: 50 mg/dia VO
  - Dobrar a dosagem a cada semana até 200 mg/dia.

Interação medicamentosa
- Lamotrigina + carbamazepina: ↑ metabolismo da lamotrigina
- Lamotrigina + fenitoína: ↑ metabolismo da lamotrigina
- Lamotrigina + primidona: ↑ metabolismo da lamotrigina
- Lamotrigina + valproato de sódio: ↑ metabolismo da lamotrigina
- Lamotrigina + rifampicina: ↓ concentração plasmática da lamotrifgina.

ANTIDEPRESSIVOS INIBIDORES DA RECAPTAÇÃO DE SEROTONINA

FLUOXETINA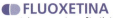

Antidepressivo [inibidor seletivo da recaptação de serotonina; serotoninérgico].
Categoria C de risco na gravidez.

Alerta

Não é recomendado seu uso durante gravidez e lactação. Pode ser prescrita para depressão grave no ciclo grávido-puerperal. Em geral, evitar seu uso no primeiro trimestre e suspender após 36 semanas de gestação.

Apresentação

- **Cloridrato de fluoxetina**^{EMS}: cáps. com 20 mg, emb. com 30 cáps.
- **Cloridrato de fluoxetina**^{Teuto}: cáps. com 20 mg, emb. com 28 cáps.
- **Cloridrato de fluoxetina**^{Legrand}: cáps. com 20 mg, emb. com 28 cáps.
- **Cloridrato de fluoxetina**^{NeoQuímica}: cáps. com 20 mg, emb. com 30 cáps.
- **Daforin**$^{EMS\ Sigma\ Pharma}$: cáps. gelatinosa dura: 10 mg/20 cáps.; comp. revest.: 20 mg/20-30 comp.; sol. oral: 20 mg/mℓ (fr. com 20 mℓ)
- **Fluxene**^{Eurofarma}: cáps. dura: 20 mg/14-28-60 cáps.
- **Prozac**$^{Eli\ Lilly}$: cáps.: 20 mg/14-30 cáps.
- **Verotina**^{Libbs}: comp. revest.: 20 mg/14-28 comp.; gotas: 20 mg/mℓ (fr. de 20 mℓ).

Indicação.
Depressão maior; bulimia nervosa; transtorno obsessivo-compulsivo.

Posologia

- Depressão: 20 mg/dia VO, aumentar após várias semanas para 40 a 60 mg/dia. Doses maiores que 20 mg/dia devem ser divididas: manhã e tarde
- Bulimia nervosa: 60 mg/dia VO
- Transtorno obsessivo-compulsivo: 20 a 60 mg/dia VO
- Dose máxima: 80 mg/dia.

Interação medicamentosa

- Fluoxetina + AINE: ↑ risco de hemorragia digestiva
- Fluoxetina + benzodiazepínicos: exacerbação dos efeitos dos benzodiazepínicos
- Fluoxetina + carbamazepina: ↑ efeitos tóxicos da carbamazepina
- Fluoxetina + digoxina: ↑ efeitos da digoxina
- Fluoxetina + dipirona: ↑ risco de hemorragia digestiva.

⦿ SERTRALINA, CLORIDRATO DE

Antidepressivo [inibidor seletivo da recaptação de serotonina; serotoninérgico].
Catogoria C de risco na gravidez.

Alerta

Não é recomendado seu uso durante a gravidez e a lactação. Pode ser prescrita para depressão grave no ciclo gravídico-puerperal. Em geral, evitar seu uso no primeiro trimestre e suspender após 36 semanas de gestação.

Apresentação
- **Assert**^{Eurofarma}: comp. revest. de 50 mg, emb. com 30 e 60 comp.
- **Dieloft**^{Medley}: comp. revest.: 50 e 100 mg/15-30 comp.
- **Serenata**^{Torrent}: comp. revest.: 50 e 100 mg/10-20-30 comp.
- **Sertralin**^{Brainfarma}: comp. revest.: 50 mg/28 comp.
- **Tolrest**^{Biosintética}: 25 mg/7-14 comp.; 50, 75 e 100 mg
- **Zoloft**^{Pfizer}: comp. revest.: 50 mg/10-20-28 comp.; 100 mg/14 comp.

Indicação. Depressão maior; transtorno obsessivo-compulsivo; síndrome do pânico.

Posologia
- Depressão, transtorno obsessivo-compulsivo: 50 mg/dia VO e, se preciso, aumentar 50 mg/7 dias até a dose máxima de 200 mg/dia
- Transtornos graves de humor decorrentes da TPM: 50 mg/dia, iniciando no 14º dia do ciclo menstrual e manter por 14 dias
- Síndrome do pânico: iniciar com 25 mg/dia VO e ajustar, se tolerar, até 50 a 100 mg/dia após 1 semana.

Interação medicamentosa
- Sertralina + AINE: ↑ risco de hemorragia digestiva
- Sertralina + benzodiazepínicos: exacerbação dos efeitos dos benzodiazepínicos
- Sertralina + amitriptilina: ↑ efeitos tóxicos e farmacológicos da amitriptilina
- Sertralina + claritromicina: risco de síndrome serotonérgica.

ANTIDEPRESSIVO TRICÍCLICO

AMITRIPTILINA, CLORIDRATO DE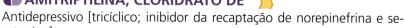
Antidepressivo [tricíclico; inibidor da recaptação de norepinefrina e serotonina].
Categoria C de risco na gravidez.

Apresentação
- **Cloridrato de amitriptilina**^{Teuto}: comp. revest. de 25 mg, emb. com 20 e 30 comp.
- **Cloridrato de amitriptilina**^{Eurofarma}: comp. revest. de 25 mg, emb. com 20 comp.; comp. revest. de 75 mg, emb. com 20 comp.
- **Cloridrato de amitriptilina**^{Germed}: comp. revest. de 75 mg, emb. com 20 comp.
- **Amytril**^{Cristália}: comp.: 25 e 75 mg/20-200 comp.
- **Tryptanol**^{MSD}: comp. revest. de 25 mg, emb. com 20 comp.

Indicação. Depressão mental; tem sido usado para tratar dor neurogênica crônica, bulimia.

Posologia
- Depressão: 100 a 200 mg/dose 2 ×/dia VO (uso hospitalar) e 50 a 150 mg/dose 2 ×/dia VO (uso ambulatorial). Efeito após a 3ª semana. Dose máxima: 300 mg/dia
- Adolescentes: 10 a 50 mg/dia, preferencialmente ao dormir. Dose máxima: 100 mg/dia
- Dor crônica: 25 mg/dia ao deitar, ajustar até 100 mg/dia
- Neuropatia diabética dolorosa: 25 a 75 mg/dia
- Profilaxia da enxaqueca: 10 a 150 mg/dose 2 ×/dia.

Interação medicamentosa
- Amitriptilina + amiodarona: ↑ efeitos cardiotóxicos das duas substâncias
- Amitriptilina + atropina: ↑ efeitos adversos anticolinérgicos
- Amitriptilina + cetoconazol: ↑ níveis séricos de amitriptilina
- Amitriptilina + claritromicina: ↑ efeitos cardiotóxicos das duas substâncias
- Amitriptilina + dobutamina: ↑ risco de hipertensão arterial e arritmias cardíacas.

ANTIEMÉTICOS E PROCINÉTICOS

DIMENIDRINATO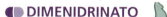

Antivertiginoso; antiemético [inibidor dos receptores H1 da histamina; anti-histamínico; anticolinérgico; anticinetótico].
Categoria B de risco na gravidez.

Apresentação
- **Dramavit**^{Neo Química}: comp.: 100 mg/400 comp.
- **Dramin**^{Takeda} Pharma: comp.: 100 mg/20-400 comp.; sol. oral: 2,5 mg/mℓ (fr. com 120 mℓ).

Indicação. Náuseas (prevenção e tratamento); vômito; cinetose.

Posologia. Dose habitual: 50 a 100 mg/dose 4 ×/dia VO. O intervalo mínimo entre as doses é de 4 h. Dose máxima: 400 mg/dia.

Interação medicamentosa
- Potencializa os efeitos dos agentes depressores do SNC
- Não associar a inibidores de MAO.

METOCLOPRAMIDA, CLORIDRATO DE

Antiemético; estimulante da motilidade gastrintestinal superior; procinético [benzamida; antagonista dos receptores da dopamina].
Categoria B de risco na gravidez.

Parte 3 Medicamentos

Apresentação
- **Metoclosantisa**^{Santisa}: sol. oral (gotas): 4 mg/mℓ (fr. de 10 mℓ)
- **Plagex**^{Teuto}: gotas: 4 mg/mℓ (emb. com 1 e 50 fr. de 10 mℓ)
- **Plasil**^{Sanofi}: comp.: 10 mg/20 comp.; sol. inj.: 5 mg/mℓ (emb. com 100 amp. de 2 mℓ); gotas: 1 mg/mℓ (fr. de 100 mℓ).

Indicação. Náuseas; refluxo gastroesofágico; vômito; distúrbios da motilidade gastrintestinal.

Posologia
- Vômitos em geral:
  - Comp.: 10 mg 3 ×/dia VO
  - Sol. inj.: 1 amp. a cada 8 h (IV ou IM)
  - Sol. oral: 10 mℓ (ou 53 gotas) 3 ×/dia VO
- Vômitos por quimioterapia (2ª escolha): 1 a 2 mg/kg VO 30 min antes e a cada 4 a 6 h.

Interação medicamentosa
- Metoclopramida + AAS: ↑ absorção do AAS
- Metoclopramida + benzodiazepínicos: ↑ absorção dos benzodiazepínicos, com consequente depressão respiratória e/ou do SNC.

ANTIESPASMÓDICOS E ANTICOLINÉRGICOS

◀▶ BUTILBROMETO DE ESCOPALAMINA
Antiespasmódico [alcaloide da beladona; hioscina; anticolinérgico; antimuscarínico].
Categoria B de risco na gravidez.

Apresentação
- **Buscopan**^{Boehringer}: drágea: 10 mg/20 drágeas; sol. oral (gotas): 10 mg/mℓ (fr. com 20 mℓ); sol. inj.: amp. (1 mℓ): 20 mg/mℓ
- **Butilbrometo de Escopalamina Genérico**^{Germed}: sol. oral: 10 mg/mℓ (fr. com 10, 20 e 30 mℓ)
- **Uni Hioscin**^{União Química}: comp. revest.: 10 mg/20 comp.

Indicação. Espasmos gastrointestinais e genitourinários; discinesia das vias biliares.

Posologia
- VO: 10 a 20 mg VO 3 a 5×/dia. Lactentes: 5 mg 3 ×/dia
- IM ou IV: 20 a 40 mg. Dose máxima: 100 mg/dia.

Interação medicamentosa
- Escopolamina + amitriptilina: ↑ efeitos colaterais centrais e periféricos da escopolamina
- Escopolamina + atropina: ↑ efeitos anticolinérgicos

Parte 3 Medicamentos

- Escopolamina + cloreto de potássio: risco de lesões no sistema digestório
- Escopolamina + digoxina: ↑ absorção de digoxina
- Escopolamina + haloperidol: agravamento das manifestações psicóticas.

ANTIFÚNGICOS SISTÊMICOS

ANFOTERICINA B

Antifúngico; [*Streptomyces nodosus* (derivado); polieno].
Categoria C de risco na gravidez.

APRESENTAÇÃO
- **Abelcet**^{Bagó}: susp. inj.: 5 mg/mℓ de complexo lipídico (fr. com 10 ou 20 mℓ)
- **Anforicin B**^{Cristália}: 50 mg de pó liófilo + solução diluente (emb. com 1 ou 25 fr.-amp.).

INDICAÇÃO. Meningite criptocócica; aspergilose invasiva; blastomicose; candidíase disseminada; coccidioidomicose; criptococose; endocardite por fungos; histoplasmose; mucormicose; esporotricose disseminada; septicemia por fungos; infecção urinária por fungos.

POSOLOGIA. Antifúngico: 0,25 a 0,3 mg/kg/dia IV, durante 2 a 6 horas. As doses podem ser gradualmente aumentadas em 5 a 10 mg/dia até a dose máxima de 1 mg/kg.

INTERAÇÃO MEDICAMENTOSA
- Anfotericina B + aminoglicosídeos: ↑ efeitos nefrotóxicos
- Anfotericina B + corticosteroides: ↑ retenção de sódio e água
- Anfotericina B + cetoconazol: ↓ da ação antifúngica
- Anfotericina B + flucitosina: ↑ efeitos tóxicos da flucitosina.

CETOCONAZOL

Antifúngico [imidazol; azol].
Categoria C de risco na gravidez.

APRESENTAÇÃO
- **Candoral**^{Aché}: comp.: 200 mg/10 comp.
- **Cetoconazol**^{Teuto}: comp.: 200 mg/10 comp.
- **Cetoconazol**^{EMS}: comp.: 200 mg/10 e 30 comp.
- **Cetonax**^{Janssen-Cilag}: comp.: 200 mg/10 comp.
- **Nizoral**^{Janssen-Cilag}: comp.: 200 mg/10-30 comp.

INDICAÇÃO. Candidíase vaginal (monilíase); candidíase oral e disseminada; casos graves de infecção por *Tinea versicolor* (pitiríase versicolor), *Tinea corporis*, *cruris*, *pedis*; dermatite seborreica.

Parte 3 Medicamentos

Posologia
- Dose habitual: 200 a 400 mg VO 1 ×/dia, junto a uma refeição, não ultrapassando 4 semanas de uso
- Candidíase mucocutânea crônica: 400 mg/dia, durante 3 a 9 semanas
- Candidíase vaginal: uso tópico ou 200 mg/dose 2 ×/dia/5 dias ou 400 mg/dia/3 dias.

Interação medicamentosa
- Cetoconazol + benzodiazepínicos: ↑ efeitos tóxicos dos benzodiazepínicos
- Cetoconazol + atorvastatina: ↑ níveis plasmáticos e efeitos tóxicos da atorvastatina
- Cetoconazol + digoxina: ↑ concentração sérica e efeitos tóxicos de digoxina.

⬤ FLUCONAZOL
Antifúngico [azol].
Categoria C de risco na gravidez.

Apresentação
- **Flucazol**^{Cristália}: cáp.: 100 mg/8-100 cáps.
- **Fluconal**^{Libbs}: cáp.: 150 mg/1 cáp.
- **Fluconeo**^{Neo Química}: cáp.: 150 mg/1-2 cáps.
- **Triazol**^{Biolab}: cáp.: 150 mg/1-2-4 cáps.

Indicação. Candidíase vaginal (monilíase); candidíase oral; *Tinea corporis*; *Tinea cruris*, *Tinea pedis*.

Posologia. A dose IV é a mesma usada por VO.
- Dermatomicoses: dose única semanal de 150 mg VO por 2 a 4 semanas, mas nos casos de *Tinea pedis* poderá ser necessário um tratamento de até 6 semanas
- Candidíase orofaríngea: 50 a 100 mg/dia VO, dose única diária, por 7 a 14 dias
- Candidíase esofágica: 200 a 400 mg/dia por 21 dias
- Candidíase vaginal: 150 mg/dia VO durante 5 a 10 dias. Dose única pode ser efetiva.

Interação medicamentosa
- Fluconazol + aminofilina: ↑ níveis plasmáticos da aminofilina
- Fluconazol + amiodarona: ↑ efeitos cardiotóxicos das duas substâncias
- Fluconazol + atorvastatina: ↑ níveis plasmáticos e efeitos tóxicos da atorvastatina
- Fluconazol + benzodiazepínicos: ↑ risco de efeitos tóxicos dos benzodiazepínicos
- Fluconazol + clorpromazina: ↑ risco de efeitos cardiotóxicos.

NISTATINA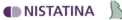
Antifúngico [polieno].
Categoria C de risco na gravidez.

APRESENTAÇÃO
- **Canditrat**^{Teuto}: susp. oral: 100.000 UI/mℓ (emb. com 1 ou 50 fr. de 50 mℓ)
- **Inofungin**^{Bergamo}: creme vaginal: 25.000 UI/g (emb. com 1 ou 50 bisnagas de 60 g)
- **Micostatin**^{Takeda}: creme vaginal: 25.000 UI/g (emb. com 1 bisnaga de 60 g).

INDICAÇÃO. Candidíase oral; candidíase vaginal.

POSOLOGIA
- VO: 500.000 a 1.000.000 UI 3 a 4 ×/dia. O esquema posológico deve ser mantido por 48 h após o desaparecimento dos sintomas ou da negativação das culturas
- Creme vaginal: 100.000 UI/dia, dose única, por 2 semanas.

INTERAÇÃO MEDICAMENTOSA
- Segundo a Anvisa não são conhecidas interações medicamentosas com a nistatina.

ANTIFÚNGICOS TÓPICOS | DERMATOLÓGICOS E GINECOLÓGICOS

MICONAZOL, NITRATO DE
Antifúngico tópico.
Categoria C de risco na gravidez.

APRESENTAÇÃO
- **Colpadak**^{Belfar}: loção cremosa: 20 mg/mℓ (fr. com 30 mℓ)
- **Daktarin**^{Janssen-Cilag}: gel oral: 20 mg/g (emb. com 1 bisnaga de 40 g)
- **Ginotarin**^{Valeant}: loção cremosa: 20 mg/mℓ (fr. com 30 mℓ)
- **Nitrato de miconazol**^{Geolab, Medley, Prati, Teuto}: creme vaginal: 20 mg/g (emb. com 1 bisnaga de 80 g); loção cremosa: 20 mg/mℓ (emb. com 1, 25, 50 e 100 fr. de 30 mℓ)
- **Vodol**^{União Química}: aerossol: 20 mg/g (emb. com tubo de 75 g); creme dermatológico: 20 mg/g (emb. com 1 bisnaga de 28 g); pó tópico: 20 mg/g (emb. com fr. de 30 g); loção cremosa: 20 mg/g (emb. com fr. de 30 g).

INDICAÇÃO. Infecções de pele e unhas causadas por fungos. O gel oral é indicado para candidíase da região bucofaríngea. O creme vaginal é indicado para infecções vulvovaginais e perianais causadas por fungos.

Posologia

- Aerossol: aplicar o suficiente para cobrir a área afetada, 2 ×/dia; geralmente 2 semanas de tratamento são suficientes, mas se a infecção for nos pés, deve-se tratar por 3 a 4 semanas para prevenir recorrência
- Creme vaginal: 5 g/dia durante 14 dias, ao deitar. Dose máxima: 5 g/dia
- Gel oral: aplicar 1/2 colher de chá (2,5 mℓ) 4 ×/dia após as refeições. O gel não deve ser deglutido imediatamente; deve ser mantido na boca o maior tempo possível, e o tratamento deve ser mantido pelo menos 1 semana após o desaparecimento dos sintomas
- Loção cremosa:
  - Infeções de pele: aplicar 1 a 2 ×/dia e friccionar a área afetada. A duração varia de 2 a 6 semanas. O tratamento deve continuar pelo menos durante 1 semana após desaparecimento dos sintomas e sinais
  - Infecções na unha: aplicar e friccionar sobre e abaixo da unha e na área próxima 1 a 2 ×/dia. A unha tratada deve ser coberta com um curativo oclusivo. O tratamento não deve ser descontinuado até que uma nova unha cresça e a cura possa ser observada
- Pó tópico: aplicar o suficiente para cobrir a área afetada 2 ×/dia durante 2 a 4 semanas.

Interação medicamentosa

- Miconazol + anisindiona: ↑ risco de sangramento
- Miconazol + dicumarol: ↑ risco de sangramento.

ANTI-HIPERTENSIVOS ANTAGONISTAS ADRENÉRGICOS PERIFÉRICOS

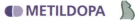 METILDOPA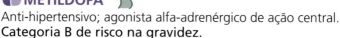

Anti-hipertensivo; agonista alfa-adrenérgico de ação central.
Categoria B de risco na gravidez.

Apresentação

- **Aldomet**$^{Aspen\ Pharma}$: comp. revest.: 250 e 500 mg/30 comp.
- **Metildopa**$^{Biosintética,\ EMS}$: comp. revest.: 250 e 500 mg/30-60-90-500 comp.

Indicação. Hipertensão arterial (leve, moderada ou grave).

Posologia. Dose habitual: 250 mg VO 2 a 3 ×/dia nas primeiras 48 h e ajustar a cada 2 dias. Dose máxima: 3 g/dia.

Interação medicamentosa

- Metildopa + amitriptilina: ↓ efeito hipotensor da metildopa
- Metildopa + clorpromazina: exacerbação do efeito hipotensor
- Metildopa + haloperidol: ↑ efeitos hipotensores
- Metildopa + paracetamol + pseudoefedrina: perda do controle da PA, podendo ocorrer urgência hipertensiva.

ANTI-HIPERTENSIVOS | BETABLOQUEADORES

PINDOLOL
Anti-hipertensivo; antianginoso; profiláticos da cefaleia vascular (enxaqueca) [betabloqueador não seletivo beta-1].
Categoria B de risco na gravidez.

APRESENTAÇÃO
- Visken^{Novartis}: comp.: 5 e 10 mg/20 comp.

INDICAÇÃO. Tratamento de angina do peito crônica (angina de esforço); hipertensão arterial.

POSOLOGIA
- Hipertensão: 5 a 15 mg VO como dose única pela manhã, ou 10 mg/dia 2 ×/dia, ou 5 mg/dose 3 ×/dia, e aumentar até a dose máxima de 40 mg/dia
- Angina: 5 mg 3 ×/dia VO, se necessário, aumentar até 30 mg/dia.

INTERAÇÃO MEDICAMENTOSA
- Pindolol + aminofilina: ↓ efetividade do pindolol e ↑ os efeitos da aminofilina
- Pindolol + salbutamol: ↓ os efeitos benéficos dos dois agentes. Algumas vezes o pindolol provoca redução do diâmetro das vias respiratórias e deflagrar crise asmática
- Pindolol + disopiramida: ↑ efeitos da disopiramida.

PROPRANOLOL, CLORIDRATO DE
Anti-hipertensivo; antianginoso; antiarrítmico da classe II; profilático na cefaleia vascular (enxaqueca); [betabloqueador não seletivo; bloqueador beta-adrenérgico não seletivo; ansiolítico].
Categoria C de risco na gravidez.

APRESENTAÇÃO
- Inderal^{AstraZeneca}: comp.: 10, 40 e 80 mg/20-24 comp.
- Propranolol$^{EMS,\ Sigma\ Pharma}$: comp.: 10, 40 e 80 mg/30-100-120 comp.
- Rebaten LA$^{EMS,\ Sigma\ Pharma}$: cáps. liberação prolongada (LP): 80 e 160 mg/4-30 cáps.
- Sanpronol^{Sanval}: comp.: 40 mg/500 comp.

INDICAÇÃO. Angina do peito; enxaqueca (prevenção); arritmia cardíaca; hipertensão arterial; cardiomiopatia hipertrófica (tratamento adjunto); infarto do miocárdio; tremor essencial; ansiedade (para taquicardia e tremores da ansiedade, em situações estressantes específicas).

Posologia

- Hipertensão arterial:
  - Comp.: iniciar com 40 mg/dose VO 2 ou 3 ×/dia, se necessário, aumentar até 120 a 240 mg/dia
  - Cáps. LP: 80 mg/dia VO 1 ×/dia, até 160 mg/dia. Dose máxima: 640 mg/dia
- Angina do peito:
  - Comp. 80 a 320 mg/dia VO ÷ 3 a 4 tomadas
  - Cáps. LP: 80 mg/dia VO, até 320 mg/dia
- Arritmia: 10 a 40 mg/dia VO 3 a 4 ×/dia. Dose máxima: 240 mg/dia
- Infarto do miocárdio: 180 a 240 mg/dia VO ÷ 2 a 4 tomadas
- Tremor: iniciar com 40 mg/dia VO 2 ×/dia; ajustar a dose para que possa chegar até 160 mg/dia e excepcionalmente até 320 mg/dia
- Ansiedade: 10 a 80 mg VO, 90 min antes da atividade que provoque ansiedade. Dose máxima: 160 mg/dia
- Enxaqueca:
  - Comp.: iniciar com 20 mg/dose VO 4 ×/dia, se necessário, ajustar até 240 mg/dia
  - Cáps. LP: 80 mg/dia VO, até 240 mg/dia, por 4 a 6 semanas
- Cardiomiopatia hipertrófica: 10 a 40 mg/dose VO 3 a 4 ×/dia. Dose máxima: 160 mg.

Interação medicamentosa

- Propranolol + atazanavir: ↑ arritmias cardíacas
- Propranolol + benzodiazepínicos: exacerbação dos efeitos hipotensores
- Propranolol + tioridazina: ↑↑ níveis sanguíneos de tioridazina que provocam arritmia cardíaca potencialmente fatal.

ANTI-HIPERTENSIVOS ANTAGONISTAS DO CÁLCIO

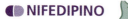 NIFEDIPINO

Anti-hipertensivo; antianginoso [di-hidropiridina; bloqueador do canal de cálcio].
Categoria C de risco na gravidez.

Apresentação

- **Adalat**^{Bayer}: cáps.: 10 mg/60 cáps.; comp. de 10 mg/30 comp.; comp. retard.: 10 e 20 mg/30 comp.
- **Cardalin**^{Solvay}: microcomp. de 10 mg/30 microcomp.
- **Cardalin retard**^{Solvay}: comp. revest. de 20 mg/30 comp.
- **Dilaflux retard**^{Medley}: comp. revest. de 20 mg/20 comp.
- **Oxcord**^{Biosintética}: comp. de 20 mg, emb. com 20 comp.
- **Oxcord retard**^{Biosintética}: comp. de 20 mg, emb. com 20, 30 e 60 comp.

Parte 3 Medicamentos **285**

INDICAÇÃO. Angina do peito (crônica estável e vasoespástica); hipertensão arterial. Tratamento tocolítico.

POSOLOGIA
- Hipertensão essencial e coronariopatia: 10 mg 3 ×/dia. Dose máxima: 60 mg/dia
- Crise hipertensiva: 10 mg em dose única
- Tocolítico: dose inicial: 10 mg VO. Se as contrações persistirem, essa dose pode ser repetida a cada 15 a 20 min até a dose máxima de 40 mg durante a 1a hora do tratamento, e então 10 a 20 mg VO a cada 4 a 6 h.

INTERAÇÃO MEDICAMENTOSA
- Nifedipino + dolasetrona: ↑ risco de arritmia cardíaca
- Nifedipino + cisaprida: ↑ níveis sanguíneos de cisaprida e de arritmia cardíaca
- Nifedipino + pimozida: ↑ risco de arritmia cardíaca.

● VERAPAMIL, CLORIDRATO DE

Antianginoso; antiarrítmico; anti-hipertensivo [antiarrítmico classe IV; bloqueador do canal de cálcio].
Categoria C de risco na gravidez.

APRESENTAÇÃO
- **Cloridrato de verapamil**[Biosintética, EMS, Germed, Teuto]: comp. revest. de 80 e 120 mg/20-30-120-150-200-300-500; comp. revest. retard.[Aché]: 120 mg/20 comp.
- **Dilacoron**[Abbott]: comp. revest.: 80 mg/30 comp.

INDICAÇÃO. Hipertensão arterial; angina do peito (crônica estável e de esforço); taquicardia supraventricular; isquemia miocárdica.

POSOLOGIA
- Angina, coronariopatia crônica: usar apenas as formas de liberação lenta, pois as de liberação imediata podem provocar hipotensão; 120 a 240 mg/dia 2 ×/dia
- Hipertensão: 80 a 120 mg/dose, 3 ×/dia
- Isquemia miocárdica: 120 mg a 480 mg ÷ 3 ou 4 tomadas.

INTERAÇÃO MEDICAMENTOSA
- Verapamil + acebutolol: ↑ efeitos colaterais (cefaleia, desmaios, dispneia, taquicardia)
- Verapamil + atazanavir: ↑ arritmias cardíacas
- Verapamil + carbamazepina: ↓ níveis sanguíneos de verapamil
- Verapamil + dolasetrona: ↑ arritmias cardíacas.

ANTI-HIPERTENSIVOS VASODILATADORES DE AÇÃO DIRETA

◐ HIDRALAZINA, CLORIDRATO DE
Anti-hipertensivo; hipotensor [vasodilatador direto].
Categoria C de risco na gravidez.

APRESENTAÇÃO
- **Apresolina**[Novartis]: drágea: 25 a 50 mg/20 drágeas
- **Nepresol**[Cristália]: sol. inj.: 20 mg/mℓ (emb. com 50 amp. de 1 mℓ).

INDICAÇÃO. Hipertensão arterial; insuficiência cardíaca congestiva (em combinação com dinitrato de isossorbida); pré-eclâmpsia e eclâmpsia.

POSOLOGIA
- Hipertensão:
  - VO: 25 mg/dia ÷ 2 a 4 tomadas. Aumentar para 100 mg/dia ÷ 2 a 4 tomadas, até a 1ª semana. Dose máxima: 200 mg/dia ÷ 2 a 4 tomadas
  - IV: dose inicial de 5 a 10 mg, para administração por IV lenta
- ICC: dose média eficaz de 50 a 75 mg VO a cada 6 h ou 100 mg ÷ 2 a 3 ×/dia
- Pré-eclâmpsia e eclâmpsia: 5 mg IV a cada 15 a 20 min, atingindo 20 mg. Caso não alcance resposta terapêutica, deve-se pensar em outro medicamento.

INTERAÇÃO MEDICAMENTOSA
- Hidralazina + diazóxido: ↑ efeitos hipotensores e bradicardia
- Hidralazina + tizanidina: ↑ efeitos hipotensores.

ANTI-HISTAMÍNICOS

◐ HIDROXIZINA, CLORIDRATO DE
Antialérgico; antipruriginoso [piperidina (derivado); inibidor dos receptores H$_1$ da histamina; anti-histamínico].
Categoria C de risco na gravidez.

ALERTA
Não é recomendado o uso deste medicamento nos 3 primeiros meses de gestação.

APRESENTAÇÃO
- **Cloridrato de hidroxizina**[Legrand]: comp. de 25 mg, emb com 30 comp.
- **Hixizine**[Theraskin]: comp.: 25 mg/30 comp.
- **Prurizin**[Darrow]: comp. sulcados: 10 e 25 mg/30 comp.; sol. oral: 2 mg/mℓ (fr. com 100 mℓ).

Parte 3 Medicamentos

INDICAÇÃO. Dermatite atópica e urticária. Também é indicada como sedativo e no tratamento sintomático de: urticária, angioedema, rinite, conjuntivite, dermografismo e prurido, náuseas, vômitos, vertigens, doença de Menière.

POSOLOGIA
- Alergias, urticária: 25 mg VO 3 a 4 ×/dia
- Sedação pré-operatória: 50 a 100 mg/dose.

INTERAÇÃO MEDICAMENTOSA
- Hidroxizina + cloreto de potássio oral: epigastralgia, distensão abdominal
- Hidroxizina + levometadil: sonolência, tonteira, sensação de desmaio, confusão, depressão, hipotensão e bradipneia
- Hidroxizina + propoxifeno: confusão, dificuldade de concentração, sonolência, tonteira, comprometimento da coordenação
- Hidroxizina + zonisamida: ↑ temperatura corporal, ↓ sudorese, podendo ocorrer internação sobretudo em climas quentes e durante a prática de exercícios físicos.

PROMETAZINA, CLORIDRATO DE

Antiemético; antialérgico; antivertiginoso [fenotiazina; inibidor dos receptores H_1 da histamina; anti-histamínico].
Categoria C de risco na gravidez.

ALERTA
Não é recomendado o uso deste medicamento nos 3 primeiros meses de gestação.

APRESENTAÇÃO
- **Fenergan**^Sanofi-Aventis: comp. revest.: 25 mg/20 comp.; sol. inj.: 50 mg/2 mℓ
- **Pamergan**^Cristália: comp. revest.: 25 mg/200 comp.
- **Profergan**^Teuto: comp. revest.: 25 mg/20-100-200-500
- **Prometazol**^Sanval: sol. inj.: 25 mg/mℓ (emb. com 100 apm. com 2 mℓ).

INDICAÇÃO. Rinite; conjuntivite alérgica; prurido; urticária; angioedema; rinorreia; dor pós-cirúrgica; reação anafilática; prevenção e tratamento de enjoo de viagem, náuseas ou vômito.

POSOLOGIA
- Alergia:
  ° VO: 25 mg/dia para iniciar tratamento, dose terapêutica de 50 a 150 mg/dia, devendo-se reduzir à menor dose necessária
  ° IM ou IV: 25 mg/dose
- Antiemético: 12,5 a 25 mg/dose 4 ×/dia (máximo de 150 mg/dia)
- Sedação: 12,5 a 25 mg

- Profilático antes da administração de soros heterólogos: 0,5 mg/kg/dose IM 15 min antes da infusão.

INTERAÇÃO MEDICAMENTOSA
- Prometazina + amiodarona: ↑ risco de arritmia cardíaca sobretudo se a gestante tiver cardiopatia ou após vômitos e diarreia prolongada (perda de potássio e magnésio)
- Prometazina + cloreto de potássio oral: epigastralgia, distensão abdominal
- Prometazina + disopiramida: ↑ risco de arritmia cardíaca sobretudo se a gestante tiver cardiopatia ou após vômitos e diarreia prolongada (perda de potássio e magnésio)
- Prometazina + dolasetrona: ↑ risco de arritmia cardíaca sobretudo se a gestante tiver cardiopatia ou após vômitos e diarreia prolongada (perda de potássio e magnésio)
- Prometazina + droperidol: ↑ risco de arritmia cardíaca sobretudo se a gestante tiver cardiopatia ou após vômitos e diarreia prolongada (perda de potássio e magnésio)
- Prometazina + haloperidol: ↑ risco de arritmia cardíaca sobretudo se a gestante tiver cardiopatia ou após vômitos e diarreia prolongada (perda de potássio e magnésio)
- Prometazina + saquinavir: esta combinação não é recomendada.

ALERTA
Prometazina + metoclopramida: esta combinação não é recomendada porque aumenta o risco de manifestações parkinsonianas e movimentos musculares anormais (síndrome extrapiramidal).

ANTIMICROBIANOS

AMOXICILINA
Antibacteriano [aminopenicilina; betalactâmico].
Categoria B de risco na gravidez.

APRESENTAÇÃO
- **Amoxil**[GlaxoSmithKline]: pó para susp. oral: 125, 250 e 500 mg/5 mℓ (fr. de 150 mℓ)
- **Neo Moxilin**[Neo Química]: cáp.: 500 mg/21 cáps.
- **Velamox**[EMS]: comp.: 500 mg/4-12-18-20-28 comp.

INDICAÇÃO. Amigdalite; endocardite bacteriana (prevenção); gonorreia; infecção da pele e tecidos moles; infecção odontogênica; respiratória; urinária; otite média; sinusite; infecção por *Chlamydia*, doença de Lyme; gastrite por *Helicobacter pylori*.

POSOLOGIA
- Dose habitual: 250 a 500 mg/dose VO 3 ×/dia ou 875 mg/dose 2 ×/dia. Dose máxima: 3 g/dia 3 ×/dia

- Otite, faringite, piodermite: 250 a 500 mg/dose 3 ×/dia
- Sinusite: 500 mg/dose 3 ×/dia (10 dias)
- Bronquite, pneumonia, DPOC infectada: 500 mg/dose 3 ×/dia
- Pneumonia: 500 a 1.000 mg/dose 3 ×/dia. Dose máxima: 3 g/dia ÷ 3×/dia
- Cistite: VO: 500 mg/dose 3 ×/dia durante 3 ou 7 dias
- Gonorreia: 3.000 mg VO + 1 g de probenicida em dose única
- Erradicação de *Helicobacter pylori*: 750 mg/dose VO 2 ×/dia ou 1.000 mg/dose 2 ×/dia (em associação com claritromicina 500 mg 2 ×/dia, durante 7 dias e lansoprozol)
- Profilaxia de endocardite: 2 g (50 mg/kg) 1 h antes do procedimento.

Interação medicamentosa
- Amoxicilina + entecavir: ↑ níveis sanguíneos tanto da amoxicilina quanto do entecavir
- Amoxicilina + goma-guar: ↓ absorção da amoxicilina
- Amoxicilina + metotrexato: ↑ níveis sanguíneos do metotrexato, podendo provocar náuseas, vômitos, ulcerações na cavidade oral, anemia, leucopenia e trombocitopenia
- Amoxicilina + varfarina: ↑ risco de sangramento.

AMPICILINA
Antibacteriano [aminopenicilina; betalactâmico].
Categoria B de risco na gravidez.

Apresentação
- Ampicilina EMS: comp. de 500 mg/6 comp.
- Ampicilina Eurofarma: cáps. de 500 mg/48 comp.
- Ampicilina Sandoz: cáps. de 500 mg/12 comp.
- Amplacilina Eurofarma: cáps.: 500 mg/12 cáps.; pó para sol. inj.: 1 g/25 fr.-amp.
- Binotal Bayer: comp.: 500 e 1.000 mg/14-21 comp.

Indicação.
Endocardite bacteriana; infecções biliar, ginecológica, intestinal, obstétrica, respiratória e urinária; meningite bacteriana; septicemia; febre tiroide.

Posologia
- Dose habitual:
  - VO: 500 a 1.000 mg/dose 3 a 4 ×/dia, por, no mínimo, 7 dias
  - IM: 500 a 1.500 mg/dose 4 a 6 ×/dia
  - IV: 500 a 3.000 mg/dose 4 a 6 ×/dia
- Dose máxima: 14 g/dia
- Cistite: 500 mg/dose VO 4 ×/dia por 3 ou 7 dias
- Sepse ou meningite: 100 a 200 mg/kg/dia VO ÷ 4 a 6 ×/dia
- Ajustar na insuficiência renal:
  - ClCr 10 a 30: ↑ intervalo de 6 para 8 a 12 h
  - ClCr < 10: ↑ intervalo de 6 para 12 h.

Parte 3 Medicamentos

Interação medicamentosa
- Ampicilina + cloroquina: ↓ absorção da ampicilina e ↓ sua efetividade
- Ampicilina + goma-guar: ↓ absorção da ampicilina
- Ampicilina + lansoprazol: como o lansoprazol reduz o pH ácido do estômago, pode reduzir a absorção e os níveis sanguíneos da ampicilina e torná-la menos efetiva no combate de infecções
- Ampicilina + metotrexato: ↑ níveis sanguíneos do metotrexato, podendo provocar náuseas, vômito, ulcerações na cavidade oral, anemia, leucopenia e trombocitopenia.

AZITROMICINA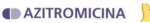
Antibacteriano [macrolídeo; azalídeo].
Categoria B de risco na gravidez.

Apresentação
- **Astro**^{Eurofarma}: comp. revest.: 500 mg/2-3-5-60 comp.
- **Azi**$^{EMS\ Sigma}$: comp. revest.: 500 mg/3-5-9 comp.
- **Mazitron**$^{União\ Química}$: cáp. dura: 500 mg/3 cáps.
- **Zitromax**^{Pfizer}: sol. inj.: 500 mg (emb. com 10 fr.-amp.)

Indicação. Pneumonia; faringite, otite, sinusite, DPOC, doença inflamatória pélvica.

Posologia
- Dose habitual: 500 mg/dia VO por 3 dias
- Faringite, otite, sinusite, piodermites: 500 mg/dia ÷ 1 no 1º dia e 250 mg/dia a partir do 2º dia, durante 3 a 7 dias
- Pneumonia comunitária: 500 mg/dia IV por pelo menos 2 dias e continuar com 500 mg/dia VO a partir do 3º dia até completar 7 a 10 dias
- Pneumonia hospitalar: IV: 500 mg/dia (10 dias)
- Agravamento de DPOC: 500 mg/dia durante 3 dias
- Gonorreia, cancroide e *C. trachomatis*: dose única de 1 g VO
- Infecção por micobactérias atípicas: 600 mg/dia (+ etambutol)
- Doença inflamatória pélvica: 500 mg/dia ÷ 1 IV durante 2 dias e depois 250 mg/dia VO até 7º dia.

Interação medicamentosa
- Azitromicina + amiodarona: ↑ risco de arritmias ventriculares devido a prolongamento do intervalo QT, inclusive *torsades de pointes* e morte súbita
- Azitromicina + lumefantrina: ↑ risco de arritmias ventriculares devido a prolongamento do intervalo QT, inclusive *torsades de pointes* e morte súbita
- Azitromicina + citalopram: ↑ risco de arritmias ventriculares devido a prolongamento do intervalo QT, inclusive *torsades de pointes* e morte súbita

Parte 3 Medicamentos

- Azitromicina + dolasetrona: ↑ risco de arritmias ventriculares devido a prolongamento do intervalo QT, inclusive *torsades de pointes* e morte súbita
- Azitromicina + droperidol: ↑ risco de arritmias ventriculares devido a prolongamento do intervalo QT, inclusive *torsades de pointes* e morte súbita.

ALERTA
Azitromicina + saquinavir: esta combinação não é recomendada durante a gravidez.

CLINDAMICINA
Antibacteriano; antiprotozoário [lincomicina].
Categoria B de risco na gravidez.

ALERTA
Não é preconizado seu uso no primeiro trimestre da gravidez. A apresentação para uso injetável tem como excipiente o ácido benzílico que pode atravessar a placenta e causar asfixia perinatal.

APRESENTAÇÃO
Cloridrato:
- **Anaerocid**^{EMS}: cáps. gelatinosa dura: 300 mg/10-16-20-30-40-60-72-90 cáps.
- **Clindamin-C**^{Teuto}: cáps.: 300 mg/16 cáps.
- **Dalacin C**^{Pfizer}: cáps.: 300 mg/16 cáps.inj.

Fosfato:
- **Dalacin T**^{Pfizer}: sol. tópica: 10 mg/mℓ (fr. com 30 mℓ)
- **Fosfato de Clindamicina Genérico**$^{União\ Química}$: sol. inj.: 150 mg/mℓ (emb. com 50 amps. de 4 mℓ).

INDICAÇÃO. Infecção articular; infecção da pele e tecidos moles; intra-abdominal, óssea, pélvica em mulheres; infecção orofacial; pneumonia; septicemia. Associado a gentamicina, é o tratamento de escolha para a infecção puerperal e o abortamento infectado.

POSOLOGIA
- Uso oral: 150 a 300 mg 4 ×/dia. Dose máxima: 1.800 mg (÷ 2 a 4 ×/dia). Em caso de pneumonia, usar 150 a 450 mg/dose 4 ×/dia
- Uso tópico: aplicar uma fina camada sobre a área afetada 2 ×/dia
- Uso vaginal: 1 aplicador à noite por 3 a 7 dias
- Uso intravenoso ou intramuscular: pneumonia: 300 a 900 mg/dose 3 ×/dia. *Observação*: a administração IV deve ser diluída, enquanto a IM deve ser feita sem diluição. Abortamento infectado, corioamnionite ou infecção puerperal (em associação com gentamicina): 900 mg/dose 3 ×/dia.
- Malária falciparum: associada à quinina ou ao artesunato/artemeter: 20 mg/kg/dia ÷ 2 por 5 dias.

Parte 3 Medicamentos

Interação medicamentosa
- Clindamicina + aminoglicosídeos: ↑ risco de efeitos ototóxicos e neurotóxicos
- Clindamicina + caolim: ↓ absorção da clindamicina
- Clindamicina + eritromicina: efeitos antagônicos *in vitro* devido a competição por ligação com a subunidade ribossômica 50S.

ERITROMICINA
Antibacteriano [macrolídeio].
Categoria B de risco na gravidez.

Alerta
Todas as formas de estolato de eritromicina são contraindicadas na gravidez. Há relatos de recém-nascidos, cujas mães foram tratadas com eritromicina para sífilis primária, que precisaram receber penicilina.

Apresentação
 Estearato:
- **Eritrovit**^{Vitapan}: comp. revest./cáps.: 250 mg/12 a 20 cáps.; drágea: 500 mg; susp.: 125 mg/5 mℓ; susp.: 250 mg/5 mℓ.

Estolato:
- **Eritrex**^{Aché}: 500 mg/21 comp.
- Estolato de Eritromicina Genérico ^{Prati}: susp. oral: 25 e 50 mg/mℓ (fr. de 60, 80 ou 105 mℓ); comp.: 500 mg/14-20-80-120-280-350-420-560 comp.
- **Ilosone**^{Valeant}: sol. tópica: 20 mg/mℓ (fr. de 100 mℓ)
- **Rubromicin**^{Prati-Donaduzzi}: susp. oral: 25 e 50 mg/mℓ (fr. de 60 ou 105 mℓ).

Indicação. Amigdalite; coqueluche; disenteria amebiana; endocardite; faringite; infecção endocervical, orofacial, retal, uretral; infecção urogenital durante a gravidez; sífilis primária; acne vulgar.

Posologia
- Dose habitual:
  ○ Uso oral: 250 a 500 mg/dose 2 a 4 ×/dia. Dose máxima: 1.000 mg 4 ×/dia
  ○ Uso tópico: aplicar uma fina camada sobre a área afetada 2 ×/dia
- Preparo do cólon para cirurgia intestinal: 3 doses de 1.000 mg VO com intervalos de 3 a 6 h antes da hora marcada para a cirurgia.

Interação medicamentosa
- Eritromicina + amprenavir: ↑ níveis plasmáticos da eritromicina, potencializando o risco de arritmias ventriculares como taquicardia ventricular e *torsades de pointes*
- Eritromicina + atorvastatina: ↑ risco de rabdomiólise devido a inibição da isoenzima CYP450 3A4 e consequente elevação da concentração plasmática da atorvastatina (inibidor da HMG-CoA redutase)

- Eritromicina + droperidol: ↑ risco de arritmia cardíaca sobretudo se a gestante tiver cardiopatia ou após vômitos e diarreia prolongada (perda de potássio e magnésio)
- Eritromicina + ergotamina: ↑ significativo da concentração plasmática da ergotamina (por inibição da isoenzima CYP450 3A4) que provoca vasoespasmo periférico, hipertensão arterial, isquemia, trombose e taquicardia.

Alerta

Eritromicina + cetoconazol: esta combinação não é recomendada durante a gravidez.

ESPIRAMICINA

Antibacteriano [macrolídeo].
Categoria C de risco na gravidez.

Apresentação
- **Rovamicina**^{Sanofi}: comp. revest.: 1,5 MUI; comp. revest: 1,5 MUI.

Indicação.
Toxoplasmose (durante a gravidez diminui a transmissão grávida × feto, mas não altera a gravidade da doença já instalada no feto). É considerada secundária a outros antibióticos, em outras infecções. Em associações com metronidazol, atua em: abscesso gengival; estomatite; gengivite; periodontite.

Posologia
- Infecção bacteriana: 1 a 2 g 2 ×/dia; ou 500 mg a 1 g 3 ×/dia
- Infecções graves: 2 a 2,5 g 2 ×/dia
- Toxoplasmose em grávidas: 3 g/dia ÷ 3 a 4 doses
- Indicação odontológica: 4 a 6 comp.; divididos em 3 a 4 tomadas durante 5 a 10 dias.

Interação medicamentosa
- Espiramicina + indutores da enzima CYP450 3A4, por exemplo, carbamazepina, nafcilina, nevirapina, fenobarbital e rifamicinas: ↓ os níveis/efeitos da espiramicina
- Espiramicina + inibidores da isoenzima CYP450 3A4, por exemplo, antifúngicos azóis, ciprofloxacino, claritromicina, diclofenaco, doxiciclina, eritromicina, isoniazida, nefazodona, nicardipino, propofol, quinidina e verapamil: ↑ os níveis/efeitos da espiramicina.

FOSFOMICINA TROMETAMOL

Antibacteriano [ácido fosfônico (derivado)].
Categoria B de risco na gravidez.

Apresentação
- **Monuril**^{Zambon}: envelope: 8 g de granulado, equivalentes a 3 g de fosfomicina trometamol (emb. com. 1 ou 2 envelopes)

INDICAÇÃO. Infecção urinária (não complicada) em mulheres; cistite aguda (por *Escherichia coli*), em mulheres.

POSOLOGIA. Dose habitual: 3 g em dose única.

INTERAÇÃO MEDICAMENTOSA
- Fosfomicina + balsalazida: ↓ efetividade da fosfomicina.

◐ GENTAMICINA, SULFATO DE

Antibacteriano [aminoglicosídeo].
Categoria C de risco na gravidez.

APRESENTAÇÃO
- **Garamicina**^{Mantecorp}: amp. (1 mℓ): 20 e 40 mg; amp. (1,5 mℓ): 60 e 120 mg; amp. (2 mℓ): 80 mg, 160 mg e 280 mg creme a 1%: 1 mg/g (emb. com 1 bisnaga de 30 g)

INDICAÇÃO. Atua quando outros antimicrobianos são ineficientes ou contraindicados. Atuam em infecções das vias biliares; óssea; articular; SNC; intra-abdominal; pneumonia por gram-negativos; septicemia; brucelose; granuloma inguinal; tuberculose; infecção de pele e tecidos moles e urinária. Associado a clindamicina é o tratamento de escolha para a infecção puerperal e o abortamento infectado.

POSOLOGIA
- Dose habitual: 3 mg/kg/dose ÷ 2 a 3 ×/dia
- Infecção grave: 5 mg/kg/dose ÷ 3 ×/dia
- Dose máxima: 300 mg/dia
- Pneumonia hospitalar: ataque de 2 mg/kg e depois 1,7 mg/kg/dose 3 ×/dia. É dada preferência à dose única diária, exceto no choque, em neutropênicos, em imunodeprimidos e na insuficiência renal ou hepática.

INTERAÇÃO MEDICAMENTOSA
- Gentamicina + adefovir: ↑ efeitos nefrotóxicos
- Gentamicina + diuréticos de alça: potencialização dos efeitos ototóxicos e nefrotóxicos dos aminoglicosídeos
- Gentamicina + manitol IV: ↑ risco de nefrotoxicidade.

◐ NITROFURANTOÍNA

Categoria B de risco na gravidez.

ALERTA
Não deve ser usado nas últimas semanas da gravidez.

APRESENTAÇÃO
- **Macrodantina**^{Mantecorp}: cáps. dura: 100 mg/28 cáps.
- **Nitrofen**^{Teuto}: cáps.: 100 mg/28 cáps.

INDICAÇÃO. Tratamento das infecções urinárias agudas e crônicas produzidas por bactérias sensíveis à nitrofurantoína, como: cistites, pielites, pielocistites e pielonefrites.

Posologia
- Infecção urinária: 50 a 100 mg/dose 4 ×/dia, durante 7 a 10 dias
- Profilaxia: 50 a 100 mg/dia.

Interação medicamentosa
- Nitrofurantoína + nitrito de sódio: ↑ risco de metemoglobinemia
- Nitrofurantoína + prilocaína tópica: ↑ risco de metemoglobinemia.

PENICILINA G BENZATINA
Categoria B de risco na gravidez.

Apresentação
- **Penicilina G Benzatina**^{Ariston}: sol. inj.: 600.000 UI, 1.200.000 UI e 400.000 UI (emb. com 50 fr.-amp.)
- **Benzetacil**^{Eurofarma}: susp. inj.: 1.200.000 U (300.000 U/mℓ)/1-10-50 fr.-amp. de 4 mℓ.

Indicação. Infecções moderadamente sérias, causadas por microrganismos sensíveis à benzilpenicilina.

Posologia
- Infecções estreptocócicas (grupo A) das vias respiratórias superiores e cutâneas: injeção única de 1.200.000 U IM
- Sífilis primária, secundária e latente: injeção única de 2.400.000 U IM
- Sífilis tardia (exceto neurossífilis, somente tratada com penicilina cristalina): 3 injeções de 2.400.000 U, com intervalo de 1 semana entre as doses
- Profilaxia da febre reumática e da glomerulonefrite: recomenda-se a utilização periódica a cada 3 ou 4 semanas da dose de 1.200.000 U por via IM.

Interação medicamentosa
- Penicilina G benzatina + entecavir: ↑ níveis sanguíneos tanto da penicilina G benzatina quanto do entecavir (por causa de inibição competitiva por transportadores nos túbulos renais)
- Penicilina G benzatina + metotrexato: ↑ níveis sanguíneos do metotrexato (é necessário ter leucovorina disponível)
- Penicilina G benzatina + anticoagulantes orais: ocasionalmente ↑ o risco de sangramento.

SULFAMETOXAZOL + TRIMETOPRIMA
Categoria C de risco na gravidez.

Apresentação
- **Bacteracin**^{Teuto}: comp.: 400 mg + 80 mg/12-20-100-200-500 comp. ou 800 mg + 160 mg/10 comp.; susp. oral: 200 mg/5 mℓ + 40 mg/5 mℓ (emb. com 1, 25, 50 e 100 fr. de 50 mℓ)

- **Bactrim**^{Roche}: comp.: 400 mg + 80 mg/20 comp.; susp. (5 ml): 200 mg + 40 mg
- **Bactrim F**^{Roche}: comp.: 800 mg + 160 mg/10 comp.; susp. (5 ml): 400 mg + 80 mg.

INDICAÇÃO. Tratamento de infecções causadas por microrganismos sensíveis à associação de trimetoprima com sulfametoxazol.

POSOLOGIA. As doses devem ser administradas pela manhã e à noite, de preferência após uma refeição e com suficiente quantidade de líquido.
- Dose habitual: 2 comp. de Bactrim® ou 1 comp. de Bactrim F® ou 20 ml da suspensão a cada 12 h
- Dose mínima e dose para tratamento prolongado (mais de 14 dias): 1 comp. de Bactrim® ou 10 ml da suspensão a cada 12 h
- Dose máxima (casos especialmente graves): 3 comp. de Bactrim® ou 30 ml da suspensão a cada 12 h.

INTERAÇÃO MEDICAMENTOSA
- Sulfametoxazol + trimetoprima (SMX-TMP) + prilocaína tópica e injetável: ↑ risco de metemoglobinemia
- Sulfametoxazol + trimetoprima (SMX-TMP) + leucovorina para o tratamento de pneumonia por *Pneumocystis jiroveci* (antes denominado *Pneumocystis carinii*) está associada a taxas aumentadas de fracasso terapêutico e morbidade.

ALERTA
Sulfametoxazol + trimetoprima (SMX-TMP) + metenamina: esta combinação não é recomendada durante a gravidez devido ao risco de cristaluria (um agente alcalinizante não deve ser adicionado porque torna a metenamina menos efetiva).

●● CEFALOTINA SÓDICA
Antibacteriano [cefalosporina de 1ª geração; betalactâmico].
Categoria B de risco na gravidez.

APRESENTAÇÃO
- **Cefalotil**^{União Química}: pó para sol. inj.: 1 g (emb. com 50 fr.-amp.)
- **Keflin**^{ABL}: pó para sol. inj.: 1 g (emb. com 50 fr.-amp.).

INDICAÇÃO. Endocardite bacteriana; infecção da pele e dos tecidos moles; profilaxia cirúrgica; infecção urinária; pneumonia. É prescrita como profilaxia na cesariana.

POSOLOGIA
- Dose habitual: 500 mg a 2 g 4/4 h ou 6/6 h IM ou IV
- Infecções graves: 2 g/dose 4 ×/dia
- Dose máxima: 12 g/dia
- Correção na insuficiência renal:
  - ClCr 10 a 50: ↑ intervalo de 6 a 8 h
  - ClCr < 10: ↑ intervalo de 6 a 12 h

- ○ Hemodiálizável: 60%
- ○ Peritonial: 24%.

INTERAÇÃO MEDICAMENTOSA
- Cefalotina + aminoglicosídeos parenterais: ↑ risco de nefrotoxicidade
- Cefalotina + diuréticos de alça: potencialização dos efeitos nefrotóxicos
- Cefalotina + probenecida: ↑ níveis sanguíneos da cefalotina.

CEFAZOLINA

Antibacteriano [cefalosporina de 1ª geração; betalactâmico].
Categoria B de risco na gravidez.

APRESENTAÇÃO
- **Fazolon**[Ariston]: pó para sol. inj.: 1 g (emb. com 20 fr.-amp.)
- **Kefazol**[ABL]: pó para sol. inj.: 1 g (emb. com 50 fr.-amp.).

INDICAÇÃO.
Endocardite bacteriana; infecção da pele e tecidos moles; infecção óssea; profilaxia cirúrgica; infecção urinária; urogenital; do trato respiratório; septicemia; infecção das vias biliares. É utilizada como profilaxia na cesariana.

POSOLOGIA
- Dose habitual: 250 a 1.000 mg/dose, 2 a 4 ×/dia
- Infecções graves: 2 g/dose, 3 a 4 ×/dia. Dose máxima: 12 g/dia
- Profilaxia cirúrgica: 500 a 1.000 mg 30 min antes e a cada 8 h por 24 h. Dose habitual: 50 mg/kg/dia. Dose máxima: 6 g/dia.

INTERAÇÃO MEDICAMENTOSA
- Cefazolina + aminoglicosídeos parenterais: ↑ risco de nefrotoxicidade
- Cefazolina + diuréticos de alça: potencialização dos efeitos nefrotóxicos
- Cefazolina + probenecida: ↑ níveis sanguíneos da cefazolina.

CEFALEXINA

Antibacteriano [cefalosporina de 1ª geração; betalactâmico].
Categoria B de risco na gravidez.

APRESENTAÇÃO
- **Cefanid**[Neo Química]: comp.: 500 mg/8 comp.
- **Furp-Cefalexina**[Furp]: pó para susp. oral: 250 mg/5 mℓ (emb. com 50 fr.) cáps. gelatinosas: 500 mg; fr. amp.: 250 mg/5 mℓ
- **Keflaxina**[Sandoz]: pó para susp. oral: 250 mg/5 mℓ (emb. com 1 fr. para preparação de 100 mℓ) cáp.: 500 mg; susp.: 250 mg/5 mℓ
- **Keflex**[Bagó]: drágea: 500 mg e 1 g/8-40 drágeas
- **Keforal**[ABL]: cáps: 500 mg/8-200 cáps.

INDICAÇÃO. Amigdalite; faringite; infecção da pele e dos tecidos moles; infecção urinária; infecção orofacial por cocos gram-positivos; otite média; pneumonia.

POSOLOGIA
- Dose habitual: 250 a 500 mg/dose VO 4 ×/dia
- Infecções graves: 1.000 mg/dose IV 4 ×/dia
- Piodermite: 250 a 500 mg VO 4 ×/7 a 10 dias
- Sinusite: 250 a 500 mg/dose VO 4 ×/10 dias
- Dose máxima: 4 g/dia
- Profilaxia de endocardite: 2 g IV 1 h antes do procedimento
- Correção na insuficiência renal:
  - ClCr 10 a 40: ↑ intervalo de 6 para 8 a 12 h
  - ClCr < 10: ↑ intervalo de 6 para 12 a 24 h
  - Dializável (20 a 50%) tanto por hemodiálise como diálise peritonial.

INTERAÇÃO MEDICAMENTOSA
- Cefalexina + aminoglicosídeos parenterais: ↑ risco de nefrotoxicidade
- Cefalexina + diuréticos de alça: potencialização dos efeitos nefrotóxicos
- Cefalexina + probenecida: ↑ níveis sanguíneos da cefalexina.

ANTIMICROBIANOS TÓPICOS | PROCTOLÓGICOS

CLEMIZOL + FLUOCORTOLONA + CINCHOCAÍNA
Categoria C de risco na gravidez.

ALERTA
Não é recomendado o uso deste medicamento nos 3 primeiros meses de gestação.

APRESENTAÇÃO
- Ultraproct[Bayer]: pomada: cada grama de pomada contém 21-pivalato defluocortolona 0,92 mg, 21 caproato de fluocortolona 0,95 mg, cloridrato de cinchocaína 5 mg e undecilato de clemizol 10 mg; supositório: cada supositório contém 21-pivalato de fluocortolona 0,61 mg, 21-caproato de fluocortolona 0,63 mg, cloridrato de cinchocaína 1 mg, undecilenato de clemizol 5 mg.

INDICAÇÃO. Hemorroida (prevenção e tratamento).

POSOLOGIA. Lavar a região anal com água e sabão e secar antes da aplicação da pomada 3 a 4 ×/dia nos primeiros dias e pelo menos 1 ×/dia durante 1 semana após melhora.

INTERAÇÃO MEDICAMENTOSA
- Não há dados sobre interação medicamentosa.

ÓXIDO DE ZINCO

Só é encontrado no mercado na forma de associação medicamentosa.
Categoria C de risco na gravidez.

APRESENTAÇÃO
- **Anusol HC**[Pfizer]: pomada e supositório (em associação com hidrocortisona + bismuto + benzoato de benzila + bálsamo-do-peru)
- **Claudemor**[Sankyop]: pomada e supositório (em associação com tromboplastina + benzocaína + procaína + bismuto + bálsamo-do-peru)
- **Xyloproct**[AstraZeneca]: pom.: 50 mg/g de lidocaína + 2,5 mg/g de acetato de hidrocortisona + 180 mg/g de óxido de zinco + 35 mg/g de subacetato de alumínio (emb. com 1 bisnaga de 25 g).

INDICAÇÃO.
Hemorroida (prevenção e tratamento).

POSOLOGIA.
Lavar a região anal com água e sabão e secar antes da aplicação da pomada 3 a 4 ×/dia nos primeiros dias e pelo menos 1 ×/dia durante 1 semana após a melhora. Dose máxima: 6 g/dia.

INTERAÇÃO MEDICAMENTOSA
- Não há dados sobre interação medicamentosa.

POLICRESULENO + CINCHOCAÍNA

Categoria D de risco na gravidez.

APRESENTAÇÃO
- **Proctyl**[Takeda]: suposit.: 100 mg de policresuleno + 27 mg de cloridrato de cinchocaína (emb. com 5 e 15 unidades); pom. retal: 50 mg/g de policresuleno + 10 mg/g de cloridrato de cinchocaína (emb. com 5 ou 10 bisnagas de 3 g cada, 1 bisnaga de 15 ou 30 g).

INDICAÇÃO.
Hemorroidas (prevenção e tratamento).

POSOLOGIA.
Lavar a região anal com água e sabão e secar antes da aplicação da pomada 3 a 4 ×/dia nos primeiros dias e pelo menos 1 ×/dia, durante 1 semana após melhora.

INTERAÇÃO MEDICAMENTOSA
- Não há dados sobre interação medicamentosa.

ANTIVIRAIS TÓPICOS | OFTALMOLÓGICOS

ACICLOVIR

Categoria B de risco na gravidez.

APRESENTAÇÃO
- **Antivirax**[EMS]: creme: 50 mg/g (emb. com 1 bisnaga de 10 g)
- **Zovirax**[GlaxoSmithKline]: creme: 50 mg/g (emb. com 1 bisnaga de 10 g).

Indicação. Tratamento de infecções cutâneas pelo vírus *Herpes simplex*, incluindo herpes genital e labial, inicial e recorrente. Ceratite herpética.

Posologia. Herpes labial/genital: 200 mg VO 4/4 h por 10 dias (14-21) dias em caso de primoinfecção herpética). Ceratite herpética: aplicar 1 cm de pomada no saco conjuntival inferior, a cada 4 h (5 ×/dia enquanto acordado), durante até 3 dias após cicatrização.

Interação medicamentosa
- Não foram identificadas interações do aciclovir tópico com outros agentes tópicos ou sistêmicos.

CORTICOSTEROIDES SISTÊMICOS

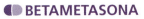 **BETAMETASONA**
Glicocorticoide.
Categoria C de risco na gravidez.

Alerta
Este medicamento não deve ser administrado por via intravenosa ou subcutânea.

Apresentação
- **Betametasona**[Medley]: elixir: 0,1 mg/ml (fr. de 120 ml)
- **Celestone Soluspan**[Mantecorp]: susp. inj.: 3 mg de acetato de betametasona + 3,945 mg de fosfato dissódico de betametasona (emb. com 1 amp. de 1 ml)
- **Celestone**[Mantecorp]: comp.: 0,5 e 2 mg/10-20 comp.; elixir: 0,1 mg/ml (fr. de 120 ml); gotas: 0,5 mg/ml (fr. de 15 ml)
- **Diprospan**[Mantecorp]: susp. inj.: 5 mg de dipropionato de betametasona + 2 mg de fosfato dissódico de betametasona (emb. com 1 amp.).

Indicação. Condições inflamatórias como uveíte, colite ulcerativa, enterite regional, artrite reumatoide, espondilite anquilosante, lúpus eritematoso, psoríase, pênfigo, síndrome de Stevens-Johnson, asma brônquica e DPOC. Amadurecimento pulmonar de fetos entre a 24ª e a 34ª semanas (prevenção da síndrome da membrana hialina).

Posologia
- Uso oral: 0,25 mg a 8 mg/dia. Dose máxima: 8 mg/dia
- Uso injetável:
  - Sistêmico: injeção intramuscular (IM) profunda na região glútea de 1 a 2 ml na maioria das condições e repetida quando necessário
  - Local: administração intra-articular de 0,5 a 2 ml
  - Para amadurecimento pulmonar fetal: 12 mg IM, a cada 24 h, 2 doses no total.

Interação medicamentosa
- Betametasona + adalimumabe (inibidor do fator de necrose tumoral): ↑ risco de infecções

Parte 3 Medicamentos

- Betametasona + deferasirox: ↑ risco de úlceras e hemorragias
- Betametasona + esparfloxacino: ↑ risco de tendinite e ruptura de tendões (mecanismo desconhecido)
- Betametasona + vigabatrina: ↑ risco de efeitos oculotóxicos.

DEXAMETASONA
Glicocorticoide sintético.
Categoria C de risco na gravidez.

ALERTA
Este medicamento não deve ser administrado por via intravenosa.

APRESENTAÇÃO
- **Bexeton**^{Geolab}: elixir 0,1 mg/mℓ (fr. de 120 mℓ)
- **Dexaten**^{Cifarma}: elixir 0,1 mg/mℓ (fr. de 100 mℓ)
- **Decadron**^{Aché}: elixir 0,5 mg/5 mℓ (fr. de 120 mℓ); comp.: 0,5, 0,75 e 4 mg/10-20 comp.
- **Decadronal**^{Aché}: susp. inj.: 9,2 mg/mℓ de acetato de dexametasona (equivalente a 8 mg de dexametasona), caixa com 1 fr.-amp. de 2 mℓ. Esta formulação não deve ser administrada por via IV
- **Dexametasona**^{Medley}: elixir: 0,5 mg/5 mℓ
- **Dexason**^{Teuto}: elixir: 0,1 mg/mℓ (fr. de 100 mℓ).

INDICAÇÃO.
Condições inflamatórias como uveíte, colite ulcerativa, enterite regional, artrite reumatoide, espondilite anquilosante, lúpus eritematoso, psoríase, pênfigo, síndrome de Stevens-Johnson, asma brônquica e DPOC. Também é prescrita quando a retenção hídrica é indesejável, como, por exemplo, no edema cerebral. É o fármaco de escolha para a supressão da produção de ACTH e amadurecimento pulmonar de fetos entre a 24ª e a 34ª semanas de gestação.

POSOLOGIA
- Uso oral:
  - Dose habitual: varia de 0,75 a 15 mg/dia. Nas doenças crônicas, iniciar com dose baixa (0,5 a 1 mg/dia) e aumentar gradualmente a posologia até a menor dose capaz de promover o desejado grau de alívio sintomático
  - Hiperplasia suprarrenal congênita: a dose usual diária é 0,5 a 1,5 mg
  - Doenças agudas não fatais: inclui estados alérgicos, doenças oftálmicas e afecções reumáticas agudas e subagudas; a posologia varia entre 2 e 3 mg/dia
- Uso injetável:
  - Intramuscular: 1 a 2 mℓ. Para amadurecimento pulmonar fetal: 6 mg, a cada 12 h, 4 doses no total
  - Intra-articular e nos tecidos moles: 0,5 a 2 mℓ
  - Intralesional: 0,1 a 0,2 mℓ.

Interação medicamentosa
- Dexametasona + adalimumabe (inibidor do fator de necrose tumoral): ↑ risco de infecções
- Dexametasona + deferasirox: ↑ potencial ulcerogênico e hemorrágico no sistema digestório
- Dexametasona + fluoroquinolonas: potencialização do risco de tendinite e ruptura de tendões
- Dexametasona + ranolazina (antianginoso): ↓ concentrações da ranolazina (indutora da isoenzima CYP450 3A4).

⦅⦆ HIDROCORTISONA
Glicocorticoide sintético.
Categoria C de risco na gravidez.

Alerta
Não se deve aplicar o medicamento tópico diretamente sobre a zona ulcerada.

Apresentação
- **Cortisonal**^{União Química}: creme dermatológico: 10 mg/g (emb. com 1 bisnaga de 20 g)
- **Solu-cortef**^{Pfizer}: pó liófilo para sol. inj.: 100 e 500 mg de succinato sódico de hidrocortisona/50 fr.-amp.
- **Succinato sódico de hidrocortisona**^{Eurofarma}: pó liofilizado para sol. inj. (emb com 50 fr.-amp. contendo 100 mg de succinato sódico de hidrocortisona e 50 amp. de solução diluente com 2 mℓ); pó liófilo para sol. inj. 500 mg (emb com 50 fr.-amp. contendo 500 mg de succinato sódico de hidrocortisona e 50 amp. de solução diluente com 4 mℓ).

Indicação.
Alívio das manifestações inflamatórias e pruriginosas de dermatoses. Tratamento de insuficiência suprarrenal, doença de Addison, asma brônquica grave, lúpus eritematoso, psoríase grave, colite ulcerativa e doença de Crohn.

Posologia
- Uso IM ou IV (preferencial): 100 a 500 mg, podendo ser repetida a dose em intervalos de 2, 4 ou 6 h, dependendo da condição clínica e da resposta da paciente
- Uso tópico: aplicar uma camada fina 2 a 3 ×/dia, discreta fricção.

Interação medicamentosa
- Hidrocortisona + amiodarona: prolongamento do intervalo QT, aumentando risco de arritmias ventriculares, inclusive *torsades de pointes* e taquicardia ventricular
- Hidrocortisona + bupropiona: ↑ risco de crises convulsivas (efeito dose-relacionado)

Parte 3 Medicamentos

- Hidrocortisona + fluoroquinolonas: potencialização do risco de tendinite e ruptura de tendão
- Hidrocortisona + etanercepte (bloqueador do fator de necrose tumoral): ↑ risco de infecções
- Hidrocortisona + deferasirox: ↑ risco de hemorragia digestiva.

METILPREDNISOLONA
Glicocorticoide.
Categoria C de risco na gravidez.

APRESENTAÇÃO
- **Depo-Medrol**[Pfizer]: susp. inj.: 40 mg/mℓ
- **Predmetil**[Eurofarma]: pó liofilizado 125 mg e 500 mg de acetato de metilprednisolona em pó liofilizado
- **Prednisolon**[Sanofi]: sol. oral: 1,34 mg/mℓ fosfato sódico de prednisolona
- **Solu-Medrol**[Pfizer]: pó liofilizado: 40 mg, 125 mg, 500 mg, 1 g.

INDICAÇÃO.
Ação anti-inflamatória e imunossupressora de ação média.

POSOLOGIA
- Como terapia auxiliar em casos de risco à vida: administrar 30 mg/kg IV durante pelo menos 30 min. Essa dose pode ser repetida a cada 4 a 6 h, por 48 h
- Pulsoterapia IV: administrar por, pelo menos, 30 min em quadros não responsivos à terapêutica padrão. Afecções reumáticas: 1 g/dia IV, por 1 a 4 dias ou 1 g/mês IV, por 6 meses. Lúpus eritematoso sistêmico: 1 g/dia IV, por 3 dias. Esclerose múltipla: 1 g/dia IV, por 3 ou 5 dias. Estados edematosos, tais como glomerulonefrite, nefrite lúpica: 30 mg/kg IV, em dias alternados, por 4 dias ou 1 g/dia IV, por 3, 5 ou 7 dias
- Prevenção de náuseas e vômito associados à quimioterapia: 250 mg IV por, pelo menos, 5 min, 1 h antes do início da quimioterapia
- Tratamento auxiliar em outras indicações: 10 a 500 mg IV.

INTERAÇÃO MEDICAMENTOSA
- Metilprednisolona + ácido nalidíxico: potencialização do risco de tendinite e ruptura de tendão
- Metilprednisolona + adalimumabe (bloqueador do fator de necrose tumoral): ↑ risco de infecções
- Metilprednisolona + bupropiona: ↑ risco de crises convulsivas (efeito dose-relacionado)
- Metilprednisolona + fluoroquinolonas: potencialização do risco de tendinite e ruptura de tendão
- Metilprednisolona + leflunomida: ↑ risco de infecções.

PREDNISOLONA

Glicocorticoide.
Categoria C de risco na gravidez.

APRESENTAÇÃO
- **Fosfato sódico de prednisolona**^Aché Biosintética Medley: sol. oral: 1 mg/mℓ (fr. de 100 ou 120 mℓ)
- **Prednisolon**^Sanofi: sol. oral: 1 mg/mℓ (fr. de 100 mℓ)
- **Predsim**^Mantecorp: gotas: 11 mg/mℓ (fr. de 15 ou 20 mℓ); comp.: 40 mg/4-7 comp.
- **Prelone**^Aché: gotas: 11 mg/mℓ (fr. de 10 ou 20 mℓ); sol. oral: 3mg/mℓ (fr. de 30, 60 e 120 mℓ); comp.: 5 mg/10-20 comp.

INDICAÇÃO.
Tratamento de arterite de células gigantes, púrpura trombocitopênica idiopática, artrite reumatoide, hepatite autoimune, doença de Crohn.

POSOLOGIA.
Dose inicial: 5 a 60 mg/dia.

INTERAÇÃO MEDICAMENTOSA
- Prednisolona + ácido nalidíxico: potencialização do risco de tendinite e ruptura de tendão
- Prednisolona + adalimumabe (bloqueador do fator de necrose tumoral): ↑ risco de infecções
- Prednisolona + bupropiona: ↑ risco de crises convulsivas (efeito dose-relacionado)
- Prednisolona + fluoroquinolonas: potencialização do risco de tendinite e ruptura de tendão
- Prednisolona + leflunomida: ↑ risco de infecções.

PREDNISONA

Glicocorticoide.
Categoria C de risco na gravidez.

APRESENTAÇÃO
- **Alergcorten**^Pharmascience: comp. de 5 e 20 mg, emb. com 20 comp.
- **Corticorten**^Neo Química: comp. de 5 e 20 mg, emb. com 20 comp.
- **Meticorten**^Mantecorp: comp. de 5 mg, emb. com 20 comp., e 20 mg, emb com 10 comp.
- **Prednisona**^Medley: comp. de 5 mg, emb. com 20 comp., e 20 mg, emb. com 10 e 30 comp.
- **Predval**^Sanval: comp.: 5 mg e 20 mg
- **Prednisona**^Neo Química Eurofarma: comp.: 5 mg e 20 mg.

INDICAÇÃO.
Tratamento de asma aguda grave, arterite de células gigantes, púrpura trombocitopênica idiopática, artrite reumatoide, hepatite autoimune, doença de Crohn.

POSOLOGIA. Dose inicial: 5 a 60 mg/dia.

INTERAÇÃO MEDICAMENTOSA
- Prednisona + ácido acetilsalicílico: ↓ concentrações séricas e ↓ efeitos terapêuticos do AAS. Da mesma forma, as concentrações séricas do AAS podem aumentar após a suspensão do uso do AAS, com consequente risco de intoxicação por salicilato
- Prednisona + ácido nalidíxico: potencialização do risco de tendinite e ruptura de tendão
- Prednisona + adalimumabe (bloqueador do fator de necrose tumoral): ↑ risco de infecções
- Prednisona + bupropiona: ↑ risco de crises convulsivas (efeito dose-relacionado)
- Prednisona + fluoroquinolonas: potencialização do risco de tendinite e ruptura de tendão
- Prednisona + leflunomida: ↑ risco de infecções
- Prednisona + salmeterol: embora sejam comumente usados na prática, podem ter efeitos hipopotassemiantes aditivos e potencializadores de arritmias ventriculares, inclusive *torsades de pointes* e taquicardia ventricular
- Prednisona + vigabatrina: ↑ risco de efeitos oculotóxicos.

DIGITÁLICOS E OUTROS INOTRÓPICOS

DIGOXINA

Antiarrítmico; cardiotônico [glicosídeo cardíaco (derivado da *Digitalis lanata*); inotrópico positivo; digital].
Categoria C de risco na gravidez.

APRESENTAÇÃO
- Digobal^{Baldacci}: comp.: 0,125 mg/30 comp.; comp.: 0,25 mg/ 30 comp.
- Digoxina^{GlaxoSmithKline}: comp.: 0,25 mg/24-100 comp.; sol. oral: 500 µg/mℓ.

INDICAÇÃO. Insuficiência cardíaca congestiva; taquicardia atrial paroxística; fibrilação atrial (indicado para controle da velocidade da resposta ventricular em pacientes com fibrilação atrial crônica).

POSOLOGIA. Digitalização rápida: 0,75 a 1,25 mg. Iniciar com metade da dose e a outra metade deve ser dividida em tomadas iguais a cada 6 ou 8 h, com cuidadosa avaliação clínica antes de cada administração. Dose de manutenção: 0,125 a 0,75 mg/dia.

INTERAÇÃO MEDICAMENTOSA
- Digoxina + adenosina: ↑ risco de fibrilação ventricular

- Digoxina + amiodarona: ↑ as concentrações séricas de digoxina em até 100%, resultando frequentemente em manifestações clínicas de intoxicação digitálica
- Digoxina + atazanavir: ↑↑ risco de distúrbios de condução cardíaca e bloqueio atrioventricular
- Digoxina + claritromicina: ↑ significativo das concentrações plasmáticas da digoxina, com algumas pacientes apresentando manifestações clínicas de intoxicação digitálica, inclusive arritmias potencialmente fatais
- Digoxina + gluconato de cálcio por via parenteral (sobretudo injeção IV rápida): pode precipitar arritmias cardíacas graves, provavelmente relacionada com efeitos inotrópicos aditivos ou sinérgicos do cálcio com o glicosídeo digitálico
- Digoxina + quinidina: ↑ significativo das concentrações séricas (até duas vezes o valor médio) de digoxina em mais de 90% das pacientes.

FÁRMACOS PARA ASMA β2-AGONISTAS DE AÇÃO CURTA

SALBUTAMOL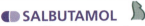

Broncodilatador; agonista seletivo dos receptores β2-adrenérgicos, com ação muito menor ou nula sobre os receptores β1-adrenérgicos, de início de ação rápida, pico entre 3 min. e 2 h e duração de ação entre 2 e 5 h (via inalatória) e duração entre 3 e 8 h (VO). Tocolítico.
Categoria C de risco na gravidez.

APRESENTAÇÃO
- **Aerogreen**^{GreenPharma}: comp.: 2 e 4 mg; xpe.: 2,0 mg/5 mℓ
- **Aerojet**^{Farmalab}: comp.: 2 e 4 mg; xpe.: 2,0 mg/5 mℓ; *spray*: 100 μg/jato
- **Aerolin**^{GlaxoSmithKline}: xpe.: 2,0 mg/5 mℓ; sol. edulito: 2,0 mg/5 mℓ; comp.: 2 e 4 mg; sol. inj. (1 mℓ): 0,50 mg/mℓ; sol. nebuliz.: 5 mg/mℓ; *spray*: 100 μg/jato; comp. spandets: 8 mg
- **Salrolin**^{Biofarma}: xpe.: 2,0 mg/5 mℓ; comp.: 2 mg
- **Sulfato de Salbutamol**$^{Hipolabor, Bunker, Cristália, EMS, Farmace, Geolab, Green Pharma, Neo Química, Medley, Pratti-Donaduzzi, Theodoro F.S., Teuto, União Química}$: xpe. e sol. oral: 2,0 mg/5 mℓ; sol. inj.: 1 mℓ: 0,50 mg/mℓ.

INDICAÇÃO.
Alívio de espasmo brônquico associado às crises de asma, bronquite crônica e enfisema; controle e prevenção do ataque asmático. É também indicado como terapia de manutenção no controle do trabalho de parto prematuro não complicado.

POSOLOGIA
- *Spray*: 100 a 200 μg (1 a 2 jatos)/dose. Dose máxima: de 20 jatos/dia (4.000 μg), até 8 jatos por dose inalada em casos graves

- Nebulização intermitente: 2,5 mg da solução de nebulização (até 5 mg/dose) diluída em 3 a 5 ml de soro fisiológico por dose e repetida a intervalos de 30 a 60 min nas primeiras 3 ou 4 doses e a seguir com intervalos de 4 a 6 h
- Crises graves: intervalos subsequentes de 1 a 2 h sob supervisão médica ou de maior frequência quando em CTI. VO: 2 a 4 mg/dose de 3 a 4 vezes ou comp. de 8 mg duas vezes. Dose máxima: 32 mg/dia. Nebulização contínua (CTI): 10 a 15 mg/h em 10 ml de soro fisiológico para cada etapa de 1 h. IV contínua (CTI): *bolus* inicial de 200 µg em 10 min e após infusão contínua de 3 a 12 µg/min
- Como tocolítico na prevenção de trabalho de parto pré-termo entre a 24ª e a 34ª semana de gestaçãos: a via de escolha é IV, na dose inicial de 5 µg/min, podendo-se dobrar a dose a cada 20 min, até o máximo de 40 µg/min. As ampolas de 1 ml contêm 0,5 mg de sulfato de salbutamol. A solução pode ser preparada colocando-se 5 ou 10 amp. em 500 ml de SG 5%.

Interação medicamentosa
- Salbutamol + sotalol: antagonismo do efeito broncodilatador do salbutamol e precipitação de broncoespasmo agudo potencialmente fatal.

FENOTEROL

Broncodilatador; agonista seletivo dos receptores β2-adrenérgicos de ação curta.
Duração de, em média, 3 a 5 h.
Categoria C de risco na gravidez.

Apresentação
- Berotec^{Boehringer}: xpe.: 2,5 mg/5 ml; comp.: 2,5 mg; *spray*: 100 e 200 µg/jato; gota: 5 mg/ml (0,25 mg/gt)
- Brofentec^{Neckerman}: xpe.: 2,5 mg/5 ml; comp.; 2,5 mg; gotas: 5 mg/ml (0,25 mg/gt)
- Bromifen^{Neo Química}: 5 mg/ml (0,25 mg/gt)
- Bromidrato de Fenoterol^{Nature's, Sigma, EMS, Medley, Prati-Donaduzzi, Teuto}: sol. oral, gotas: 5 mg/ml (0,25 mg/gt); xarope: 1,25 mg/5 ml e 2,5 mg/5 ml)
- Fenozan^{Zambon}: *spray*: 200 µg/jato; gotas: 5 mg/ml (0,25 mg/gt).

Indicação.
Tratamento sintomático de crises agudas de asma, profilaxia da asma induzida por exercício, tratamento sintomático de asma brônquica e de outras enfermidades com constrição reversível das vias respiratórias (p. ex., bronquite obstrutiva crônica).

Posologia
- VO: 2,5 mg/dose 2 a 3 vezes e dose máxima de 5 mg/dose 3 vezes
- Xarope: 5 a 10 ml 3 ×/dia
- Gotas: 10 a 20 gotas 3 ×/dia
- *Spray*: 100 a 400 µg/dose de 4/4 h
- Nebulização: 2 a 8 gotas/dose diluída em 5 ml de soro fisiológico de 8/8 h.

Interação medicamentosa
- Fenoterol + amitriptilina: ↑ efeito simpaticomimético do fenoterol
- Fenoterol + amoxapina: ↑ efeito simpaticomimético do fenoterol
- Fenoterol + betabloqueadores: antagonismo dos efeitos broncodilatadores do fenoterol
- Fenoterol + clomipramina: ↑ efeito simpaticomimético do fenoterol
- Fenoterol + desipramina: ↑ efeito simpaticomimético do fenoterol
- Fenoterol + diuréticos: ↑ risco de hipopotassemia
- Fenoterol + imipramina: ↑ efeito simpaticomimético do fenoterol.

⬤ TERBUTALINA

Broncodilatador; agonista seletivo dos receptores β2-adrenérgicos de ação rápida (5 a 30 min) e duração curta (IV ação dura de 3 a 6 h e VO ação dura 4 a 8 h).
Categoria C de risco na gravidez.

Apresentação
- **Adrenyl**^{UCI-FARMA}: xpe.: 0,3 mg/ mℓ, fr. com 100 mℓ
- **Bricanyl**^{AstraZeneca}: xpe.: 0,3 mg/mℓ, fr. com 100 mℓ
- **Sulfato de terbutalina**^{Medley, Merck, Prati-Donaduzzi}: xpe.: 1,5 mg/5 mℓ
- **Terbutil**^{União Química}: sol. inj.: 0,50 mg/mℓ, emb. com 6 amp de 1 mℓ.

Indicação. Alívio da asma brônquica, bronquite crônica, enfisema e outras pneumopatias que apresentam broncoespasmo. Tocolítico.

Posologia
- VO: 3 a 4,5 mg/dose 3 vezes/dia. Dose máxima: 15 mg
- SC: 0,5 a 1 mℓ até 4 ×/dia
- Nebulização: 2,5 a 5 mg/dose da solução de nebulização (10 mg/mℓ) a cada 20 min nas 3 primeiras doses e depois em intervalos de 2 a 6 h
- IV: *bolus* inicial de 250 µg em 10 min, seguido de infusão contínua de 3 a 12 µg/min
- Como tocolítico na prevenção de trabalho de parto pré-termo em gestação entre 24 e 34 semanas: diluir 5 mg em SG 5% (500 mℓ) e infundir por IV, iniciando-se com 2,5 µg/min (10 gotas/min); aumentando-se para 10 gotas/min a cada 20 min, até um máximo de 80 gotas/min; uma vez obtida a dose mínima capaz de cessar as contrações, mantém-se o gotejamento por 24 h.

Interação medicamentosa
- Categoria B de risco na gravidez
- Terbutalina + amiodarona: ↑ risco de arritmia cardíaca sobretudo se a gestante tiver cardiopatia ou após vômitos e diarreia prolongada (perda de potássio e magnésio)
- Terbutalina + cisaprida: ↑ risco de arritmias ventriculares (inclusive *torsades de pointes*) devido a prolongamento do intervalo QT e a perda de potássio dose-relacionados

- Terbutalina + dolasetrona: ↑ risco de arritmias ventriculares, inclusive *torsades de pointes* e taquicardia ventricular
- Terbutalina + hidroclorotiazida: ↑ risco de hipopotassemia
- Terbutalina + timolol: antagonismo do efeito broncodilatador do salbutamol e precipitação de broncoespasmo agudo potencialmente fatal.

FÁRMACOS PARA EMERGÊNCIA E PARADA CARDIORRESPIRATÓRIA

ADRENALINA (EPINEFRINA)

Antiarrítmico.
Categoria C de risco na gravidez.

APRESENTAÇÃO
- **Drenalin**^{Ariston}: sol. inj. 1 mg/mℓ
- **Epifrin**^{Cristália}: sol. inj., cada mℓ tem 1 mg de epinefrina, caixa contendo 100 amp de 1 mℓ.

INDICAÇÃO. Broncoespasmo, parada cardíaca, alívio de sintomas da doença do soro, urticária e edema angioneurótico; para reanimação na parada cardíaca devido a acidente anestésico, no glaucoma simples (ângulo aberto); para o relaxamento e inibição da contração da musculatura uterina.

POSOLOGIA. Utilizar vias subcutâneas (preferencial) ou intramusculares e para reanimação cardíaca IV ou intracardíaca:
- Via subcutânea ou intramuscular: iniciar com pequenas doses e aumentar gradativamente, se necessário, dose de 0,2 a 1,0 mℓ (mg)
- Uso oftalmológico: 0,1 mg/mℓ a 1 mg/mℓ
- Via IV e via intracardíaca em parada cardiorrespiratória: 1 mg, por IV, em *bolus*; repetir a cada 3 a 5 min, se indicado. A injeção intracardíaca direta tem sido limitada à sala de cirurgia durante a massagem cardíaca direta ou quando não existe a possibilidade de se utilizarem outras vias. A epinefrina pode ser utilizada durante os procedimentos de reanimação cardiorrespiratória, por via intratraqueal, na dose de 2 mg a intervalos de 3 a 5 min.

INTERAÇÃO MEDICAMENTOSA
- Epinefrina + antidepressivos tricíclicos: a administração parenteral de adrenalina deve ser evitada em usuários de antidepressivos tricíclicos, exceto em casos de emergência (p. ex., anafilaxia). Se for necessário uso concomitante, a dose inicial e a taxa de administração da adrenalina devem ser reduzidas e o estado cardiovascular deve ser monitorado cuidadosamente
- Epinefrina + betabloqueadores: atenuação da resposta à epinefrina no tratamento de reações anafiláticas.

Parte 3 Medicamentos

ALERTA
Epinefrina + desflurano: essa combinação deve ser evitada ou usada com extrema cautela. Se for necessário usá-la, recomenda-se uma concentração de epinefrina de 1:100.000 ou 1:200.000.

⬤ GLICOSE
Carboidrato.

APRESENTAÇÃO
- **Glicose 25%, glicose 50%**^{Isofarma}: sol. inj.

INDICAÇÃO. Choque, parada cardíaca, convulsões, coma e insuficiência respiratória grave.

POSOLOGIA. Dose habitual: 10 a 25 g de glicose por *bolus* que equivale a 50 mℓ de solução hipertônica a 50%.

INTERAÇÃO MEDICAMENTOSA
- Não há dados a respeito.

⬤ MAGNÉSIO, SULFATO DE
Eletrólito.
Categoria D de risco na gravidez.

APRESENTAÇÃO
- **Sulfato de magnésio 50%**^{Isofarma}: sol. inj.

INDICAÇÃO. Fonte de reposição de magnésio, principalmente na ocorrência de hipomagnesia grave, acompanhada de sinais de tetania semelhantes aos apresentados na hipocalcemia e em crises convulsivas e toxemias graves (pré-eclâmpsia e eclâmpsia gravídica).

POSOLOGIA
- Infusão IV: antes de sua administração, diluir a uma concentração de até 20%. Os diluentes mais utilizados são soluções injetáveis de glicose a 5% e solução injetável de soro fisiológico. A faixa para injeção IV não deve exceder à 150 mg/min (1,5 mℓ à concentração de 10% ou equivalente), exceto em eclâmpsia grave com convulsões
- Via intramuscular: a administração em uma solução diluída a 50% resulta em uma terapêutica plasmática em 60 min
- Deficiência de magnésio: 1 g, equivalente a 8,12 mEq de magnésio (2 mℓ da solução de 50%) IV, de 6/6 h para 4 doses (32,5 mEq de magnésio por 24 h)
- Hipomagnesia grave: 250 mg (aproximadamente 2 mEq)/kg de peso corporal (0,5 mℓ da solução de 50%), IM, por um período de 4 h ou 5 g (aproximadamente 40 mEq) para 1 ℓ de sol. inj. de SG 5% ou de soro fisiológico, por infusão lenta, por um período de 3 h

- Eclâmpsia: infusão IV: 4 a 5 g, em 250 ml de SG 5% ou de soro fisiológico, ou 4 g, diluindo a solução a 50% para uma concentração de 10 a 20% e injetar por IV o fluido diluído (40 ml da solução a 10%, ou 20 ml da solução a 20%), por um período de 3 a 4 min. A terapia deve ser contínua até cessar as convulsões. O nível de magnésio sérico de 6 mg/100 ml é considerado ótimo para controlar convulsões. Dose máxima: a dose diária total (24 h) de 30 a 40 g não deve ser excedida.

Interação medicamentosa
- Sulfato de magnésio + aminoglicosídeos: efeitos aditivos de bloqueio neuromuscular, podendo provocar depressão respiratória grave e/ou prolongada.

OXIGÊNIO

Apresentação
- Gás encanado
- Cilindro de oxigênio.

Indicação.
Parada cardíaca.

Posologia.
100% ou a maior concentração possível.

Interação medicamentosa
- Não há dados a respeito.

FERRUGINOSOS

FERRO POLIMALTOSADO
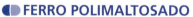

Ferro (suplemento; antianêmico [hematínico]). Percentual de ferro: 30%. Como se trata de um complexo macromolecular não iônico, apresenta boa absorção, baixa toxicidade e boa tolerabilidade.

Apresentação
- **Noripurum**$^{Nycomed\ Pharma}$: comp.: 100 mg Fe+++/20 comp.; xpe.: 50 mg. Fe+++/5 ml; amp. IM: 100 mg Fe+++/2 ml; gotas: 50 mg Fe+++/ml
- **Ultrafer**^{Farmoquímica}: xarope, cada ml contém 32,50 mg de ferro polimaltoso (equivalente a 10 mg de ferro elementar, emb com 100 ml.

Indicação.
Anemia ferropriva, dependência de ferro.

Posologia
- Anemia: 40 a 60 mg de Fe+++ por dia
- Deficiência de ferro: 20 a 30 ml/dia até normalizar a hemoglobina. Depois manter 10 ml/dia
- Prevenção de anemia: 5 a 10 ml/dia.

Interação medicamentosa
- Não interage com tetraciclinas, glicosídeos cardíacos ou anovulatórios orais.

⦿ GLICINATO DE FERRO

Ferro (suplemento; antianêmico [hematínico]). Percentual de ferro: 20%.
Como se trata de um quelato, apresenta estabilidade significativa, ao contrário dos sais ferrosos.

Apresentação
Neutrofer[Sigma Pharma]: comp.: 150 mg/15-30 comp., 300 mg/30 comp.; comp. mastigáveis: 500 mg/30; gotas: 250 mg/mℓ (20 gotas); flaconetes 250 mg/5 mℓ.

Indicação. Anemia ferropriva, dependência de ferro.

Posologia
- Anemia: 20 gotas ou 1 flaconete ou 1 comp. 1 a 2 ×/dia
- Dose habitual: 20 gotas ou 1 a 2 comp./dia ou 1 a 2 flaconetes/dia.

Interação medicamentosa
- Não interage com esteroides, tetraciclinas, glicosídeos cardíacos ou anovulatórios orais.

⦿ SACARATO DE HIDRÓXIDO DE FERRO III

Ferro (suplemento; antianêmico [hematínico]). Percentual de ferro: 4%.

Apresentação
- **Noripurum EV**[Altana]: amp. IV: 100 mg de Fe+++/5 mℓ.

Indicação. Anemia ferropriva, dependência de ferro.

Posologia. Dose habitual: 5 a 15 mℓ/dose diluída em 250 mℓ de soro fisiológico e repetida 1 a 3 ×/semana.

Interação medicamentosa
- Até o momento não foram descritas interações medicamentosas com o uso do produto. Assim como todos os preparados à base de ferro para uso parenteral, Noripurum® Endovenoso não deve ser administrado concomitantemente aos compostos orais de ferro, uma vez que a absorção oral do ferro é reduzida. Portanto, deve-se iniciar o tratamento oral, no mínimo, 5 dias após a última injeção. A administração concomitante de inibidores da enzima conversora de angiotensina (p. ex., enalapril) pode aumentar os efeitos sistêmicos de formulações parenterais de ferro.

⦿ SULFATO FERROSO

Ferro (suplemento; antianêmico [hematínico]). Percentual de ferro: 20%.

Apresentação
- **Fer-in-sol**[Bristol-Myers Squibb]: cada 0,6 mℓ contém 75 mg de sulfato ferroso (equivalente a 15 mg de ferro), fr. com 30 mℓ

- **Furp-sulfato ferroso**^{Furp}: sol. oral, fr com 30 mℓ (25 mg de ferro elementar/mℓ)
- **Iberol**^{Abbott}: sol. oral, cada mℓ contém 125 mg de sulfato ferroso (equivalente a 25,1 mg de ferro), fr. com 15 mℓ
- **Sulfato Ferroso**^{Sanval}: gotas: 1 mg Fe+++/gota; xpe.: 30 mg Fe+++/5 mℓ; drágea: 50 mg Fe+++; sol. oral: 35 mg Fe+++/5 mℓ; comp.: 22 mg Fe+++.

INDICAÇÃO. Anemia ferropriva, dependência de ferro.

POSOLOGIA. Anemia ferropriva: 3 a 5 mg/kg/dia ou 60 a 240 mg de ferro elementar/dia 1 a 3 ×/dia.

INTERAÇÃO MEDICAMENTOSA
- Etanol, antiácidos contendo carbonatos ou trissilicato de magnésio, café, fibras dietéticas, laticínios em geral ou pão de cereal integral diminuem a absorção de ferro devido à formação de complexos menos solúveis e insolúveis
- O sulfato ferroso reduz a absorção e os efeitos terapêuticos das tetraciclinas orais
- A associação com vitamina E pode prejudicar a resposta hematológica.

HIPOGLICEMIANTES ORAIS

GLIBENCLAMIDA

Antidiabético oral; hipoglicemiante oral [sulfonilureia de 2ª geração; gliburida].
Categoria C de risco na gravidez.

ALERTA
Glibenclamida não deve ser usada durante a gravidez. Mas existe perspectiva de que esse medicamento venha a ser utilizado por gestantes com diabetes melito pré-gestacional que sejam usuárias de hipoglicemiante oral.

APRESENTAÇÃO
- **Clamiben**^{Teuto}: comp. de 5 mg, emb. com 30 comp.
- **Daonil**^{Sanofi}: comp. de 5 mg, emb. com 30 comp.
- **Glibenclamida**^{Germed}: comp. de 5 mg, emb. com 30 comp.
- **Glibenclamida**^{Medley}: comp. de 5 mg, emb. com 30 comp.

INDICAÇÃO. Tratamento oral do diabetes melito não insulinodependente (tipo 2 ou diabetes do adulto).

POSOLOGIA. Dose inicial: 2,5 a 5 mg/dia, até um aumento de 20 mg/dia antes das refeições.

◐ METFORMINA

Antidiabético oral; hipoglicemiante oral [biguanida].
Categoria B de risco na gravidez.

Alerta
Durante a gravidez, o diabetes melito deve ser tratado com insulina (ver Diretrizes da Sociedade Brasileira de Diabetes – 2014-2015).

Apresentação
- **Cloridrato de metformin**Merck: comp. revest. de 500 mg, emb. com 30 e 60 comp.; comp. revest. de 850 mg, emb. com 30 e 60 comp.; comp. revestidos de 1 g, emb. com 30 comp.
- **Cloridrato de metformin**Teuto: comp. revest. de 500 mg, emb. com 10, 30, 50, 60, 90, 120 e 300 comp.
- **Cloridrato de metformin**Teuto: comp. revest. de 850 mg, emb. com 10, 30, 50, 60, 90, 150, 200 e 500 comp.
- **Glicomet**Vitapan: comp. de 850 mg, emb. com 30 comp.
- **Glifage**Merck: comp.: 500 mg, 850 mg e 1 g, emb com 30 comp.
- **Glifage XR**Merck: comp. de ação prolongada (XR) de 500 mg, emb. com 30 comp., de 750 mg, emb. com 10 e 30 comp., 1 g, emb. com 10 e 30 comp.
- **Glucoformin**Novo Nordisk: comp.: 500 mg, emb. com 30 comp.

Indicação. Tratamento de diabetes melito do tipo 2 (diabetes não dependente de insulina ou diabetes do adulto) adjunto à dieta e ao exercício; isoladamente ou complementando a ação de outros antidiabéticos (como as sulfonilureias); no diabetes do tipo 1, dependente de insulina: como complemento da insulinoterapia em casos de diabetes instável ou insulinorresistente. Também indicado na síndrome dos ovários policísticos (síndrome de Stein-Leventhal).

Posologia
- Dose habitual: 1.000 a 1.500 mg/dia (2 ou 3 comp. de 500 mg) divididos em 2 ou 3 tomadas. Apresentação de 1 g, recomenda-se o uso de 1 a 2 comp. ao dia. Deve ser individualizada, tomando como bases a eficácia e a tolerância ao produto
- Dose máxima: não exceder 2.550 mg. Recomenda-se que o produto seja administrado em 2 ou 3 tomadas diárias. Apresentação XR pode ser administrada em 1 tomada diária.

Associação

◐ METFORMINA + GLIBENCLAMIDA
Categoria B de risco na gravidez.

Alerta
A associação de metformina e glibenclamida não deve ser usada durante a gravidez. Mas existe perspectiva de que essa associação venha a ser utilizada por gestantes com diabetes melito pré-gestacional que sejam usuárias de hipoglicemiante oral.

Apresentação
- **Glucovance**^Merck: comp.: 250 mg/1,25 mg; 500 mg/2,5 mg; 500 mg/5 mg.

Indicação
Terapia inicial em adultos, juntamente com dieta e exercícios, para melhorar o controle glicêmico em pacientes com diabetes melito não insulinodependente (DM 2), cuja hiperglicemia não é satisfatoriamente controlada somente com dieta e exercícios.

Posologia
- Terapia inicial: em pacientes com diabetes tipo 2, nos quais a hiperglicemia não foi controlada satisfatoriamente somente com dieta e exercícios: 1 comp./dia de 250 mg/1,25 mg, junto com refeição. Em pacientes com valores de HbA1 c > 9% ou FPG > 200 mg/dℓ: dose de 250 mg/1,25 mg 2 ×/dia, junto ao café da manhã e ao jantar. Os aumentos de dose devem ser feitos a intervalos de 2 semanas, acrescentando-se 1 comp. de 250 mg/1,25 mg/dia, até o alcance da dose mínima efetiva para um controle adequado da glicemia
- Terapia de 2ª linha: dose inicial de 1 comp. de 500 mg/2,5 mg ou de 500 mg/5 mg 1 ×/dia, junto ao café da manhã
- Dose máxima: 2.000 mg/20 mg/dia.

HORMÔNIOS E FÁRMACOS EM ENDOCRINOLOGIA | TIREOIDE

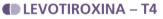 LEVOTIROXINA – T4
Hormônio tireoidiano [L-tiroxina; T4; levotiroxina sódica].
Categoria A de risco na gravidez.

Apresentação
- **Euthyrox**^Merck: comp.: 25, 50, 75, 100, 125, 150 µg
- **Levoid**^Aché: comp. de 25 mcg, 38 mcg, 50 mcg, 75 mcg, 88 mcg, 100 mcg, 112 mcg, 125 mcg, 150 mcg, 175 mcg e 200 mcg, cartuchos com 30 comp.
- **Puran T4**^Sanofi: comp.: 25, 50, 75, 88, 100, 112, 125, 150, 175, 200 µg
- **Synthroid**^Abbott: comp.: 25, 50, 75, 88, 100, 112, 125, 150, 175, 200 µg.

Indicação
Terapia de reposição ou suplementação hormonal em pacientes com hipotireoidismo de qualquer etiologia; supressão do TSH hipofisário no tratamento ou prevenção dos vários tipos de bócios eutireoidianos, inclusive nódulos tireoidianos, tireoidite linfocítica subaguda ou crônica (tireoidite de Hashimoto) e carcinomas foliculares e papilares, tireotropinodependentes da tireoide.

Posologia

- Hipotireoidismo: 50 µg/dia aumentando de acordo com as condições e sintomas cardiovasculares da paciente
  - Dose inicial: 50 µg/dia, aumentando-se 25 µg a cada 1 a 3 semanas até que o efeito desejado seja alcançado. Em pacientes com hipotireoidismo de longa data, particularmente com suspeita de alterações cardiovasculares, a dose inicial deverá ser mais baixa (25 µg/dia)
  - Dose de manutenção: 75 a 125 µg/dia, sendo que algumas pacientes com má absorção podem necessitar de até 200 µg/dia. A maioria das pacientes não exige doses superiores a 150 µg/dia. A falta de resposta às doses de 200 µg/dia sugere má absorção, não obediência ao tratamento ou erro diagnóstico
- Supressão do TSH (câncer de tireoide)/nódulos/bócios eutireoidianos: dose supressiva média de levotiroxina (T4): 2,6 µg/kg/dia.

Interação medicamentosa

- Levotiroxina + antiácidos: ↓ absorção da levotiroxina
- Levotiroxina + carbamazepina: ↓ concentrações séricas da levotiroxina
- Levotiroxina + carbonato de cálcio: ↓ absorção da levotiroxina
- Levotiroxina + colestiramina: ↓ absorção da levotiroxina
- Levotiroxina + fenitoína: ↓ concentrações séricas da levotiroxina
- Levotiroxina + lopinavir/ritonavir: ↓ efeito terapêutico da levotiroxina
- Levotiroxina + sais de ferro: ↓ absorção da levotiroxina
- Levotiroxina + sucralfato: ↓ absorção da levotiroxina.

PROPILTIOURACILA

Antagonista do hormônio da tireoide; anti-hipertireoidismo; antitireoidiano.

Categoria D de risco na gravidez.

Alerta

Quando usada criteriosamente, a propiltiouracila é efetiva no hipertireoidismo complicado pela gravidez. Atravessa a barreira placentária, podendo causar bócio e até cretinismo no feto em desenvolvimento; por isso, uma dose suficiente, mas não excessiva, deve ser administrada. A disfunção tireoidiana tende a diminuir com o decorrer da gestação, podendo-se, assim, reduzir a dosagem. Todavia, é importante usar a menor dose possível durante a gravidez e avaliar a função tireoidiana do recém-nascido cuidadosamente. Se for usado durante a gravidez ou se a paciente engravidar durante o tratamento, ela deve ser informada sobre os possíveis riscos para o feto.

Apresentação

- Propil[Pfizer]: comp.: 100 mg
- Propilracil[Biolab] Sanus: comp.: 100 mg.

Indicação. Tratamento clínico do hipertireoidismo. Pode também ser usado para melhorar o hipertireoidismo na preparação para a tireoidectomia subtotal ou terapia com iodo radioativo. Indicado também quando a tireoidectomia for contraindicada ou não recomendável.

Posologia
- Dose inicial: 1 comp. a cada 8 h, sendo a dose diária total de 300 mg (3 comp.)
- Pacientes com hipertireoidismo grave, grandes bócios, ou ambos:
  - Dose inicial: poderá ser de 2 comp. a cada 8 h, sendo a dose diária total de 600 mg (6 comp.)
  - Dose de manutenção: para a maioria das pacientes é de 100 a 200 mg/dia (1 a 2 comp.), em doses fracionadas.

Interação medicamentosa
- Propiltiouracila + flufenazina: teoricamente ↑ risco de agranulocitose
- Propiltiouracila + teofilina: a depuração da teofilina depende da função da tireoide, portanto, no hipertireoidismo sua depuração está aumentada. Quando é atingido o eutireoidismo aumenta o risco de intoxicação e a dose de teofilina precisa ser reduzida
- Propiltiouracila + naltrexona: ↑ risco de hepatotoxicidade
- Propiltiouracila + digoxina a depuração da digoxina depende da função da tireoide, portanto, no hipertireoidismo sua depuração está aumentada. Quando é atingido o eutireoidismo aumenta o risco de intoxicação e a dose de digoxina precisa ser reduzida.

IMUNOGLOBULINAS HUMANAS

IMUNOGLOBULINA ANTI-RH
Categoria C de risco na gravidez.

Alerta
A administração dessa imunoglobulina específica pode comprometer, por um período de 5 semanas a 3 meses, a resposta às vacinas com vírus atenuados como as para sarampo, rubéola, caxumba e varíola. Não interfere na vacina contra febre tifoide, antigripal e dupla (difteria e tétano). Os resultados da tipagem sanguínea e da pesquisa de anticorpos (inclusive teste de Coombs) são significativamente influenciados por esta imunoglobulina.

Apresentação
- **Matergam**^{Boehringer}: amp.: 200 a 300 µg (UI/mℓ)
- **Partogama**^{Immuno}: seringas de 250 a 330 µg (UI/mℓ).

Indicação. Prevenção e sensibilização a Rh (D). Em gestantes que são Rh-negativas ou Du-positivas ocorre sensibilização como um resultado

da passagem das hemácias fetais Rho (D)-incompatíveis para dentro da circulação materna (transfusão feto-materna), que ocorre principalmente durante o parto e, em alguns casos, mesmo durante a gestação. É administrado nas seguintes circunstâncias:
- Antes do parto: na 28ª a 30ª semanas de gestação em mulheres que são Rh-negativas (d) ou Du-positivas. O tratamento deve ser mantido após o parto
- Após o parto: mãe d (Rh-negativa) Criança D (Rh-positiva) Mãe d (Rh-negativa) Criança Du (Du-positiva) Mãe Du (Du-positiva) Criança D (Rh-positiva)
- Nos seguintes casos especiais: em mulheres Rh-negativas (d) ou Du-positivas após versão externa, trauma abdominal, sangramento pseudomenstrual durante a gestação, aborto espontâneo, aborto provocado, gestação ectópica, mola hidatiforme (a partir da 6ª semana de gestação) e após cada amniocentese ou biópsia do cório
- As recomendações nacionais sobre monitoramento pré-natal e perinatal devem ser observadas
- Em pessoas Rh-negativas após transfusão de sangue Rh-incompatível (sangue total ou concentrado de hemácias).

Posologia. Em conexão com gestação, parto e, quando aplicável, em intervenções ginecológicas, a grávida/puérpera deve receber o tratamento indicado a seguir:
- Para profilaxia começando antes do parto: 300 µg (= 1.500 UI) da 28ª a 30ª semanas de gestação em alguns casos, é justificável começar a profilaxia mais precocemente seguida por outra dose de 300 µg (= 1.500 UI) entre 2 e não mais que 72 h após o parto, se o neonato for Rh (D)-positivo
- Para profilaxia começando após o parto: dose padrão: 300 µg (= 1.500 UI). Esta pode ser administrada mesmo sem teste prévio para HbF (teste Kleihauer-Betke). A dose deverá ser administrada nas 2 a 72 h seguinte ao parto. Se o recém-nascido for Du-positivo, recomenda-se que a dose seja de 500 µg (= 2.500 UI) de Matergam®. Se quantidades relativamente grandes de hemácias fetais entrarem na circulação materna ou em casos de infiltração tardia de sangue fetal (p. ex., após uma cesariana) pode ser necessária a administração de doses adicionais de Matergam®
- Em casos especiais (após aborto espontâneo, aborto provocado, gestação ectópica, versão externa, trauma abdominal, sangramento pseudomenstrual durante a gestação, mola hidatiforme):
  - Antes da 12ª semana de gestação: 120 a 150 µg (= 600 a 750 UI), se possível dentro de 72 h do evento
  - Após a 12ª semana de gestação: 250 a 300 µg (= 1.250 a 1.500 UI), se possível dentro de 72 h do evento
  - Após amniocentese ou biópsia do cório: 250 a 300 µg (= 1.250 a 1.500 UI), se possível dentro de 72 h após a intervenção

○ Em casos de transfusão sanguínea Rh-incompatível (sangue total ou concentrado de hemácias), o recipiente de transfusão a ser administrado: 100 a 250 μg (500 a 1.250 UI) por 10 ml de sangue transfundido, a ser administrado em frações durante um período de vários dias. Se uma transfusão de sangue Rh-positivo é administrada para um recipiente Rh-negativo ou se uma sensibilização rhesus é detectada, a paciente concernente deverá ser informada em vista das possíveis consequências quanto a futuras transfusões sanguíneas, e o fato deve ser documentado.

INSULINAS

R – REGULAR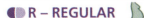

Fonte: humana biossintética (DNA tecombinante).
Categoria B de risco na gravidez.

APRESENTAÇÃO
- **BioHulin**[Biobrás]: amp.: 10 ml contendo sol. inj. de insulina humana monocomponente na concentração de 100 U/ml
- **Humulin Regular**[Eli Lilly]: sol aquosa com 100 U de insulina humana/ml, emb contendo 2 refis de vidro tipo I com 3,0 ml de solução, para uso em canetas compatíveis para administração de insulina.
- **Novolin R**[Novo Nordisk]: sol inj, emb contendo 1 frasco-ampola com 10 ml
- **Insunorm R**[Cellofarm]: emb com 1 fr-amp com 10 ml de solução injetável contendo 100 UI de insulina humana/ml (cada UI corresponde a 0,035 mg de insulina humana anidra).

INDICAÇÃO.
Tratamento de diabetes melito dos tipos 1 e 2, principalmente em casos de cetoacidose diabética e coma hiperglicêmico hiperosmolar e tratamento de pacientes com diabetes melito que necessitam de insulina para manutenção da homeostase de glicose. Medicamento de escolha para o tratamento de gestantes com diabetes melito pré-gestacional ou diabetes melito gestacional com difícil controle glicêmico apenas com dieta e exercícios.

POSOLOGIA.
Insulinas no Brasil são padronizadas em 100 UI/ml. O uso habitual é SC, inclusive em bomba de infusão de insulina. Indicada em *bolus* para correção de glicemia pós-prandial.

INTERAÇÃO MEDICAMENTOSA
- R – Regular + contraceptivos orais, corticosteroides, diazóxido, diltiazem, diuréticos (tiazídicos e de alça), epinefrina, fenitoína, genfibrozila, glucagon, ácido nicotínico, simpatomiméticos (dopamina), tabaco, hormônios tireoidianos, acetazolamida, anfetamínicos, cafeína, tiroxina ou fenotiazinas: ↓ o efeito hipoglicêmico

- R – Regular + esteroides anabolizantes, captopril, enalapril e inibidores da monoamina oxidase (IMAO), etanol, cloranfenicol, di-hidroxicumarínicos, oxitetraciclina, disopiramida, AINE, fenilbutazona, sais de potássio, probenecida, salicilatos, sulfonamidas ou sulfimpirazona: ↑ o efeito hipoglicêmico
- R – Regular + ciclofosfamida, L-asparaginase ou somatostatina: ↑ glicemia
- R – Regular + β-adrenérgicos: dificulta o controle da glicemia e mascarar as manifestações clínicas da hipoglicemia.

GLARGINA

Fonte: humana biossintética.
Categoria C de risco na gravidez.

Apresentação
- **Lantus**^{Sanofi}: sol. inj., 100 U/mℓ, 4 unidades de 3 mℓ
- **Veluxus**^{Medley}: sol. inj., 100 U/mℓ, 4 unidades de 3 mℓ.

Indicação. Tratamento de pacientes com diabetes melito que necessitam de insulina para manutenção da homeostase de glicose.

Posologia. Insulinas no Brasil padronizadas em 100 UI/mℓ. Insulinas de ação ultralenta.

Interação medicamentosa
- Insulina glargina + disopiramida: ↑↑ do efeito hipoglicemiante e ↑ suscetibilidade à hipoglicemia
- Insulina glargina + fibratos: ↑↑ do efeito hipoglicemiante e ↑ suscetibilidade à hipoglicemia
- Insulina glargina + fluoxetina: ↑↑ do efeito hipoglicemiante e ↑ suscetibilidade à hipoglicemia
- Insulina glargina + inibidores da ECA: ↑↑ do efeito hipoglicemiante e ↑ suscetibilidade à hipoglicemia
- Insulina glargina + hipoglicemiantes orais: ↑↑ do efeito hipoglicemiante e ↑ suscetibilidade à hipoglicemia
- Insulina glargina + inibidores da MAO: ↑↑ do efeito hipoglicemiante e ↑ suscetibilidade à hipoglicemia
- Insulina glargina + pentoxifilina: ↑↑ do efeito hipoglicemiante e ↑ suscetibilidade à hipoglicemia
- Insulina glargina + propoxifeno: ↑↑ do efeito hipoglicemiante e ↑ suscetibilidade à hipoglicemia
- Insulina glargina + salicilatos: ↑↑ do efeito hipoglicemiante e ↑ suscetibilidade à hipoglicemia
- Insulina glargina + sulfonamidas (antibióticos): ↑↑ do efeito hipoglicemiante e ↑ suscetibilidade à hipoglicemia

Parte 3 Medicamentos

- Insulina glargina + corticosteroides: ↓ efeito hipoglicemiante
- Insulina glargina + danazol: ↓ efeito hipoglicemiante
- Insulina glargina + diuréticos: ↓ efeito hipoglicemiante
- Insulina glargina + glucagon: ↓ efeito hipoglicemiante
- Insulina glargina + isoniazida: ↓ efeito hipoglicemiante
- Insulina glargina + fenotiazínicos: ↓ efeito hipoglicemiante
- Insulina glargina + epinefrina: ↓ efeito hipoglicemiante
- Insulina glargina + salbutamol: ↓ efeito hipoglicemiante
- Insulina glargina + terbutalina: ↓ efeito hipoglicemiante
- Insulina glargina + levotiroxina: ↓ efeito hipoglicemiante.

 LISPRO

Fonte: humana biossintética.
Categoria B de risco na gravidez.

Apresentação
- **Humalog**[Eli Lilly]: 100 U/mℓ, 2 unidades de 3 mℓ

Indicação. Tratamento de pacientes com diabetes melito que necessitam de insulina para manutenção da homeostase de glicose.

Posologia. Insulinas no Brasil padronizadas em 100 UI/mℓ. Insulinas de ação ultralenta.

Interação medicamentosa
- Insulina lispro + disopiramida: ↑↑ do efeito hipoglicemiante e ↑ suscetibilidade à hipoglicemia
- Insulina lispro + fibratos: ↑↑ do efeito hipoglicemiante e ↑ suscetibilidade à hipoglicemia
- Insulina lispro + fluoxetina: ↑↑ do efeito hipoglicemiante e ↑ suscetibilidade à hipoglicemia
- Insulina lispro + inibidores da ECA: ↑↑ do efeito hipoglicemiante e ↑ suscetibilidade à hipoglicemia
- Insulina lispro + hipoglicemiantes orais: ↑↑ do efeito hipoglicemiante e ↑ suscetibilidade à hipoglicemia
- Insulina lispro + inibidores da MAO: ↑↑ do efeito hipoglicemiante e ↑ suscetibilidade à hipoglicemia
- Insulina lispro + pentoxifilina: ↑↑ do efeito hipoglicemiante e ↑ suscetibilidade à hipoglicemia
- Insulina lispro + propoxifeno: ↑↑ do efeito hipoglicemiante e ↑ suscetibilidade à hipoglicemia
- Insulina lispro + salicilatos: ↑↑ do efeito hipoglicemiante e ↑ suscetibilidade à hipoglicemia
- Insulina lispro + sulfonamidas (antibióticos): ↑↑ do efeito hipoglicemiante e ↑ da suscetibilidade à hipoglicemia
- Insulina lispro + corticosteroides: ↓ efeito hipoglicemiante

- Insulina lispro + danazol: ↓ efeito hipoglicemiante
- Insulina lispro + diuréticos: ↓ efeito hipoglicemiante
- Insulina lispro + glucagon: ↓ efeito hipoglicemiante
- Insulina lispro + isoniazida: ↓ efeito hipoglicemiante
- Insulina lispro + fenotiazínicos: ↓ efeito hipoglicemiante
- Insulina lispro + epinefrina: ↓ efeito hipoglicemiante
- Insulina lispro + salbutamol: ↓ efeito hipoglicemiante
- Insulina lispro + terbutalina: ↓ efeito hipoglicemiante
- Insulina lispro + levotiroxina: ↓ efeito hipoglicemiante.

◐ ASPART – COMBINADA

Fonte: humana biossintética.
Categoria B de risco na gravidez.

Apresentação
- **Novo Mix 30**$^{Novo\ Nordisk}$: sol. inj.: 30% insulina aspart solúvel e 70% insulina aspart protaminada.

Indicação.
Tratamento de pacientes com diabetes melito que necessitam de insulina para manutenção da homeostase de glicose.

Posologia.
Insulinas no Brasil padronizadas em 100 UI/mℓ.

Interação medicamentosa
- Insulina aspart + disopiramida: ↑↑ do efeito hipoglicemiante e ↑ suscetibilidade à hipoglicemia
- Insulina aspart + fibratos: ↑↑ do efeito hipoglicemiante e ↑ suscetibilidade à hipoglicemia
- Insulina aspart + fluoxetina: ↑↑ do efeito hipoglicemiante e ↑ suscetibilidade à hipoglicemia
- Insulina aspart + inibidores da ECA: ↑↑ do efeito hipoglicemiante e ↑ suscetibilidade à hipoglicemia
- Insulina aspart + hipoglicemiantes orais: ↑↑ do efeito hipoglicemiante e ↑ suscetibilidade à hipoglicemia
- Insulina aspart + inibidores da MAO: ↑↑ do efeito hipoglicemiante e ↑ suscetibilidade à hipoglicemia
- Insulina aspart + pentoxifilina: ↑↑ do efeito hipoglicemiante e ↑ suscetibilidade à hipoglicemia
- Insulina aspart + propoxifeno: ↑↑ do efeito hipoglicemiante e ↑ suscetibilidade à hipoglicemia
- Insulina aspart + salicilatos: ↑↑ do efeito hipoglicemiante e ↑ suscetibilidade à hipoglicemia
- Insulina aspart + sulfonamidas (antibióticos): ↑↑ do efeito hipoglicemiante e ↑ suscetibilidade à hipoglicemia
- Insulina aspart + corticosteroides: ↓ efeito hipoglicemiante
- Insulina aspart + danazol: ↓ efeito hipoglicemiante

- Insulina aspart + diuréticos: ↓ efeito hipoglicemiante
- Insulina aspart + glucagon: ↓ efeito hipoglicemiante
- Insulina aspart + isoniazida: ↓ efeito hipoglicemiante
- Insulina aspart + fenotiazínicos: ↓ efeito hipoglicemiante
- Insulina aspart + epinefrina: ↓ efeito hipoglicemiante
- Insulina aspart + salbutamol: ↓ efeito hipoglicemiante
- Insulina aspart + terbutalina: ↓ efeito hipoglicemiante
- Insulina aspart + levotiroxina: ↓ efeito hipoglicemiante.

LISPRO – COMBINADA
Fonte: humana biossintética.
Categoria B de risco na gravidez.

APRESENTAÇÃO
- **Humalog Mix 25**[Eli Lilly]: sol. inj.: suspensão de cor branca constituída de 25% de solução de insulina lispro e 75% de suspensão de insulina lispro protamina.

INDICAÇÃO. Tratamento de pacientes com diabetes melito que necessitam de insulina para manutenção da homeostase de glicose.

POSOLOGIA. Insulinas no Brasil padronizadas em 100 UI/mℓ.

INTERAÇÃO MEDICAMENTOSA
- Insulina lispro combinada + disopiramida: ↑↑ do efeito hipoglicemiante e ↑ suscetibilidade à hipoglicemia
- Insulina lispro combinada + fibratos: ↑↑ do efeito hipoglicemiante e ↑ suscetibilidade à hipoglicemia
- Insulina lispro combinada + fluoxetina: ↑↑ do efeito hipoglicemiante e ↑ suscetibilidade à hipoglicemia
- Insulina lispro combinada + inibidores da ECA: ↑↑ do efeito hipoglicemiante e ↑ suscetibilidade à hipoglicemia
- Insulina lispro combinada + hipoglicemiantes orais: ↑↑ do efeito hipoglicemiante e ↑ suscetibilidade à hipoglicemia
- Insulina lispro combinada + inibidores da MAO: ↑↑ do efeito hipoglicemiante e ↑ suscetibilidade à hipoglicemia
- Insulina lispro combinada + pentoxifilina: ↑↑ do efeito hipoglicemiante e ↑ suscetibilidade à hipoglicemia
- Insulina lispro combinada + propoxifeno: ↑↑ do efeito hipoglicemiante e ↑ suscetibilidade à hipoglicemia
- Insulina lispro combinada + salicilatos: ↑↑ do efeito hipoglicemiante e ↑ suscetibilidade à hipoglicemia
- Insulina lispro combinada + sulfonamidas (antibióticos): ↑↑ do efeito hipoglicemiante e ↑ suscetibilidade à hipoglicemia
- Insulina lispro combinada + corticosteroides: ↓ efeito hipoglicemiante
- Insulina lispro combinada + danazol: ↓ efeito hipoglicemiante

- Insulina lispro combinada + diuréticos: ↓ efeito hipoglicemiante
- Insulina lispro combinada + glucagon: ↓ efeito hipoglicemiante
- Insulina lispro combinada + isoniazida: ↓ efeito hipoglicemiante
- Insulina lispro combinada + fenotiazínicos: ↓ efeito hipoglicemiante
- Insulina lispro combinada + epinefrina: ↓ efeito hipoglicemiante
- Insulina lispro combinada + salbutamol: ↓ efeito hipoglicemiante
- Insulina lispro combinada + terbutalina: ↓ efeito hipoglicemiante
- Insulina lispro combinada + levotiroxina: ↓ efeito hipoglicemiante.

LAXANTES E CATÁRTICOS

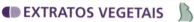 EXTRATOS VEGETAIS
Categoria C de risco na gravidez.

APRESENTAÇÃO
- **Naturetti**[Aventis Pharma]
- **Florlax**[Cazi]
- **Laxtam**[Merck]
- **Tamarine**[Barrene]: cáps./geleia. Cada cáps./colher de chá (5 g) contém 400 mg de pó de folhas de sene; 19,50 mg de *Cassia fistula*; 19,50 mg de *Tamarindus indica*; 9,00 mg de *Coriandrum sativum*; 4,00 mg de alcaçuz.

INDICAÇÃO. Constipação intestinal crônica ou momentânea devido a viagens, menstruação, dietas, cirurgias e alteração de hábitos alimentares.

POSOLOGIA. Dose habitual: 1 cáps. ao deitar. Em algumas pessoas, podem ser necessárias 2 cáps. por dia (o aumento da dosagem deve ser acompanhado pelo médico).

INTERAÇÃO MEDICAMENTOSA
- O componente sene (*Cassia augustifolia*) pode comprometer a ação de antiarrítmicos e de glicosídeos cardíacos
- O componente sene, quando combinado com corticosteroides, aumenta o risco de hipocalcemia
- Os AINEs reduzem o efeito do componente sene
- O componente sene reduz a absorção de medicamentos administrados por VO porque reduz o período de trânsito no cólon.

GLICERINA/GLICEROL
Categoria C de risco na gravidez.

APRESENTAÇÃO
- **Glicerin**[sem]: caixa com 6 supositórios
- **Supositório de Glicerina**[Pfizer]: 950 mg/g.

INDICAÇÃO. No tratamento e/ou na prevenção da constipação intestinal e com a finalidade de provocar a defecação. Indicado para estimular o hábito regular de uma defecação diária.

POSOLOGIA. Um supositório ao dia quando necessário ou a critério médico. Introduzir o supositório por VR e procurar retê-lo até que advenha a vontade de evacuar.

INTERAÇÃO MEDICAMENTOSA
- O uso crônico de supositório de glicerina pode diminuir a ação das medicações que repõem potássio e dos diuréticos poupadores de potássio, levando à hipopotassemia.

HIDRÓXIDO DE MAGNÉSIO
Laxante, antiácido.

APRESENTAÇÃO
- **Leite de Magnésia**^{GlaxoSmithKline}: sol.: 1.200 mg/15 mℓ.

INDICAÇÃO. Eficaz e seguro como laxante na constipação intestinal crônica e em todas as formas de constipação intestinal. Eficaz e seguro como antiácido, contra pirose, gastrites e pirose gravídica.

POSOLOGIA
- Como laxante e antiácido: 1 a 4 colheres de chá diluídas em água
- Como laxativo: 2 a 4 colheres de sopa.

INTERAÇÃO MEDICAMENTOSA
- Hidróxido de magnésio + amprenavir: ↓ biodisponibilidade oral e as concentrações plasmáticas do amprenavir
- Hidróxido de magnésio + dolutegravir: ↓ biodisponibilidade oral do dolutegravir
- Hidróxido de magnésio + hidroclorotiazida: o uso crônico ↑↑ os efeitos da hidroclorotiazida
- Hidróxido de magnésio + polivitamínicos: ↓ biodisponibilidade oral do polivitamínico
- Hidróxido de magnésio + salbutamol: ↑ risco de arritmias ventriculares (*torsades de pointes*).

LACTULOSE
Categoria B de risco na gravidez.

APRESENTAÇÃO
- **Colonac**$^{União\ Química}$: xarope, fr. de 120 mℓ
- **Duphalac**^{Legrand}: sol. oral: 667 mg/mℓ
- **Farlac**^{Farmasa}: xarope, fr. de 120 mℓ (cada mℓ contém 667 mg de lactulose)

- **Lactulona**^Sankyo: fr. plástico com 120 mℓ de xarope (667 mg de lactulose/mℓ), nos sabores ameixa ou salada de frutas; 10 sachês com 15 mℓ de xarope (667 mg de lactulose/mℓ), nos sabores ameixa ou salada de frutas
- **Pentalac**^UCI-FARMA: xarope, fr. de 120 mℓ (cada mℓ contém 667 mg de lactulose).

INDICAÇÃO. Indicada para o tratamento sintomático da constipação intestinal e também para prevenção e tratamento de encefalopatia hepática, tanto no pré-coma quanto no coma hepático.

POSOLOGIA. Dose habitual: 15 a 30 mℓ/dia. A posologia pode ser ajustada para que se obtenham 2 ou 3 evacuações diariamente. Encefalopatia hepática, pré-coma e coma hepático: iniciar com 60 mℓ/dia, podendo chegar, em casos graves, a 150 mℓ/dia.

INTERAÇÃO MEDICAMENTOSA
- Lactulose + azitromicina: ↑ risco de arritmias ventriculares (*torsades de pointes*)
- Lactulose + ciprofloxacino: ↑ risco de arritmias ventriculares (*torsades de pointes*)
- Lactulose + claritromicina: ↑ risco de arritmias ventriculares (*torsades de pointes*)
- Lactulose + hidrocortisona: causa perda significativa de eletrólitos e potencializa o risco de hipopotassemia associado ao uso da hidrocortisona
- Lactulose + metilprednisolona: causa perda significativa de eletrólitos e potencializa o risco de hipopotassemia associado ao uso da metilprednisolona.

ÓLEO MINERAL

APRESENTAÇÃO
- **Mineroleo**^Cristália: fr. de 100 mℓ
- **Nujol**^Schering Plough: fr.: 120, 200 mℓ
- **Óleo Mineral**^Belfar, Cazi, Madrevita, Multilab, União Química: fr.: 100, 120, 200 mℓ.

INDICAÇÃO. Laxante, no tratamento da constipação intestinal funcional, assim como no pré-operatório e no esvaziamento do cólon para a realização de exames. Utilizado também na pele, amacia as áreas ressecadas e ásperas.

POSOLOGIA. No tratamento da constipação intestinal, 1 colher de sopa à noite e outra no dia seguinte, ao despertar. Caso não obtenha êxito, deve-se aumentar a dosagem para 2 colheres à noite e 1 pela manhã.

INTERAÇÃO MEDICAMENTOSA
- Óleo mineral + citalopram: ↑ risco de arritmias ventriculares (*torsades de pointes*)

- Óleo mineral + clortalidona: o uso crônico ↑↑ os efeitos da clortalidona
- Óleo mineral + hidrocortisona: causa ↓ significativa de eletrólitos e ↑↑ risco de hipopotassemia associado ao uso da hidrocortisona
- Óleo mineral + salbutamol: ↑ risco de arritmias ventriculares (*torsades de pointes*)
- Óleo mineral + terbutalina: ↑ risco de arritmias ventriculares (*torsades de pointes*).

◐ NITRENDIPINO

[di-hidropiridina; bloqueador do canal de cálcio; semelhante estruturalmente à nifedipino; di-hidropiridina].
Categoria C de risco na gravidez.

Apresentação
- **Nitrencord**[Biosintética]: comp. revest. de 10 mg e 20 mg, emb. com 30 comprimidos.
- **Caltren**[Libbs]: comp.: 10 e 20 mg/20-30 comp.

Indicação. Hipertensão arterial.

Posologia. Hipertensão arterial: 20 mg/dia pela manhã. Dose máxima: 40 mg/dia divididos em 2 tomadas.

Interação medicamentosa
- Nitrendipino + betabloqueadores (acebutolol, atenolol, betaxolol, labetalol, metoprolol, nadolol, penbutolol, pindolol, propranolol, sotalol, timolol): ↑ efeitos tanto do bloqueador dos canais de cálcio quanto dos betabloqueadores
- Nitrendipino + carbamazepina: ↑ efeito da carbamazepina
- Nitrendipino + ciclosporina: ↑ efeito da ciclosporina
- Nitrendipino + disopiramida: ↑ efeito da disopiramida
- Nitrendipino + glicosídeos digitálicos: ↑ efeito dos glicosídeos digitálicos
- Nitrendipino + procainamida: ↑ efeito da procainamida
- Nitrendipino + quinidina: ↑ efeito da quinidina.

◐ OCITOCINA

Hormônio.

Apresentação
- **Naox**[Eurofarma]: sol. inj.: 5 UI/mℓ
- **Syntocinon**[Novartis]: sol. inj.: 5 UI/mℓ; *spray* nasal: 40 UI/mℓ.

Indicação. Indução do parto, estímulo das contrações em casos selecionados de inércia uterina, terapia auxiliar do aborto incompleto, inevitável ou retido, prevenção e tratamento da atonia uterina e hemorragia pós-parto.

Posologia

- Indução do parto ou estímulo das contrações: deve ser administrado sob infusão IV (gota a gota) ou, de preferência, por meio de bomba de infusão de velocidade variável. Para a infusão gota a gota recomenda-se adicionar 5 UI em 500 mℓ de soro fisiológico. Para as pacientes nas quais se deve evitar uma infusão de soro fisiológico, pode-se utilizar soro glicosado a 5% como diluente. A velocidade inicial de infusão deverá ser regulada para 1 a 4 mU/min (2 a 8 gotas/min). Pode-se acelerar gradativamente em intervalos não inferiores a 20 min, até se estabelecer se um padrão de contrações análogo ao parto normal. Na gestação quase a termo, isso pode ser frequentemente obtido com uma velocidade de infusão inferior a 10 mU/min (20 gotas/min), sendo a velocidade máxima recomendada de 20 mU/min (40 gotas/min)
- Cesariana: 5 UI por injeção IV lenta, imediatamente após a retirada do feto
- Prevenção da hemorragia uterina pós-parto: a dose habitual é de 5 UI, por injeção IV lenta ou de 5 a 10 UI IM, após a expulsão da placenta
- Tratamento da hemorragia uterina pós-parto: 5 UI por injeção IV lenta ou 5 a 10 UI por via IM, seguida nos casos graves de infusão IV, de uma solução com 5 a 20 UI de ocitocina em 500 mℓ de diluente eletrolítico, em uma velocidade necessária para controlar a atonia uterina
- Abortamento incompleto, inevitável ou retido: 5 UI por injeção IV lenta ou 5 a 10 UI IM seguidas, se necessário, por uma infusão IV a uma velocidade de 20 a 40 miliunidades/min ou mais.

Interação medicamentosa

- Ocitocina + epinefrina: hipertensão arterial consequente aos efeitos vasoconstritores aditivos; também há relatos de gangrena e cefaleia intensa
- Ocitocina + fenilefrina: hipertensão arterial consequente aos efeitos vasoconstritores aditivos; também há relatos de gangrena e cefaleia intensa
- Ocitocina + oximetazolina nasal: hipertensão arterial consequente aos efeitos vasoconstritores aditivos; também há relatos de gangrena e cefaleia intensa
- Ocitocina + pseudoefedrina: hipertensão arterial consequente aos efeitos vasoconstritores aditivos; também há relatos de gangrena e cefaleia intensa.

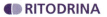 RITODRINA

Simpatomimético.
Categoria B de risco na gravidez.

Apresentação

- **Miodrina**^{Apsen}: comp.: 10 mg, caixa com 20 comp.; sol. inj.: 10 mg/mℓ, caixa com 10 amp de 5 mℓ; sol. inj.: 15 mg/mℓ, caixa com 1 amp de 10 mℓ.

Indicação. Profilaxia e tratamento do trabalho prematuro de parto em gestações com 20 ou mais semanas.

Posologia
- Dose inicial oral: 10 mg 30 min antes que a infusão IV seja descontinuada. Prosseguir com 10 mg a cada 2 h por 24 h
- Dose de manutenção oral: 10 a 20 mg a cada 4 a 6 h até o termo ou a critério médico
- Dose inicial IV: 50 a 100 mg (0,05 a 0,1 mg)/min, aumentando a cada 10 min, conforme necessário, em 50 mg (0,05 mg) até a dose efetiva
- Dose de manutenção IV: 150 a 350 mg (0,15 a 0,35 mg)/min. A infusão IV deve ser continuada por 12 a 24 h após as contrações terem cessado. O tratamento IV é usualmente seguido de administração oral.

Interação medicamentosa
- Ritodrina + acebutolol: efeitos mutuamente antagônicos
- Ritodrina + atenolol: efeitos mutuamente antagônicos
- Ritodrina + disopiramida: ↑ risco de arritmias ventriculares (*torsades de pointes*)
- Ritodrina + dolasetrona: ↑ risco de arritmias ventriculares (*torsades de pointes*)
- Ritodrina + droperidol: ↑ risco de arritmias ventriculares (*torsades de pointes*).

SOROS HETERÓLOGOS

SORO ANTIRRÁBICO
Categoria C de risco na gravidez.

Apresentação
- SAR[Butantan Funed Instituto Vital Brazil]: sol. inj. 1.000 UI.

Indicação. Profilaxia da raiva humana após exposição ao vírus da raiva. A administração SEMPRE deve ser feita em hospital e o paciente deve ser mantido em observação por 2 h.

Posologia
- Dose habitual: 40 UI/kg de peso corporal
- A dose pode ser dividida e administrada em diferentes músculos, simultaneamente. O soro antirrábico é administrado por via IM. A injeção é aplicada na região do músculo deltoide, na face externa superior do braço, no músculo vasto lateral da coxa ou no músculo glúteo, no quadrante superior externo.

Interação medicamentosa
- Nada é mencionado, mas a paciente deve informar se fizer uso de corticosteroides, imunossupressores e antimaláricos, devido à possibilidade de resposta diminuída ou subótima ao soro.

SORO ANTITETÂNICO

Categoria C de risco na gravidez.

APRESENTAÇÃO
- ATT^(Butantan Instituto Vital Brazil): sol. inj.: 5.000 UI.

INDICAÇÃO. Neutralização das toxinas secretadas pelo bacilo tetânico *Clostridium tetani*.

POSOLOGIA
- Profilaxia: em gestantes não vacinadas contra o tétano, com vacinação incompleta ou com vacinação há mais de 5 anos sem dose de reforço, aplicar 5.000 UI por IV e iniciar a vacinação
- Tratamento: 20.000 UI a 100.000 UI, podendo haver uma segunda dose no dia seguinte de 50.000 UI.

INTERAÇÃO MEDICAMENTOSA
- Não há relatos.

VACINAS

VACINA ANTIRRÁBICA HUMANA

Categoria C de risco na gravidez.

ALERTA
A vacina contra raiva deve ser administrada por via subcutânea ou intramuscular. **Não usar via intravascular**. Também não deve ser administrada nas nádegas, porque resulta em níveis de anticorpos mais baixos.

APRESENTAÇÃO
- Verorab^(Sanofi Pasteur): pó liofilizado injetável, cartucho com 1 fr. de 1 dose + 1 seringa com 0,5 mℓ de diluente; cartucho com 5 fr. de 1 dose + 5 amp com 0,5 mℓ de diluente.

INDICAÇÃO. Prevenção da raiva antes e depois da exposição.

POSOLOGIA. A administração da vacina deve ser feita por via SC ou IM. Não utilizar a via IV.
- Vacinação preventiva (profilaxia pré-exposição): 3 doses da vacina nos dias 0, 7 e 28. Uma a 3 semanas após a última dose deve ser verificada a taxa de anticorpos neutralizantes na gestante vacinada
- Vacinação curativa (profilaxia pós-exposição): primeiros cuidados na ferida e 5 injeções nos dias 0, 3, 7, 14 e 30. Um reforço no dia 90 é opcional. Em caso de alto risco de raiva, é necessária uma imunização passiva complementar no dia 0 com: soro antirrábico de origem equina 40 UI/kg de peso corporal ou imunoglobulina humana antirrábica 20 UI/kg de peso corporal. Quando a anatomia da região acometida possibilitar, o soro ou a imunoglobulina humana antirrábica devem ser

administrados por instilações profundas no(s) ferimento(s) e infiltrações ao redor do(s) mesmo(s).

Interação medicamentosa
- Vacina antirrábica + corticosteroides: ↓ produção de anticorpos em resposta à vacina
- Vacina antirrábica + imunossupressores: ↓ produção de anticorpos em resposta à vacina.

VACINA CONTRA HEPATITE A
Categoria C de risco na gravidez.

Alerta
Segundo a SBIm (Sociedade Brasileira de Imunizações), a vacina contra hepatite A é inativada, portanto, sem evidências de riscos teóricos para a gestante e o feto. Deve ser preferencialmente aplicada fora do período da gestação, mas em situações de risco aumentado de exposição ao vírus (como risco ocupacional ou viagem a locais com saneamento básico e manipulação de alimentos não adequados e dificuldade de acesso à água potável), não está contraindicada em gestantes.

Apresentação
- **Havrix**^{GlaxoSmithKline}: susp. inj.: 0,5 ou 1 ml
- **Vacina Hepatite A inativada**$^{Sanofi\ Pasteur}$: susp. inj.: 0,5 ml.

Indicação.
Prevenção da infecção causada pelo vírus da hepatite A em pessoas acima de 12 meses de idade.

Posologia.
A administração da vacina deve ser feita por via IM, preferivelmente na região deltoide. A vacina não deve ser aplicada nas nádegas nem por via intradérmica.
- Vacinação primária: dose única de 0,5 ml
- Reforço: dose de 0,5 ml a ser administrada após 6 a 18 meses da vacinação primária, para garantir imunidade prolongada.

Interação medicamentosa
- Vacina contra hepatite A + corticosteroides: ↓ produção de anticorpos em resposta à vacina
- Vacina contra hepatite A + imunossupressores: ↓ produção de anticorpos em resposta à vacina.

VACINA CONTRA HEPATITES A e B
Categoria C de risco na gravidez.

Alerta
Segundo a SBIm (Sociedade Brasileira de Imunizações), a vacina contra hepatites A e B é inativada, portanto, sem evidências de riscos teóricos para a gestante e o feto. Deve ser preferencialmente

aplicada fora do período da gestação, mas em situações de risco aumentado de exposição ao vírus (como risco ocupacional ou viagem a locais com saneamento básico e manipulação de alimentos não adequados e dificuldade de acesso à água potável), não está contraindicada em gestantes.

APRESENTAÇÃO
- **Twinrix**^{GlaxoSmithKline}: vacina recombinante adsorvida: susp. inj. seringa de vidro com 1 ml.

INDICAÇÃO. Prevenção das hepatites A e B.

POSOLOGIA
- Dose habitual: 1,0 ml
- Ciclo primário de 3 doses:
    ○ 1ª dose: na data de escolha
    ○ 2ª dose: 1 mês após a primeira dose
    ○ 3ª dose: 6 meses após a primeira dose.

INTERAÇÃO MEDICAMENTOSA
- Vacina contra hepatites A e B + corticosteroides: ↓ produção de anticorpos em resposta à vacina
- Vacina contra hepatites A e B + imunossupressores: ↓ produção de anticorpos em resposta à vacina.

⊙ VACINA CONTRA HEPATITE B
Categoria C de risco na gravidez.

ALERTA
Segundo a SBIm (Sociedade Brasileira de Imunizações) a vacina contra hepatite B é inativada, portanto, sem evidências de riscos teóricos para a gestante e o feto. Deve ser preferencialmente aplicada fora do período da gestação, mas em situações de risco aumentado de exposição ao vírus, não está contraindicada para gestantes.

APRESENTAÇÃO
- **Engerix-B**^{GlaxoSmithKline}: 1 fr.-amp. monodose de 20 mcg de HBsAg/ 1,0 ml ou 1 seringa monodose de 10 mcg de HBsAg /0,5 ml ou 20 mcg/ ml
- **Euvax B**^{Sanofi PasteurPasteur}: susp. inj., cartucho com 1 fr.-amp. com 1 dose de 0,5 ml; cartucho com 20 fr.-amp. com 1 dose de 0,5 ml; cartucho com 50 fr.-ampola com 1 dose de 0,5 ml; cartucho com 1 fr.-amp. com 1 dose de 1,0 ml; cartucho com 20 fr.-amp. com 1 dose de 1,0 ml; cartucho com 50 fr.-amp. com 1 dose de 1,0 ml
- **Recombivax**^{MSD} (recombinante): quatro formulações:
    ○ 2,5 mcg de HBsAg em 0,5 ml
    ○ 5,0 mcg de HBsAg em 0,5 ml
    ○ 10 mcg de HBsAg em 1,0 ml

Parte 3 Medicamentos

- ° 40 mcg de HBsAg em 1,0 mℓ (somente para pacientes em pré-diálise/diálise).

OBS: **Recombivax®** é uma suspensão estéril para injeção IM; entretanto, pode ser administrada por via SC às pessoas sob risco de hemorragia após injeções IM.

- **Vacina r-DNA contra hepatite B**^{GlaxoSmithKline}: susp. estéril, fr.-amp. monodose de 20 mcg de HBsAg /1 mℓ ou 1 seringa contendo 10 mcg de HBsAg /0,5 mℓ.

INDICAÇÃO. Imunização contra a infecção causada por todos os subtipos conhecidos do vírus da hepatite B, sem restrição de faixa etária.

POSOLOGIA. O esquema de imunização consiste na administração de 3 doses da vacina da seguinte forma:
- 1ª dose: na data de escolha
- 2ª dose: 1 mês após a primeira dose
- 3ª dose: 6 meses após a primeira dose
- Um esquema alternativo de 0, 1 e 2 meses e dose de reforço após 12 meses pode ser usado em algumas populações (mulheres expostas ao vírus ou que podem ter sido expostas ou mulheres que viajam para áreas de alto risco)
- Doses adicionais da vacina podem ser necessárias para pacientes imunocomprometidas ou submetidas à hemodiálise.

INTERAÇÃO MEDICAMENTOSA
- Vacina contra hepatite B + corticosteroides: ↓ produção de anticorpos em resposta à vacina
- Vacina contra hepatite B + imunossupressores: ↓ produção de anticorpos em resposta à vacina.

VACINA ANTITETÂNICA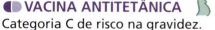

Categoria C de risco na gravidez.
É preconizada na gravidez. As vacinas mais utilizadas ontra tétano em adultos, são:
- dT (proteção contra difteria e tétano)
- ATT (proteção contra o tétano)

É melhor prescrever a vacina dupla (dT), composta pelos toxoides tetânico e diftérico, pois esta é tão segura e efetiva quanto a vacina antitetânica isolada (ATT).

ALERTA
A vacina antitetânica deve ser administrada por via IM. Não usar via intravenosa ou intradérmica. Agitar bem antes do uso.

APRESENTAÇÃO
- **Vacina adsorvida difteria e tétano adulto (dT)**$^{Instituto\ Butantan}$: fr.-amp. com 10 doses de 0,5 mℓ de suspensão injetável composta pelas ana-

toxinas diftérica e tetânica, adsorvidas por hidróxido de alumínio e adicionadas de timerosal como conservante. (Uso adulto e pediátrico acima de 7 anos de idade; via de administração intramuscular)
- **Vacina Tétano**[Sanofi Pasteur]: susp inj, cartucho contendo uma seringa de dose única. Cada dose de 0,5 mℓ da vacina contém toxoide tetânico purificado + hidróxido de alumínio + solução fisiológica.

Indicação.
Prevenção do tétano.

Posologia
- Vacinação primária: 2 injeções com intervalos de 4 a 6 semanas
- Reforço: 1 injeção 1 ano após a última injeção da série primária e depois a cada 10 anos
- Sorovacinação: a vacina é administrada no mesmo dia do soro, mas em outro local do corpo. Isso é feito a fim de se obter uma sólida imunização da paciente, uma vez que a doença não possibilita a imunidade natural.

Interação medicamentosa
- Vacina antitetânica + corticosteroides: produção de anticorpos em resposta à vacina
- Vacina antitetânica + imunossupressores: produção de anticorpos em resposta à vacina.

VACINA ANTIGRIPAL

A vacina antigripal deve ser administrada por via subcutânea profunda ou intramuscular.

Apresentação
- **Vacina Influenza Trivalente, Fragmentada, Inativada**[GlaxoSmithKline]: emb. com 1 ou 10 seringas preenchidas, cada uma com 0,5 mℓ. (Uso adulto e pediátrico acima de 6 meses de idade)
- **Vacina Influenza Subunitária, Inativada**[Abbott]: susp. inj., emb contendo 1 seringa preenchida com 0,5 mℓ. (Uso adulto e pediátrico acima de 6 meses de idade)
- **Vacina Influenza Subunitária, Inativada**[Novartis]: seringa preenchida com 1 dose de 0,5 mℓ de susp. inj. Cartuchos com 1 seringa preenchida. (Uso adulto e pediátrico acima de 6 meses de idade)
- **Vaxigrip**[SanofiPasteur]: susp. inj., cartucho com 1 seringa contendo 1 dose de 0,5 mℓ; cartucho com 1 seringa contendo 1 dose de 0,25 mℓ. (Uso adulto e pediátrico acima de 6 meses de idade)
- **Fluarix Tetra**[GlaxoSmithKline] 15 mcg/0,5 mℓ, vacina tetravalente fracionada, inativada susp. inj. (1 e 10 unidades de 0,5 mℓ).

INDICAÇÃO. Imunização ativa contra *influenza*, especialmente em pessoas que correm risco elevado de complicações associadas à gripe. A vacina antigripal é recomendada para todas as gestantes nos meses da sazonalidade do vírus, mesmo no primeiro trimestre (Sociedade Brasileira de Imunização, 2014-2015).

POSOLOGIA. A vacina deve ser administrada em uma única dose de 0,5 mℓ.

INTERAÇÃO MEDICAMENTOSA
- Vacina antigripal + corticosteroides: ↓ produção de anticorpos em resposta à vacina
- Vacina antigripal + imunossupressores: ↓ produção de anticorpos em resposta à vacina.

Índice por Classes de Medicamentos

A
Analgésicos
- e antipiréticos, 263
- potentes, 264

Anestésicos
- locais, 266
- tópicos de contato, 267

Antiácidos
- inibidores da bomba de prótons, 267
- inibidores H_2, 268
- minerais, 269

Antiarrítmicos, 270
Anticoagulantes, 271
Anticonvulsivantes, 273
Antidepressivo tricíclico, 276
Antieméticos e procinéticos, 277
Antiespasmódicos e anticolinérgicos, 278
Antifúngicos sistêmicos, 279
Anti-hipertensivos
- antagonistas do cálcio, 284
- betabloqueadores, 283

Anti-histamínicos, 286
Antimicrobianos, 288
Antimicrobianos tópicos | Proctológicos, 298
Antivirais tópicos | Oftalmológicos, 299

C
Corticosteroides sistêmicos, 300

D
Digitálicos e outros inotrópicos, 305

F
Fármacos para asma β2-agonistas de ação curta, 306
Ferruginosos, 311

H
Hipoglicemiantes orais, 313

I
Imunoglobulinas humanas, 317
Insulinas, 319

L
Laxantes e catárticos, 324

S
Soros heterólogos, 329

V
Vacinas, 330

Índice por Substâncias

A
Aciclovir, 299
Adrenalina (epinefrina), 309
Amitriptilina, cloridrato de, 276
Amoxicilina, 288
Ampicilina, 289
Anfotericina B, 279
Antidepressivos inibidores da recaptação de serotonina, 274
Antifúngicos tópicos | Dermatológicos e ginecológicos, 281
Anti-hipertensivos
- antagonistas adrenérgicos periféricos, 282
- vasodilatadores de ação direta, 286
Aspart – combinada, 322
Azitromicina, 290

B
Betametasona, 300
Butilbrometo de escopalamina, 278

C
Cefalexina, 297
Cefalotina sódica, 296
Cefazolina, 297
Cetoconazol, 279
Clemizol + fluocortolona + cinchocaína, 298
Clindamicina, 291

D
Dalteparina, 271
Dexametasona, 301
Diazepam, 273
Digoxina, 305
Dimenidrinato, 277

E
Enoxaparina, 271
Eritromicina, 292
Espiramicina, 293
Extratos vegetais, 324

F
Fármacos para emergência e parada cardiorrespiratória, 309
Fenoterol, 307
Ferro polimaltosado, 311
Fluconazol, 280
Fluoxetina, 274
Fosfomicina trometamol, 293

G
Gentamicina, sulfato de, 294
Glargina, 320
Glibenclamida, 313
Glicerina/glicerol, 324
Glicinato de ferro, 312
Glicose, 310

H
Heparina, 272
Hidralazina, cloridrato de, 286
Hidrocortisona, 302
Hidróxido
- de alumínio, 269
- de magnésio, 325
Hidroxizina, cloridrato de, 286
Hormônios e fármacos em endocrinologia, 315

I
Imunoglobulina anti-Rh, 317

L
Lactulose, 325
Lamotrigina, 274
Levotiroxina – T4, 315
Lidocaína
- anestésico local, 266
- anestésico tópico, 267
- antiarrítmico, 270
Lispro, 321
- combinada, 323

M
Magnésio, sulfato de, 310
Metformina, 314
- + glibenclamida, 314
Metildopa, 282
Metilprednisolona, 303
Metoclopramida, cloridrato de, 277

Índice por Substâncias

Miconazol, nitrato de, 281
Morfina, sulfato de, 264

N
Nifedipino, 284
Nistatina, 281
Nitrendipino, 327
Nitrofurantoína, 294

O
Ocitocina, 327
Óleo mineral, 326
Omeprazol, 267
Óxido de zinco, 299
Oxigênio, 311

P
Paracetamol, 263
Penicilina G Benzatina, 295
Pindolol, 283
Policresuleno + cinchocaína, 299
Prednisolona, 304
Prednisona, 304
Prometazina, cloridrato de, 287
Propiltiouracila, 316
Propranolol, cloridrato de, 283

Q
Quinidina, 270

R
R – Regular, 319
Ranitidina, 268
Ritodrina, 328

S
Sacarato de hidróxido de ferro III, 312
Salbutamol, 306
Sertralina, cloridrato de, 275
Soro
- antirrábico, 329
- antitetânico, 330
Sulfametoxazol + trimetoprima, 295
Sulfato ferroso, 312

T
Terbutalina, 308
Tramadol, cloridrato de, 265

V
Vacina(s), 330
- antigripal, 334
- antirrábica humana, 330
- antitetânica, 333
- contra hepatite A, 331
- contra hepatite B, 332
- contra hepatites A e B, 331
Verapamil, cloridrato de, 285

Índice Alfabético

A

Abdome agudo ginecológico, 233
Abortamento, 3
- completo, 4, 9
- habitual, 10
- incompleto, 5, 9
- inevitável, 4, 8
- infectado, 5, 9
- retido, 5, 9
Abscesso
- da mama, 84
- no fundo de saco de Douglas, 85
- subareolar recorrente, 249
Aciclovir, 299
Acidente vascular cerebral, 139
- na eclâmpsia, 141
Aderências, 20
Adrenalina (epinefrina), 309
Agentes uterotônicos, 71
Alavancas, 18
Ameaça de abortamento, 4, 6, 8
Amitriptilina, cloridrato de, 276
AmniSure®, 105
Amoxicilina, 288
Ampicilina, 289
Analgésicos
- e antipiréticos, 263
- potentes, 264
Anestésicos, 189
- locais, 266
- tópicos de contato, 267
Anexite, 83, 85
Anfotericina B, 279
Antagonista do receptor de H_2, 80
Anti-histamínicos, 80
Antiácidos
- inibidores da bomba de prótons, 267
- inibidores H_2, 268
- minerais, 269
Antiarrítmicos, 270
Antibioticoterapia profilática, 20
Anticoagulantes, 271
Anticoncepção de emergência, 238, 260
Anticonvulsivantes, 273
Antidepressivo(s)
- inibidores da recaptação de serotonina, 274
- tricíclico, 276
Antieméticos, 80
- e procinéticos, 277
Antiespasmódicos e anticolinérgicos, 278
Antifibrinolítico, 71
Antifúngicos
- sistêmicos, 279
- tópicos
- - dermatológicos e ginecológicos, 281
Anti-hipertensivos
- antagonistas
- - adrenérgicos periféricos, 282
- - do cálcio, 284
- betabloqueadores, 283
- vasodilatadores de ação direta, 286
Anti-histamínicos, 286
Antimicrobianos, 288
Antimicrobianos tópicos | Proctológicos, 298
Antivirais tópicos | Oftalmológicos, 299
Apendicite, 142-146
Apoplexia uteroplacentária, 24
Asma aguda, 147
Aspart – combinada, 322
Assistência ao desprendimento
- da cabeça derradeira, 47
- do polo pélvico, 46
- dos ombros, 46
Atonia uterina, 69
Azitromicina, 290

B

Benzodiazepínicos, 189
Betametasona, 300
Bicarbonato, 156
Butilbrometo de escopalamina, 278

C

Calça pressurizada antichoque, 226
Candida albicans, 241
Cardiomiopatia periparto, 151
Cateter-balão de Bakri, 72
Cefalexina, 297
Cefalotina sódica, 296
Cefazolina, 297

Índice Alfabético

Cerclagem transabdominal, 10, 11
Cervicite(s), 239
- por clamídia, 239
- por gonococo, 239
Cesárea
- *perimortem*, 219, 227
Cesariana
- complicações na, 14
Cetoacidose diabética, 154
Cetoconazol, 279
Cetose de jejum, 154
Chlamydia trachomatis, 239
Choque
- anafilático, 211
- cardiogênico, 159
- distribuitivo, 159
- hemorrágico, 226
- hipovolêmico, 159
- obstrutivo, 159
- septicêmico, 86
Cinto de segurança e *airbag*, 227
Cirurgia não obstétrica, 227
Cisto hemorrágico do ovário, 236
Clamídia, 260
Clemizol + fluocortolona + cinchocaína, 298
Clidotomia, 39
Clindamicina, 291
Coagulação intravascular disseminada, 164
Colecistite, 142-146
Colpite(s), 241
- por tricômonas, 241
Colpotomia, 85
Coma barbitúrico, 189
Compressão bimanual do útero, 69
Condrodisplasia punctata, 180
Contracepção hormonal, 180
Corioamnionite, 109
Coriocarcinoma uterino, 52
Corticoide, 109
Corticosteroide(s), 80
- sistêmicos, 300
Crise tireotóxica, 168
Critérios da ISTH, 165
Curetagem digital, 120

D

Dalteparina, 271
Dengue, 171-176
Derivados do ergot, 71
Descolamento prematuro da placenta, 22, 26, 227
Desprendimento
- da cabeça derradeira, 44
- da cintura escapular, 42
Desproporção cefalopélvica, 27, 29
Dexametasona, 301
Diazepam, 80, 273
Dienpax®, 80
Dieta oral, 80
Digitálicos e outros inotrópicos, 305
Digoxina, 305
Dimenidrinato, 80, 277
Dispositivo intrauterino, 246
Distocia
- de cordão, 30, 33
- de ombros, 34, 39
- no parto pélvico, 42
Distúrbios da hemocoagulação, 5
Doença(s)
- inflamatória pélvica, 233, 236
- sexualmente transmissíveis, 260
- trofoblástica gestacional, 49
- tromboembólica venosa, 20, 177
Dosagem sérica do ß-hCG, 61
Doxiciclina, 237
Dramin®, 80

E

Eclâmpsia, 127, 130, 132
Edema agudo do pulmão, 182-184
Eliminação de vesículas, 53
Embolia por líquido amniótico, 159, 185-187
Embolização das artérias uterinas, 75
Embriopatia varfarínica, 180
Emergências com o DIU, 246
Encefalopatia hipertensiva, 141
Endometrite, 20, 83, 84
Enoxaparina, 271
Episiotomia, 35
Eritromicina, 292
Espiramicina, 293
Estado de mal epiléptico, 188
Expulsão do DIU, 248
Extração
- do braço posterior, 37
- fetal difícil, 18
- manual da placenta, 120
Extratos vegetais, 324

Índice Alfabético

F

Fármacos
- para asma β2-agonistas de ação curta, 306
- para emergência e parada cardiorrespiratória, 309

Febre puerperal, 82
Fenergan®, 80
Fenitoína, 189
Fenobarbital, 189
Fenoterol, 307
Ferro polimaltosado, 311
Ferruginosos, 311
Fleimão de ligamento largo, 85
Fluconazol, 280
Fluoxetina, 274
Fórceps
- de Piper, 45
- de Simpson-Braun, 45

Fosfomicina trometamol, 293
Fratura pélvica, 227

G

Gentamicina, sulfato de, 294
Gestose hemorrágica, 22
Glargina, 320
Glibenclamida, 313
Glicerina/glicerol, 324
Glicinato de ferro, 312
Glicose, 310
Gonococo, 260
Gravidez
- ectópica, 61
- tubária, 61

Gripe, 202
Grito de Douglas, 61

H

Hemorragia
- originária de anomalia vascular regional, 16
- oriunda dos lábios da histerotomia, 15
- por atonia uterina, 16
- por lesão dos grandes pedículos vasculares, 15
- pós-parto primária (precoce), 68

Heparina, 272
- de baixo peso molecular, 179

Hepatite B, 259
Hidralazina, cloridrato de, 286
Hidrocortisona, 302
Hidróxido
- de alumínio, 269
- de magnésio, 325

Hidroxizina, cloridrato de, 286
Hiperêmese gravídica, 77
- medicações em caso de, 81

Hipertensão
- arterial crônica, 191
- de alto risco, 194
- de baixo risco, 194
- na gravidez, 127

Hipoglicemiantes orais, 313
Histerectomia, 16, 75, 86
- total, 121
- - com anexectomia bilateral, 86

HIV, 259
Hormônios e fármacos em endocrinologia, 315

I

Imunoglobulina(s)
- anti-Rh, 317
- humanas, 317

Infarto
- agudo do miocárdio, 199
- uteroanexial, 5

Infecção, 20
- da ferida operatória, 20
- e DIU, 248
- puerperal, 82

Influenza, 202
Inibidores da bomba de prótons, 80
Insuficiência cervical, 4, 6
Insulina(s), 156
- R – Regular, 319

Inversão uterina aguda, 117, 159

L

Laceração do trajeto, 111, 114
Lactulose, 325
Lamotrigina, 274
Lansoprazol, 80
Laparoscopia, 62
Laparotomia, 62, 237
Laxantes e catárticos, 324
Lesão fetal direta, 227
Levonorgestrel, 238

Levotiroxina – T4, 315
Lidocaína, 189
- anestésico local, 266
- anestésico tópico, 267
- antiarrítmico, 270
Ligadura
- da artéria uterina, 16, 72
- do cordão, 93
Lispro, 321
- combinada, 323

M

Magnésio, sulfato de, 310
Manobra(s)
- de Credé, 119
- de Deventer-Müller, 43
- de Gaskin, 39
- de Hamilton, 69
- de Mauriceau, 45
- de McRoberts, 35
- de redução manual (taxe), 121
- de Rojas, 43
- de rotação interna, 37
- de Rubin II, 37
- de saca-rolha de Woods, 37
- de Zavanelli, 39
Mastite(s)
- não puerperais, 249
- periareolar recidivante, 249
- por ectasia ductal, 249
- puerperal, 82, 83
Medidas de reanimação intrauterina, 124
Metformina, 314
- + glibenclamida, 314
Metildopa, 282
Metilergonovina, 71
Metilprednisolona, 80, 303
Metoclopramida, 80
- cloridrato de, 277
Metotrexato, 66
Miconazol, nitrato de, 281
Micoplasma, 260
Midazolam, 189
Mioma
- parido, 252
- submucoso/pediculado, 252
Miometrite, 83, 84
Mola
- hidatiforme
- - completa, 51

- - parcial, 51
- invasora, 51
Monitoramento fetal, 193
- eletrônico, 228
Morfina, sulfato de, 264
Mortalidade
- fetal, 224
- materna, 224
Myxovirus influenzae, 202

N

Necrose da fáscia superficial, 84
Nefrolitíase, 206
Neisseria gonorrhoeae, 239
Neuroproteção fetal, 109
Nifedipino, 284
Nistatina, 281
Nitrendipino, 327
Nitrofurantoína, 294
Nutrição parenteral, 80

O

Ocitocina, 71, 327
Óleo mineral, 326
Omeprazol, 80, 267
Ondansetrona, 80
Operação de Huntington, 122
Oseltamivir, 204
Óxido de zinco, 299
Oxigênio, 311

P

Paracetamol, 263
Parada
- cardiorrespiratória, 213
- secundária
- - da descida, 27, 28
- - da dilatação, 27, 28
Parametrite, 83, 85
Parto pré-termo, 88
- espontâneo,
- indicado, 88
Partograma, 27
Penicilina G Benzatina, 295
Pentobarbital sódico, 189
Perfuração e DIU, 248
Perineovulvovaginite, 82, 84
Peritonite, 83, 85
- generalizada, 86

Índice Alfabético

Pielonefrite aguda, 206
Pílulas do dia seguinte, 238
Pinça de ovo, 120
Pindolol, 283
Placenta, 67
- prévia, 95-101
- prévia-cesárea, 16
Plasil®, 80
Policresuleno + cinchocaína, 299
Potássio, 156
Pré-eclâmpsia, 127
- associada, 129, 135
- grave, 132
- leve, 132
Prednisolona, 304
Prednisona, 304
Pressão suprapúbica, 36
Procidência, 30
Prolapso, 30
Prometazina, 80
- cloridrato de, 287
Propiltiouracila, 316
Propofol, 189
Propranolol, cloridrato de, 283
Psicose pós-parto, 102

Q
Quinidina, 270

R
Ranitidina, 80, 268
Razão fibrinogênio/proteína C reativa, 165
Reação anafilática, 211
Reanimação
- cardiopulmonar, 213
- do neonato, 124, 213, 220
Regra dos 4 minutos, 219
Remoção da cerclagem, 12
Retenção
- do DIU na gravidez, 248
- placentária, 117
Ritodrina, 328
Ruptura
- do colo do útero, 114
- prematura das membranas, 104
- - a termo, 106
- - após 34 semanas, 106
- - entre 24 e 34 semanas, 107
- - pré-termo, 88
- - pré-viável (< 24 semanas), 109
Ruptura
- uterina, 111, 227
- - durante o parto, 111
- - na gravidez, 111
- vulvoperineal e vaginal, 111, 114

S
Sacarato de hidróxido de ferro III, 312
Salbutamol, 306
Salpingectomia, 63, 85, 62
Sangramento uterino
- anormal, 254
- anovulatório, 254
Secundamento patológico, 117
Sedativo, 80
Sela vazia (túrcica), 69
Sertralina, cloridrato de, 275
Sífilis, 260
Sinal da tartaruga, 35
Síndrome
- antifosfolipídio (SAF), 180
- de Sheehan, 69
- HELLP, 130, 135
Sinfisiotomia, 39
Sofrimento fetal agudo, 123
Staphylococcus
- *albus*, 82
- *aureus*, 82
Soro(s)
- antirrábico, 329
- antitetânico, 330
- heterólogos, 329
Sulfametoxazol + trimetoprima, 295
Sulfato de magnésio, 91, 134
Sulfato ferroso, 312
Suporte
- avançado de vida, 217
- básico de vida, 213
Sutura B-Lynch, 72

T
Tamiflu®, 204
Tamponamento uterino, 72
Tecido, 69
Técnica
- de McDonald, 10
- de Shirodkar, 10
"Tempestade" tireotóxica, 168
Terbutalina, 308

Teste
- de observação do coágulo, 165
- de Weiner, 165
Tiopental sódico, 189
Tocolíticos, 91
Tônus, 69
Torção de cisto de ovário, 234
Toxemia gravídica, 127
Tramadol, cloridrato de, 265
Trauma, 69
Traumatismo na gravidez, 25, 224
- fechado, 225
- penetrante, 225
Trichomonas vaginalis, 241
Tricomoníase, 260
Trombina, 69
Tromboembolia pulmonar, 177
Tromboembolismo em pacientes submetidas à cesariana, 21
Trombofilias hereditárias, 180
Tromboflebite pélvica séptica, 20, 83, 85
Tromboprofilaxia, 20
Trombose
- da veia ovariana, 83, 85
- venosa profunda, 177
Tuberculose mamária, 249
Tumor trofoblástico do sítio placentário, 52

U

Útero
- aumentado para a idade gestacional, 53
- de Couvelaire, 24

V

Vacina(s), 330
- antigripal, 334
- antirrábica humana, 330
- antitetânica, 333
- contra hepatite A, 331
- contra hepatite B, 332
- contra hepatites A e B, 331
Vaginite por *Candida*, 241
Vaginose bacteriana, 241
Ventilação com pressão positiva não invasiva, 184
Verapamil, cloridrato de, 285
Videolaparoscopia, 237
Violência, 225
- sexual, 258

Z

Zofran®, 80